高校转型发展系列教材

学前儿童卫生与保育

任丽伟　主编

赵月娥　崔　宇　副主编

清华大学出版社

北　京

内容简介

"学前儿童卫生与保育"是一门研究保护和促进学前儿童健康的学科。本书以现代健康观和健康促进理念为引领，重点关注与学前儿童健康相关的生长发育规律、营养、安全和身心健康等方面，旨在预防和消除不利于儿童生长发育的因素，创造良好的卫生环境，促进其身心健康发展。

全书共分 8 章。第 1 章为绪论，旨在让读者熟悉与学前儿童健康相关的基本概念和研究内容等；第 2 章到第 5 章介绍学前儿童身心发展的相关知识，包括体格生长、生理发育与保健、疾病与预防、心理发育与保健；第 6 章到第 8 章围绕如何营造有利于儿童健康发展的托幼机构环境，详细介绍学前儿童的营养与膳食、托幼机构的卫生保健、学前儿童的伤害预防。

本书可作为学前教育专业本科生的教学用书和参考教材，也可以作为学前教育一线教师及相关从业或创业人士的参考用书。

图书在版编目(CIP)数据

学前儿童卫生与保育 / 任丽伟 主编 . —北京：清华大学出版社，2020.10(2025.6重印)
高校转型发展系列教材
ISBN 978-7-302-56358-7

Ⅰ.①学… Ⅱ.①任… Ⅲ.①学前儿童－卫生保健－高等学校－教材 Ⅳ.①R179

中国版本图书馆 CIP 数据核字 (2020) 第 167190 号

责任编辑：施 猛
封面设计：常雪影
版式设计：方加青
责任校对：马遥遥
责任印制：沈 露

出版发行：清华大学出版社
网 址：https://www.tup.com.cn, https://www.wqxuetang.com
地 址：北京清华大学学研大厦 A 座 邮 编：100084
社 总 机：010-83470000 邮 购：010-62786544
投稿与读者服务：010-62776969，c-service@tup.tsinghua.edu.cn
质 量 反 馈：010-62772015，zhiliang@tup.tsinghua.edu.cn
印 装 者：三河市君旺印务有限公司
经 销：全国新华书店
开 本：185mm×260mm 印 张：14.25 字 数：329 千字
版 次：2020 年 10 月第 1 版 印 次：2025 年 6 月第 4 次印刷
定 价：49.00 元

产品编号：074433-01

高校转型发展系列教材

编委会

前　言

随着我国国力的日益增强，以及人民受教育程度的全面提高，学前教育受到全社会的关注，国家相继出台了《关于学前教育深化改革规范发展的若干意见》《中国教育现代化2035》等一系列文件，旨在进一步完善学前教育体系，支持学前教育的发展。现代社会竞争日益激烈，繁重的学习和工作压力导致家长很难兼顾照顾儿童与参与工作两项任务，这就需要开设学前教育机构来弥补家庭保育的不足，在一定程度上代替家庭教育让儿童实现健康成长。

在此背景下，人们越来越重视幼儿园的保教保育工作。保教保育工作直接关系儿童的健康成长，决定着家长对学前教育的信任程度，也影响到幼教机构在社会竞争中的地位。

儿童身心发展的特点和需要决定了保教结合是幼儿园教育的基本原则，也是幼儿园教师的基本专业要求。《幼儿园教师专业标准》明确指出要“注重保教结合”，幼儿园教师的保教能力应建立在扎实保教知识的基础之上。学前教育的目的不仅是教幼儿学习知识，更重要的是在确保幼儿安全、健康成长的前提下，提升幼儿各方面的能力和素质。

本书正是在学前教育快速发展的时代背景下，为了满足学前教育工作者、学前儿童养育者的知识和技能需求而编写的。参与本书编写工作的编者有：主编任丽伟，副主编赵月娥、崔宇。其中，任丽伟负责第1章、第8章；崔宇负责第2章、第3章、第4章；赵月娥负责第5章、第6章、第7章。

在本书的编写过程中，大量著作给了我们创作的灵感和理论的支持，多家幼儿园提供的丰富案例和图片资料，使得本书生动而有乐趣。在此，我们表示诚挚的谢意！

限于编者水平和时间，本书难免存在不足之处，敬请广大读者指正，反馈邮箱：wkservice@vip.163.com。

编　者

2020年5月

目　　录

第1章 绪论

【学习目标】

了解现代健康观及学龄前期健康促进对生命全程健康的意义；

熟悉学前儿童健康的决定因素、健康促进的基本概念和工作策略；

掌握“学前儿童卫生与保育”的研究对象和主要内容。

【问题情境】

国家卫生健康委员会发布《母婴安全行动计划》和《健康儿童行动计划》(2018—2020)

儿童健康是全民健康的基础，是经济社会可持续发展的重要保障。为进一步提高儿童健康水平，依据《中华人民共和国母婴保健法》《“健康中国2030”规划纲要》《中国儿童发展纲要(2011—2020年)》，制定本行动计划，其实施的基本原则如下：

1. 坚持儿童优先，全面发展

在公共政策制定实施过程中，实行儿童优先发展战略，关注儿童健康事业，促进儿童体格、生理、心理、社会适应能力全面发展，为经济社会可持续发展提供健康人力资源。

2. 坚持预防为主，防治结合

普及儿童健康知识，推行儿童健康生活方式，加强儿童健康管理，落实早发现、早诊断、早治疗的疾病防控策略，降低儿童疾病负担，促进儿童健康成长。

3. 坚持问题导向，共建共享

围绕儿童健康突出问题和薄弱环节，动员全社会力量，采取针对性措施，保障儿童健康，促进家庭幸福、社会和谐。

4. 坚持统筹协调，均衡发展

以基层为重点，加大对农村和贫困地区儿童健康事业发展的投入，补齐短板，夯实基础，缩小城乡、地区之间差距。

5. 坚持道路自信，创新驱动

坚持保健与临床相结合、个体与群体相结合、中西医相结合，借鉴国内外先进经验，因地制宜，勇于创新，走出具有中国特色的儿童健康事业发展道路。

请结合以上资料，思考如下问题：

1. 儿童健康对于一个国家的意义何在？

2. 我们能为儿童健康发展做出哪些努力？

1.1 现代健康促进的基本概念和行动策略

“健康促进”一词最早出现在20世纪20年代的公共卫生文献中，近十多年来才引起广泛的重视。健康促进的概念比健康教育更为广泛，目前国际上认可的有以下两个。

1986年，在加拿大渥太华召开的第一届国际健康促进大会发表的《渥太华宪章》指出：“健康促进是促使人们提高、维护和改善他们自身健康的过程。”这一定义表述了健康促进的目的和哲理，也强调了范围和方法。

劳伦斯·格林(Lawrence W. Green)教授提出：“健康促进是指一切能促使行为和生活条件向有益于健康改变的教育与生态学支持的综合体。”其中，“教育”是指健康教育，“生态学”是指健康与环境的整合，包括人类物质社会环境和与健康息息相关的自然环境。健康与环境的整合需要通过跨部门合作来完成。

1.2 学龄前期健康促进对于生命全程健康的意义

学龄前期健康促进是终身健康教育的基础阶段，保证学龄前期的健康，不仅能提高学前儿童的生命质量，而且能为其一生的健康奠定基础、赢得时间。学前儿童健康关系着儿童一生的健康成长和发展。

学龄前期是儿童身心发展的关键期，由于其身体器官的发育、系统的发育以及功能的发育尚未完善，学前儿童自我保护的意识和能力以及对疾病的预防能力和抵御能力较弱，再加上学前儿童对环境的变化比较敏感，适应能力较弱，很容易受到伤害。因此，应积极实施学前教育，通过丰富多彩的教学手段，有目的、有计划、有组织地帮助学前儿童掌握健康知识，树立健康意识，养成积极健康的生活习惯和行为方式，更好地促进学前儿童的身心健康成长与和谐发展。

1.3 学前儿童卫生与保育研究的对象和内容

1.3.1 研究对象

(1) 研究与学前儿童年龄相关的解剖生理特点及生长发育规律。

(2) 研究外界环境和教育对学前儿童身体的影响，以及两者之间的关系。

(3) 研究如何采取合理的卫生措施和组织学前儿童教育，防止和消除不利于学前儿童生长发育的因素，创造良好的卫生环境，促进其身心健康发展。

1.3.2 研究内容

(1) 学前儿童生理解剖特点与卫生保健。

(2) 学前儿童早期生活照料与教育实施。

(3) 学前儿童膳食营养和卫生。

(4) 学前儿童的身体生长发育与评价。

(5) 学前儿童疾病的预防与护理。

(6) 学前儿童的心理生长发育与评价。

(7) 托幼机构的卫生保健。

(8) 学前儿童的安全与预防。

1.4 健康的相关知识

1.4.1 健康

1. 现代健康观概述

现代健康观是指躯体健康、心理健康、社会适应良好、道德健康。

(1) 躯体健康(生理健康)。躯体健康是指身体结构和功能正常，具有生活自理能力。

(2) 心理健康。心理健康是指个体能够正确认识自己，及时调整自己的心态，使心理处于良好状态以适应外界的变化。心理健康有狭义和广义之分：狭义的心理健康主要是指无心理障碍等心理问题的状态；广义的心理健康还包括心理调节能力、发展心理效能能力。

(3) 社会适应良好。较强的适应能力是心理健康的重要特征。例如，心理健康的大学生，应能与社会保持良好的接触，对于社会现状有清晰、正确的认识。既有远大的理想和抱负，又不会沉湎于不切实际的幻想与奢望，注重现实与理想的统一。对于现实生活中所遇到的各种困难和挑战，不怨天尤人，能用切实有效的办法去解决。当发觉自己的理想与愿望与社会发展背道而驰时，能够迅速地进行自我调节，以求与社会发展一致，而不是逃避现实，更不会妄自尊大和一意孤行。

(4) 道德健康。道德健康是指能够按照社会规范的细则和要求来支配自己的行为，能为人们的幸福做贡献，表现为思想高尚，有理想、有道德、守纪律。

2. 基于不同视角的现代健康观

1) 卫生经济学视角

健康一般被定义为在既定的生命周期内没有疾病。传统的健康观是“无病即健康”，而从卫生经济学的视角来看，现代健康观则是整体健康。整体健康涉及生理、心理和道德三大因素，诸多的社会和环境因素会对人的健康产生重要影响，而健康本身就是一种个人财富或社会财富的代表，它是人生幸福指数的决定性因素之一。

对于整体健康的经典诠释，首推联合国世界卫生组织(WHO)在1974年世界保健大宪章中对健康的定义："健康不仅是身体没有病，还要有完整的生理、心理状态和社会的适应能力。"世界卫生组织提出："健康不仅是躯体没有疾病，还要心理健康、社会适应良好和有道德。"因此，现代人的健康内容包括躯体健康、心理健康、社会健康、智力健康、道德健康、环境健康等。1978年，世界卫生组织又提出了衡量一个人是否健康的十项标准，具体包括：①处事乐观，态度积极，乐于承担任务，不挑剔；②善于休息，睡眠良好；③应变能力强，能适应各种环境变化；④对一般感冒和传染病有一定的抵抗力；⑤体重适当，体态均匀，身体各部位比例协调；⑥眼睛明亮，反应敏锐，眼睑不发炎；⑦牙齿洁白，无缺损，无疼痛感，牙龈正常，无蛀牙；⑧头发光洁，无头屑；⑨肌肤有光泽、有弹性，走路轻松、有活力；⑩足趾活动性好，足弓弹性好，肌肉平衡能力好，脚没有疼痛、没有畸形。简而言之，一个健康的人必须要有强壮的体魄、乐观向上的精神状态和良好的心理素质，能与其所处的社会及自然环境保持协调的关系。

健康本身固有的内在价值是一种人生财富，除此之外，健康还能延伸出有助于人类发展的多个维度的工具性价值。然而，与同样是人力资本构成形式的"受教育程度"相比，很难找到类似于"学历"这样的指标对健康进行相对精准的测量。国内比较多地运用"自评健康法"，刘国恩介绍了4种健康测量指标，具体包括人体测量指标、存活率和死亡率、发病率、总体健康和功能状态。

整体健康强调生命的质量，强调预防优先。1992年，世界卫生组织在维多利亚宣言中提出了健康的"四大基石"，分别为合理膳食、适量运动、戒烟限酒、心理平衡。医疗领域是和科学技术进步联系密切的领域之一，随着科学技术的迅速发展，新的医疗仪器设备、药品和诊疗技术层出不穷。现代医药可以使从前可能无法诊断、无法医治的疾病得以治疗。目前，医学重点已从诊断治疗转变为预防保健。

2) 劳动经济学视角

从劳动经济学视角来看，健康是一种持久性的资本存量，无论是在宏观层面还是在微观层面均是如此。国民健康是一个国家国民素质的重要方面，是决定一国人口发展、国家竞争力以及人力资源总体质量的构成要素。健康对劳动力市场的影响重大，个体的健康程度对其劳动力参与、就业、有效工作时间和收入等方面的影响显著。良好的健康不仅能提高个体的劳动生产率，还可以增加其劳动时间(Mushkin，1962)。在同等条件下，教育等其他人力资本投资的收益率取决于人们的期望寿命、力量、精力和持久力(舒尔茨，1987)。例如，在增加教育培训投资的同时，倘若工作寿命延长、体能增强，会增加向更高收入岗位流动的机会。

卫生经济学家迈克尔·格罗斯曼指出，健康既是一种消费品，也是一种投资品。因为它可以使消费者感觉良好，同时健康状态又将决定消费者用于工作和闲暇的时间，生病天数减少的货币价值就是健康投资的回报。对于劳动者来说，用于医疗方面的开支属于"劳动能力的修理费用”。由于穷人相对容易患病，而穷人的最大资产是其体能，所以增强穷人体质可以从增加人力资本、减少医疗支出两方面增进其福利。

疾病风险是人们面临的诸多风险中不确定性高、危害严重、涉及面广、纷繁复杂、直接关系人类生存的一种特殊风险。人通常具有强烈的求生欲望，在生重病时会盲目求医。患病不仅影响经济收入，更重要的是医疗费用往往超出患者的负担能力，这就导致了因病致贫、因病返贫，即所谓的疾病风险。疾病风险在各个国家都趋向于聚集在社会底层，那些收入低下、工作场所多为“苦、脏、累、险、毒”以及生活环境糟糕的居民群体死亡率往往更高。事故、损伤、暴力和许多传染性以及非传染性疾病都集中在相对贫穷的群体中，不良健康状况与贫困之间存在恶性循环。历史上，疾病和灾荒是诱发社会动荡的主要导火索，大规模流行病和传染病改变了人们的观念、习惯和生活方式。

1.4.2　学前儿童健康

1. 学前儿童健康的概念

学前儿童健康包括身体和心理两个方面，是一种在身体上和精神上的完满状态及良好的适应能力。发育良好的身体、愉快的情绪、强健的体质、协调的动作、良好的生活习惯和基本的生活能力是幼儿身心健康的重要标志。

2. 学前儿童健康发展目标

2001年，教育部颁发的《幼儿园教育指导纲要》(试行)明确提出学前儿童的健康发展目标，具体包括以下几个。

(1) 身体健康，在集体生活中情绪安定、愉快。

(2) 生活、卫生习惯良好，有基本的生活自理能力。

(3) 知道必要的安全保健常识，能学习保护自己。

(4) 喜欢参加体育活动，动作协调、灵活。

1.4.3　影响学前儿童健康的因素

1. 环境因素

学前儿童正处于身体发展的关键时期，任何环境的变化都有可能影响他们的健康成长。学前儿童所需的各种营养素摄入过量或不足，都可能引起疾病。他们的生活环境中如果重金属含量超标，也会导致急性或慢性中毒，这是目前面临的化学致病因素。还有一些物理因素，如酷暑严寒的更替，空气湿度、气压或气流的突变，电离辐射，噪声等，都会影响学前儿童的健康。另外，学前儿童经由饮食、饮水、呼吸、皮肤接触、医疗事故等途径，可感染各种致病性细菌，特别是饮食卫生。俗话说“病从口入”，此言非虚，我们每天都要吃很多不同的食物，儿童食量会比我们小很多，但仍要注意饮食安全。在家中要养成吃东西之前要洗手、生吃瓜果要洗净、不吃腐烂变质的食物等习惯。学前教育机构要做好食品的采购、运输、贮存等环节的卫生工作，防止食品源污染及食品中毒事故发生。食堂必须保持环境整洁，及时消除苍蝇、老鼠等有害昆虫及其孳生条件。食堂工作人员、炊事管理人员必须每年进行健康体检。

2. 卫生保健设施

儿童保健的社会服务包括保健设施的完善程度直接影响幼儿的健康状况。我国已经形成一个儿童保健网络系统，对托幼机构提出了十分严格的规定，具体包括：供给符合营养要求的食品，供给安全用水和基本环境卫生设施，开展预防接种和预防常见疾病等。为了有益幼儿的身体健康，平时也应让孩子多锻炼，让孩子学会“跌倒”，增强自我保护本能；少用学步车，尽量让孩子动手脚，增强平衡能力。同时，父母也要加强对孩子的保护，要注意安全，不要让孩子运动量过大、运动强度过高，适度的运动才有利于孩子的身心健康发展。

3. 机体自身因素

(1) 遗传因素。受家长的遗传因素影响，孩子有可能会得一些先天性的遗传疾病或有某种缺陷。

(2) 生理因素。比如，细胞、组织、器官和系统的机能以及在不同环境下机体的各个组成部分和整体的反应，特别是由于病变、外伤、中毒等原因而引起儿童神经系统，特别是脑的损伤，会导致个体生理活动失常，还会引起各内脏器官质性或功能性的继发改变。

4. 生活方式

生活方式不仅指平衡的膳食、合理的饮食习惯及生活规律等，还应包括对待生活方式的行动过程。特别是儿童，对什么都好奇是他们的年龄特征，因此，特别容易做出一些危险的事情。如果监护人缺失安全意识，就极易导致儿童的身体健康出现问题。例如，在家中，父母粗心大意导致孩子被开水烫到、爬到窗台等高处摔下来；在幼儿园，由于幼师照顾不周，导致小朋友之间相互打闹、误吞学习用品等。

【思考与练习】

1. 简要说明你对现代健康观的理解。
2. 简述学龄前期健康促进对生命全程健康的意义。
3. 论述学前儿童健康的决定性因素。
4. 简述儿童健康促进的基本概念和工作策略。
5. 简要说明《学前儿童卫生与保育》的研究对象和主要内容。

第2章 学前儿童的体格生长

【学习目标】

了解人体的基本知识、生长发育规律及测量评价方法，包括人体各部分的名称、基本结构；

了解学前儿童生长发育的规律；

了解影响学前儿童体格生长发育的因素及身体的测量和评价等，初步认识学前儿童生长发育规律及测量方法。

【问题情境】

宝妈的求助

不久前，一位宝妈通过网络发出了求助信，信里面记载了她的反省和无助，具体内容如下：

我家宝贝站得早，6个月就可以扶着东西站起来了，然后就能扶着东西走几步。9个月时，宝宝开始自己走路，当时我们没有想到会有什么异常，一味地沉浸在孩子超前发育的喜悦中。当时刚好是冬天，宝宝穿着外衣，我们也没注意到有什么问题。当宝宝12个月的时候，衣服穿得不多，我们明显感觉他的腿部呈O字形，很严重，腿部弯曲、内八字脚。我因此特别上火，这几天吃也吃不下、睡也睡不着，真的很担心他会一直这样下去，长大后会因为我让他过早站立和走路来埋怨我。我诚恳地向大家求助，不知道大家见没见过这样的例子，有没有什么解决办法？谢谢大家了！

——摘自“妈妈帮”网站

请结合以上资料，思考如下问题：

1. 资料中的母亲有没有做错什么？

2. 儿童的生长发育有规律吗？我们应该如何看待儿童的发育规律呢？

2.1 人体的基本知识

人体是结构复杂且具有多种机能的有机整体。人体的基本单位是细胞，由形态功能相似的细胞有机地结合成为组织，不同的组织有机地结合在一起成为具有一定形态结构和生理机能的器官，一系列结构和机能相近的器官联合组成系统，共同完成人体的生命活动。

2.1.1 人体的分部

1. 人体各部分的名称

人体一般可分为头、颈、躯干、四肢4个部分。你可以对照自己的身体，了解人体各部分的名称。

2. 人体内的腔

人体的肌肉和骨骼等将人体围成了几个腔，腔内有许多重要的脏器。最上面的空腔在头颅部，叫颅腔，里面有脑。中部为胸腔，内有心脏、肺、气管、大血管等。下部的一个空腔叫腹腔，内有肝脏、胆囊、脾脏、胃、小肠、大肠、胰等器官。腹腔下方骨盆部位叫盆腔，内有生殖器官和膀胱等。

2.1.2 人体的基本结构

1. 细胞

细胞是人体形态结构和生理功能的基本单位。人体各部分细胞的形态、大小虽然不同，有球形、扁平形、柱形等，但结构基本一致，都是由细胞膜、细胞质、细胞核组成的，如图2-1所示。

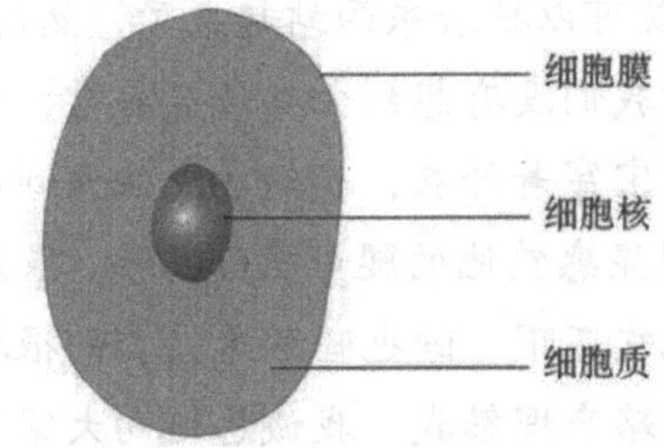

图2-1　人体细胞结构

1) 细胞膜

细胞膜是细胞表面的一层薄膜，能保持细胞的完整，控制细胞内外物质的进出，维持细胞内环境的相对稳定。

2) 细胞质

细胞质是存在于细胞膜和细胞核之间的半透明胶状物质，内有多种细胞器，是营养细胞和进行生命活动的重要场所。

3) 细胞核

细胞核一般位于细胞中央，由核膜、核质、核仁、染色质组成，有进行新陈代谢、储存和传递遗传信息、维持生命活动及个体遗传的重要作用。

细胞不断地进行新陈代谢，从而表现出生长发育、繁殖、衰老、死亡等生命现象。

2. 组织

人体内许多结构相似、功能相关的细胞与细胞间质结合起来的结构叫做组织。组织是构成人体各器官的基本成分。根据形态和机能的不同，组织分为上皮组织、结缔组织、肌肉组织和神经组织，如图2-2所示。

1) 上皮组织

上皮组织的细胞排列紧密，形状规则，见图2-2(a)。衬在身体表面和管腔壁的黏膜就属于上皮组织，它具有保护体内组织和器官免受外界刺激和损害、吸收营养物质、分泌代谢产物等功能。

2) 结缔组织

结缔组织广泛分布于身体的各个部分，种类很多、形态多样，可分为疏松结缔组织、致密结缔组织、脂肪组织、网状结缔组织等，见图2-2(b)。骨组织、血液等均为结缔组织，它们具有支持、填充、联结、营养、保护、修复和免疫等功能。

3) 肌肉组织

肌肉组织由肌细胞组成，细长呈纤维状，具有收缩和舒张的机能，从而产生运动，见图2-2(c)。

根据形态和功能的不同，肌肉组织可分为三种：骨骼肌、平滑肌和心肌。骨骼肌附在骨骼上，能随意收缩，与身体运动有关；平滑肌呈长柱形，分布于内脏、血管壁，收缩具有节律性，有很强的伸展性，与胃、肠、膀胱等器官的充盈和排空特点相适应；心肌呈短柱状，心肌纤维组成心脏的肌层，是心脏特有的肌肉，能自动地、有节律地收缩。

4) 神经组织

神经组织由神经细胞和神经胶质细胞组成，构成神经系统，见图2-2(d)。神经细胞又称为神经元，具有接受刺激、传导冲动和整合信息的功能。神经胶质细胞分布于神经元之间，不参与神经冲动的传导，但对神经细胞起营养、支持和保护的作用。

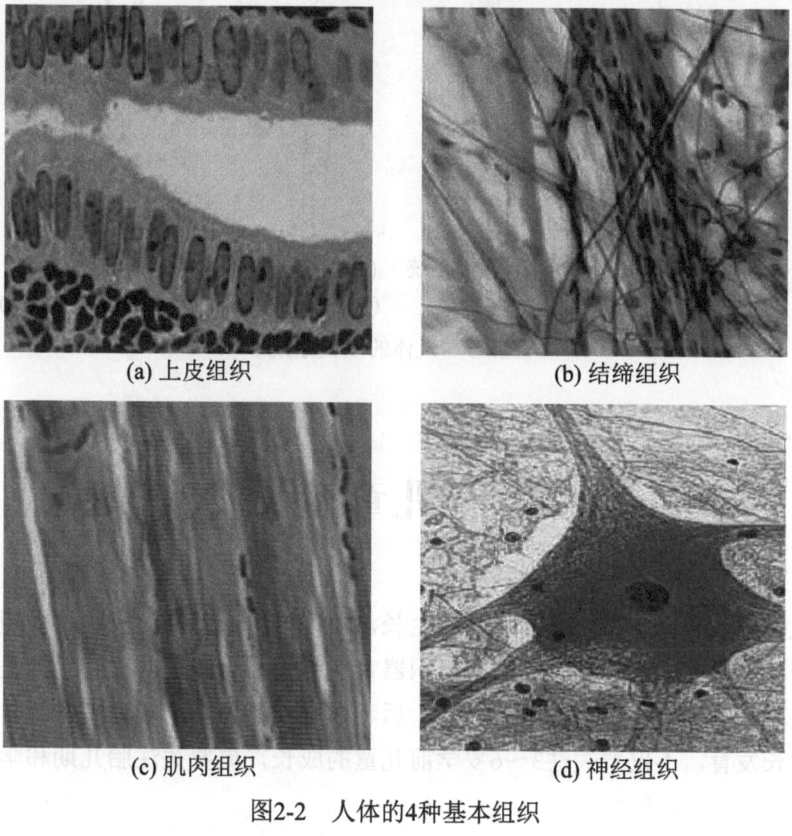

(a) 上皮组织　(b) 结缔组织

(c) 肌肉组织　(d) 神经组织

图2-2　人体的4种基本组织

3. 器官

由不同的组织构成，执行一定的生理功能的结构称为器官，如胃、肺、肾等。

4. 系统

许多在结构和功能上具有密切联系的器官结合在一起，共同完成人体某种特定的生理活动，称为系统。例如，口、咽、食管、胃、小肠、大肠、肛门等器官构成的消化道和肝、胰、唾液腺等器官构成的消化腺，共同完成人体对食物的消化和吸收，排出食物残渣，这些器官构成了消化系统。

除消化系统，人体还有运动系统、循环系统、呼吸系统、泌尿系统、神经系统、内分泌系统和生殖系统，称为人体的八大系统，如图2-3所示，各个系统在神经系统和内分泌系统的协调作用下，分工协作，密切配合，使人体成为一个完整的、有机的整体。

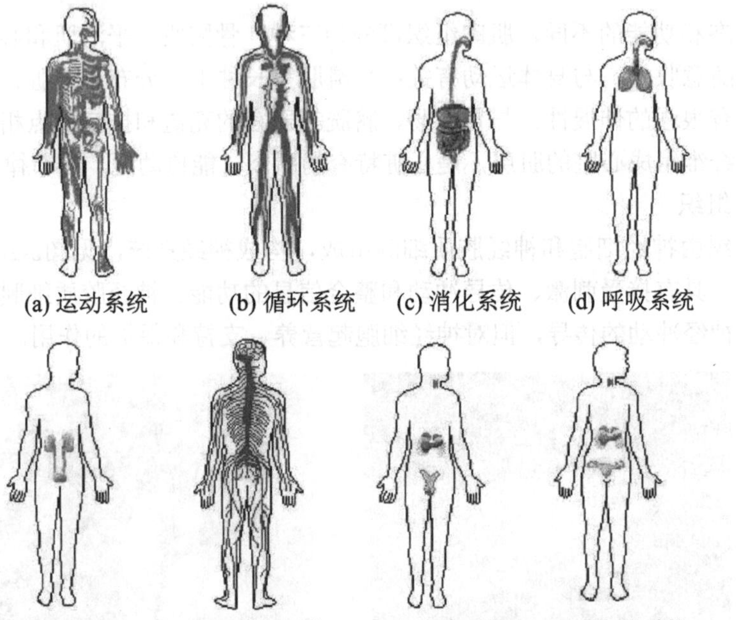

(a) 运动系统　(b) 循环系统　(c) 消化系统　(d) 呼吸系统

(e) 泌尿系统　(f) 神经系统　(g) 内分泌系统（男性生殖系统）　(h) 生殖系统（女性内分泌系统）

图2-3　人体的八大系统

2.2　学前儿童生长发育

学前儿童的生长指的是细胞的增殖和生长，体现为组织器官的大小、长短的增加，是一种量的变化；学前儿童的发育则指“组织器官在结构和功能上的改变”，是一种质的飞跃。前者是后者的基础，若无前者的奠基，后者很难发展到一个较为完备的阶段。探讨学前儿童的生长发育，不仅要关注3～6岁学前儿童的成长，更要关注胎儿期和学前早期的发育特点。

2.2.1 胎儿的发育

人类从早期胚胎至新生儿的发育过程，称为胎儿期。这一时期，胎儿主要依赖母体生存。外界环境和母体自身因素的变化对胎儿的健康成长起决定性作用。

1. 胎儿的发育过程及特点

根据胎儿的解剖生理特点，胎儿的生长发育可分为三个阶段：胚卵期(受精后2周)，胚胎期(受孕8周内)，胎儿期(受孕8周至分娩)。每个阶段的发育呈现不同的特点。

(1) 胚卵期。在胚卵期，受精卵细胞不断分裂长大。

(2) 胚胎期。胚胎期是机体各组织器官原基分化的关键时期，此时若受到不利因素的影响，胎儿各器官可能无法正常分化，导致流产或各种畸形，故孕妇的保健必须从妊娠早期开始。

(3) 胎儿期。胎儿期以组织器官迅速生长和功能渐趋成熟为主要特点，胎儿期的营养完全来自母体。因此，母体的健康状况、情绪、理化因素的刺激、生活及工作条件、营养和卫生环境、疾病及用药等因素都会直接影响胎儿的生长发育，并可导致死胎、流产、早产或先天畸形等严重后果，因此一定要加强孕期保健。

2. 胎儿发育的影响因素

胎儿的生长发育受多种客观因素的影响。例如，客观存在的电磁波、杀虫剂、化妆用品等对胎儿的肢体、神经系统发育会产生不利影响；母体的不良生活习惯、自身疾病、营养状况低下等因素，也会导致胎儿发育迟缓。

1) 客观环境对胎儿发育的影响

优良的环境是人类赖以生存的重要条件，当然，也是胎儿健康成长的重要影响因素。日常生活中，与人类生存直接相关的物理、化学、生物、社会经济、环境等问题，都有可能成为胎儿生长发育中的影响因素。我们将这些因素归为四类：物理性、化学性、生物性和地域性。当前，我们接触到的物理性因素包括电磁辐射和噪声，来源有电脑、电视机、微波炉、电磁炉、手机、电热毯和吹风机等；化学性因素包括重金属有机化合物和日用化学制品，来源为有机汞、砷、镉等重金属，杀虫剂、除草剂、灭鼠剂、车辆尾气等化学制品；生物性因素包括弓形虫病、风疹病毒、巨细胞病毒和单纯疱疹病毒等病毒感染；地域性因素包括高氟、低碘、重金属污染等地质条件。孕妇长期处于上述不利环境中，会导致胎儿发育畸形、智力缺陷、免疫力低下等。

2) 主观制约对胎儿发育的影响

母亲自身的生活习惯、内分泌状态、营养状况、自身疾病在胎儿的生长发育中发挥着重要作用。吸烟、饮酒等不良生活习惯会影响胎儿出生后的身高、体重和胎盘质量。母体长时间缺乏钙、镁、碘、铁、铜、锌等微量元素，会引起胎儿造血系统、染色体异常，基础代谢低，发育不良，甚至导致腭裂、唇裂，脊柱弯曲，脑积水、无脑、脑凸出，循环、呼吸、生殖、泌尿等系统的畸形。此外，母体自身的一些疾病，如牙周疾病、促甲状腺素异常等，也会引起早产、流产、妊娠期高血压等疾病，影响宫内胎儿的发育。

3) 母体情绪对胎儿发育的影响

除常见的生物学因素外，母体自身的情绪也会对胎儿生长产生一定的影响。母体紧张、发怒、恐惧、焦虑，会导致体内激素、有害化学物质的分泌剧增，影响胎儿大脑和身体发育。由此可见，要孕育一个健康的胎儿，母体要尽量避免各种主观影响，为胎儿营造一个良好的母体环境。

2.2.2 学前儿童生长发育的特点及规律

1. 学前儿童生长发育的特点

根据学前儿童的体格发育过程，我们将学前儿童划分为新生儿期(0～1个月)、婴儿期(1个月～1岁)、先学前期(1～3岁)和学前期(3～6岁)4个阶段，每个阶段呈现不同的生长发育特点。

1) 新生儿期(0～1个月)

这一时期，从外部生长特征来看，新生儿出生时头围34厘米左右，身长为47～52厘米，平均身长50厘米，男女婴存在0.2～0.5厘米的差距。到满月时，男婴平均身长可达到54.5厘米，女婴平均身长可达到53.5厘米。此时的新生儿皮肤光滑柔软，呈微红色，阳光照射下会有红斑，被称为婴儿斑，一般一周左右会消失。

从内部发育特征来看，在呼吸方式上，新生儿有两种不同的呼吸方式：腹式呼吸与胸式呼吸。婴儿呼吸时会有腹部起伏和胸部起伏两种表现，以前者为主，婴儿呼吸急促时会表现为小腹起伏加快。婴儿清醒时一般的呼吸频率为40～50次/分，睡眠时呼吸频率快慢不一，但婴儿若呼吸过快或者过慢，都应该及时送医院检查。新生儿刚出生时心跳较慢，随后逐渐加快，出生后一周达到140次/分左右，随着年龄增长，心跳趋于稳定。

从外部适应性来看，新生儿脱离了子宫环境独立生存，对环境变化适应性较差，死亡率较高。若在保暖、喂养、消毒、清洁卫生等方面稍有不慎，就会对新生儿造成伤害，因此这一阶段必须加强护理。

2) 婴儿期(1个月～1岁)

从出生1个月到1岁被称为婴儿期，这一阶段是生长发育的迅速时期。

从外部指标看，此时婴儿的体重增长了2倍，已从出生时的平均3千克增长至1岁时的9千克以上；身长一年中平均增长50%，每月平均增长3～3.5厘米，4个月时增长10～12厘米，1岁时可达出生时的1.5倍，平均75厘米。此时婴儿的骨骼系统发育也较为迅速，从2～3个月开始，脊柱的4个生理性弯曲相继形成，肌肉的力量不断增强，逐渐能支撑身体重量，外部行为表现为能抬头、翻身、坐、爬、站，有时能走上不稳的几步。但此时婴儿的骨化过程尚未完成，骨骼易变形，肌肉易疲劳，因此婴儿各种动作的练习要适度，练习时间不宜过长，不要过早让婴儿学习站立和行走。

从神经系统结构发育来看，前6个月婴儿的头围增长8～10厘米，后面增加2～4厘米，1岁时平均为46厘米，此后生长速度减慢。婴儿大脑的发育也较为迅速，脑细胞体积变大，树突分支增多，轴突变长，大脑皮层厚度增加，脑重比出生时增加了1倍多，1岁时可达900克，这为复杂神经联系的建立提供了可能。

从神经系统机能的发展来看，婴儿皮质兴奋机能增强，主要表现为睡眠时间减少，逐渐从出生时的20小时/天减少为1岁时的14小时/天左右。此时婴儿的条件反射比新生儿更容易形成，这也是神经系统机能发育的一个重要表现。

从动作发展来看，婴儿的动作发展受神经系统、骨骼发育制约。婴儿最初的动作发展是全身性的、非专门化的，然后会逐渐发展为从上到下的、局部的、专门化的动作。这主要表现为：2～3个月时学会抬头，4～5个月时学会翻身，5～6个月时学会坐，6个月后相继学会爬、站、走。由于营养和训练条件差异，婴儿发育速度存在个体差异，但发育顺序不会改变。

3) 先学前期(1～3岁)

1～3岁被称为先学前期。这一阶段的发展特点是身高、体重等较前一阶段增长有所减慢，中枢神经系统发育加快，动作、语言、思维、交往能力迅速发展。

从身体发育来看，先学前期的幼儿身高平均每年增加8～10厘米，2岁时约达85厘米，3岁时可达93厘米，比出生时增加近1倍。体重在3岁时可达到出生时的4倍，大约13千克。先学前期的幼儿，骨骼仍在继续骨化，弹性大、易弯曲，不能从事精细、灵活的活动。内脏器官也有了发展，3岁时幼儿心率为100次/分，仍然较快，因此不宜做剧烈运动。

从神经系统的发育来看，幼儿脑重不断增加，3岁时达到1000克，各种内抑制机能相继发展，神经系统在语言形成和发展的基础上得到锻炼，这也不断增强了对行为的调节作用，即幼儿能在较长时间内从事某种活动，或按照成人的指示来支配自己的行为。此外，以词语为刺激物而形成的第二信号系统开始发展，幼儿借助词语的作用逐渐形成多级的、复杂的条件反射。

从动作发展来看，1岁左右的幼儿可以练习独立行走；2岁以后，幼儿能够跑跳，爬上爬下，越过小障碍；到3岁时，幼儿可以进行独脚跳等比较复杂的活动。1～3岁是幼儿易受外界伤害的时期，因此做好相关保护至关重要。

从言语发展来看，此时是幼儿的言语形成期。幼儿言语发展的基本规律可以概括为先懂后说。1～1.5岁是幼儿言语理解能力发展的迅速期，能够主动说出些许词语。2岁以后，是幼儿言语表达能力发展的迅速期，能够用较为完整的语句表达自己的思想与要求。

从思维与交往能力发展来看，此时幼儿对“类”的概念有了朦胧的意识，能够进行具有概括性的活动，如根据物体的性质进行活动，能够用“试误”的方法解决问题，这标志着个体思维的发生。幼儿的交往能力此时也得到迅速发展，1岁以后的幼儿在亲子交往的基础上有了同伴交往，这是积极情感发展、自我意识发展、认知能力发展的重要后盾。

4) 学前期(3～6岁)

3～6岁被称为学前期。这一阶段幼儿身高、体重发育减慢，四肢增长较快，神经系统发育较快，智能发育进一步增强，有很强的求知欲和好奇心，运动协调能力不断完善。

从身体发育来看，幼儿身高在这一时期达到110厘米左右，体重达到20千克左右，骨骼变得较为坚硬，但骨化过程尚未完成，因此要注意走、坐姿势端正，且时间不宜过长。

从神经系统的发展来看，幼儿脑重增加到1千克左右，脑技能也发展起来，如皮质兴奋和抑制过程加强，幼儿睡眠时间相对减少，已学会控制自身行为；条件反射易建立，且较为巩固，记忆力增强；第二信号的作用大大加强，幼儿能够通过词的描述、讲解获得间接经验。

从动作发展来看，这一阶段幼儿的动作行为是在活动中发展起来的，而游戏是幼儿主要的活动形式。作为一种社会性活动，它是现实生活的写照。游戏中，幼儿能够对生活进行模仿，做一些精细化动作，进而产生创造性行为。

总之，这一阶段幼儿各方面的发展为学前教育和小学教育奠定了基础。

2. 学前儿童生长发育的规律

1) 生长发育的一般规律

(1) 生长发育是有阶段性和程序性的连续过程。

学前儿童的生长发育是阶段性和程序性的过程，在这一过程中，有量的变化，也有质的变化，因而形成了不同的发展阶段，如婴儿期、托儿所年龄期、幼儿园年龄期。虽然幼儿生长发育的各个阶段没有明显的界线，但各个阶段不可逾越，比如在会说单词之前必先学会听懂单词，会走路之前必先经过抬头、转头、翻身、直坐、站立等发育步骤。前一阶段的生长发育为后一阶段奠定基础，但若前一阶段的发展出现障碍，那么会对后一阶段产生不良影响。

生长发育在整个儿前时期不断进行，但各年龄阶段的生长发育都有一定的特点，不同年龄阶段生长速度不同。例如，体重和身长在出生后第一年，尤其前3个月增加很快，第一年为出生后的第一个生长高峰，婴儿3～4 个月抬头，6～7 个月独坐，7～8 个月翻身，8～9 个月会爬，10～11个月独站，12～18 个月独走，24个月双足跳。第二年以后生长速度逐渐减慢，至青春期生长速度又加快。青春期年龄范围一般为10～20 岁，女孩的青春期开始年龄和结束年龄都比男孩早2年左右。青春期的进入和结束年龄存在较大个体差异，可相差2～4 岁。这个时期的儿童体格生长发育再次加速，出现第二次高峰，同时生殖系统的发育也加速并渐趋成熟。人体生长曲线如图2-4所示。

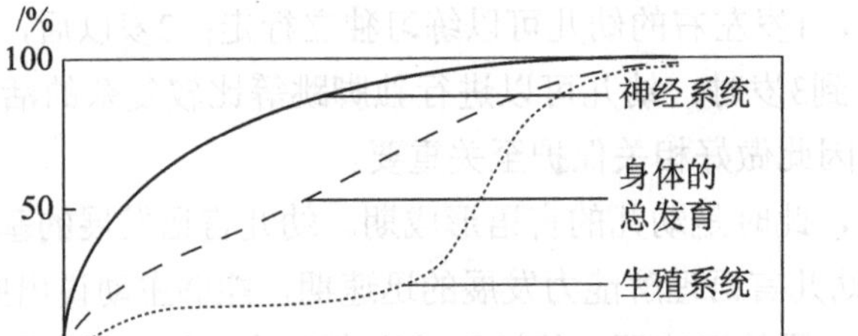

图2-4 人体生长曲线

注：图中纵轴100%表示达到20岁成人的正常水平

(2) 学前儿童身体的生长发育具有一定的程序性。

学前儿童身体的生长发育一般遵循由上到下、由近到远、由粗到细、由简单到复杂、由低级到高级的规律。例如，胎儿期的形态发育顺序：头部领先，其次是躯干，最后为四肢。再如，婴儿期的动作发育顺序：首先是头部的运动(抬头、转头)，其次发展到上肢(取物)，再次发展到躯干的活动(翻身与直坐)，最后发展到下肢的活动(爬、立、行)。这个由头部开始逐渐延伸到下肢的发展趋向也叫“头尾发展规律”，即自上向下发展的规律。

从上肢发育又可以看出，婴儿出生时，只会无意识地乱动手，几乎不起任何作用；4～5个月时，才能有意识地去拿东西，但这时只会用全手一把抓；到10个月左右，才会用手去拿东西；到1岁左右，才会灵巧地用两个手指捏起细小的物体。这说明动作是由整个上肢向手指发展，由身体正中间向侧面发展，这称之为“正侧发展规律”，即粗大动作先发育，精细动作后发育，由正面向侧面，先近端后远端的发展规律。

(3) 生长发育的速度曲线呈波浪式，身体各部的生长速度也不均衡。

个体生长发育的速度曲线呈波浪式，在整个生长发育期间，全身和大多数器官、系统有两次生长突增高峰，第一次生长突增在胎儿中后期至1岁以内，第二次生长突增是在青春发育初期，期间身高和体重有着较为明显的变化。

胎儿中期(4～6个月)的身长增加最快，在这短短3个月的时间里，约增加27.5厘米，约占整个胎儿时期身长增加的1/2，是个体一生中身长增加最快的阶段。胎儿后期(7～9个月)皮下脂肪积累很快，在这3个月的时间内，体重约增加2300克，约占整个胎儿期体重增长的2/3，是个体一生中体重增加最快的阶段。

儿童出生后头两年的身体增长速度比后几年快些。第一年结束，小儿体重增加2倍，身高增加1/2，是出生后增长最快的一年。2岁后，增长速度急剧下降，直到青春发育期前，一直保持平稳的、较慢的发育速度。婴幼儿体重和身高标准见表2-1。

到了青春发育期，表现为向心发展规律。男孩每年增加7～9厘米，女孩每年增加5～7厘米。体重每年平均增加5～6千克，以后增长速度又减慢，直到发育成熟。

在个体整个成长发育过程中，身体各部的增长幅度不均等。比如，头颅增大1倍，躯干增长2倍，上肢增长3倍，下肢增长4倍，因而身体形态从出生时的头颅特大、躯干较长和四肢短小，发育到成人时的头颅较小、躯干较短和四肢较长。

表2-1　婴幼儿标准体重与身高对照表

年龄	体重/kg		身高/cm	
	男	女	男	女
出生	5.8～7.5	2.9～3.8	63.2～68.6	61.5～66.7
1月	3.6～5.0	2.7～3.6	48.2～52.8	47.7～52.0
2月	4.3～6.0	3.4～4.5	52.1～57.0	51.2～55.8
3月	5.0～6.9	4.0～5.4	55.5～60.7	54.4～59.2
4月	5.7～7.6	4.7～6.2	58.5～63.7	57.1～59.5
5月	6.3～8.2	5.3～6.9	61.0～66.4	59.4～64.5
6月	6.9～8.8	6.3～8.1	65.1～70.5	63.3～68.6
8月	7.8～9.8	7.2～9.1	68.3～73.6	66.4～71.8
10月	8.8～10.6	7.9～9.9	71.0～76.3	69.0～74.5
12月	9.1～11.3	8.5～10.0	73.4～78.8	71.5～77.1
15月	9.8～12.0	9.1～11.3	76.6～82.3	74.8～80.7
18月	10.3～12.7	9.7～12.0	79.4 ～85.4	77.9～84.0
21月	10.8～13.3	10.2～12.6	81.9～88.4	80.6～87.0
2岁	11.2～14.0	10.6～13.2	84.3～91.0	83.3～89.8
3岁	13.0～16.4	12.6～16.1	91.1～98.7	90.2～98.1
4岁	14.8～18.7	14.3～18.3	98.7～107.2	97.6～105.7
5岁	16.6～21.1	15.7～20.4	105.3～114.5	104.0～112.8
6岁	18.4～23.6	17.3～22.9	111.2～121.0	109.7～119.6

(4) 各系统生长发育不均衡，但统一协调。

一般来说，全身的肌肉、骨骼、心脏、血管、肾、脾、呼吸器官、消化器官等，其生长与身高、体重呈同样的模式，即分别在出生后第一年及青春期出现两次生长突增；脑、脊髓、视觉器官以及反映脑大小的头围等，具有一次生长突增；淋巴系统较早发育并于少年期达到成熟的巅峰；生殖系统发育较迟。可见，机体各个系统的生长发育是不均衡的，然而，各个系统的发育又是协调的。比如，淋巴系统达到发育的高峰时，免疫功能有所下降，之后免疫系统的发育渐趋成熟。

① 神经系统领先发育。神经系统，尤其是大脑，在胎儿期和出生后的发育一直是领先的。婴儿出生时脑重约350克，相当于成人的25%，而同期的体重仅为成人的5%左右，6岁时脑重已相当于成人的90%。在这段时间里，伴随大脑的迅速发育，儿童的各种身体机能、语言发展和动作发展也是比较快的。

② 淋巴系统发育得最快，在第一个10年中表现出特殊的速度，在第二个10年间逐渐退缩。因为儿童时期机体对疾病的抵抗力弱，需要淋巴系统来保护，因而婴儿出生后淋巴系统的发育特别迅速(10岁左右达到高峰，几乎达到成人时期的200%)。10岁以后，随着其他各系统的逐渐成熟和对疾病的抵抗力增强，淋巴系统逐渐萎缩。

③ 生殖系统发育较晚，在第一个10年中发育缓慢，在第二个10年间，特别是在青春期发育并达到成人水平。

身体各系统的发育时间和速度虽然各有不同，但机体是统一的整体，各系统的发育并非孤立地进行，而是互相联系、互相影响、互相适应的。因此，任何一种对机体起作用的因素都可能影响到多个系统。例如，适当的体育锻炼不仅能促进骨骼、肌肉的发育，也能促进呼吸系统、循环系统和神经系统的发育。

2) 生长发育的个体差异性

儿童的生长发育有一般的规律，但由于儿童的先天遗传素质与先天后天的环境条件并不完全相同，无论是身体的形态还是机体的功能都存在明显的个体差异。即使是同年龄、同性别的幼儿，发育速度、发育水平等也都存在差异，每个儿童的体型(高矮胖瘦)、生理功能(强弱)和心理特点(智力高低)是各不相同的，可以说，没有两个幼儿的发育过程和发育水平是完全一样的，即使在一对同卵双生子之间也存在微小的差别。一般情况下，幼儿个体发育在群体中上下波动的幅度是有限的，幼儿个体的发育过程基本稳定，生长发育水平不应偏离同龄群体幼儿。先天因素决定一个孩子发育的可能性，后天因素决定其发育的现实性，在评价某个儿童的生长发育状况时，不能简单地将其指标数据同标准、平均数比较，并由此做出片面的结论，而应考虑到个体发育的差异性，将他们以往的情况与现在的情况进行比较，观察其发育动态，才更有意义。幼教工作者应尽可能改善幼儿的后天环境条件，使每个幼儿都能充分地发挥他们的遗传潜能，使他们的生长发育达到应有的水平。

3) 生理发育与心理发展的密切联系

生理发育和心理发展在儿童身上是统一的，生理发育是心理发展的基础，而心理发展也同样影响生理功能。儿童生理和心理之间相互影响，生理缺陷会引起儿童心理活动的不正常。例如，斜视的幼儿，没有及时纠正，遭受到成人或同伴的讥笑，就会引起自卑心理，于是经常主动闭上斜眼来掩盖自己的缺点，导致一只眼睛大一只眼睛小；有听力障碍的孩子，因为听不到别人清楚的语言，易造成发音不正确，经常受到教师和家长斥责，导致他们在说话时犹豫不决，常出现口吃现象；有的幼儿明显矮小体弱，学习和活动能力都比较弱，这种幼儿容易产生自卑感，信心不足，不爱参加集体活动等。因此，对幼儿的生理缺陷除应进行及时治疗外，还要做到不歧视他们，要对他们热情，关心帮助他们，鼓励他们克服困难，树立奋发向上的信心，使他们能够正常、健康地成长。

心理状态也会影响生理发育，情绪会影响人的生理功能。当幼儿情绪不好时，消化液分泌会减少，致使食欲减退，直接影响幼儿的消化和吸收，如果经常这样会引起消化机能紊乱，影响幼儿获取营养，妨碍生长发育。相反，在精神愉快时，食欲旺盛，消化吸收的效率也高，能保证和促进儿童身体的正常发育。国外学者研究认为，家庭破裂的子女和再婚子女如遭受虐待、歧视，会影响其正常的身体发育，严重的可导致骨龄落后、性发育迟缓，出现社会心理性侏儒的状态。

总之，幼教工作者要想促使幼儿生长发育达到最高水平，就必须认识和掌握幼儿生长发育的规律以及影响幼儿生长发育的因素，这样才能有的放矢，更有效地采取各种有力措施，保证幼儿在体质、德、美各方面得到全面的发展。

2.3　影响学前儿童体格生长的因素

影响幼儿生长发育的因素，概括地说可以分为两大类，即内在遗传因素和外在环境因素。内在遗传因素主要指种族、身材素质、性别等。外在环境因素主要指营养、体育锻炼、疾病、生活制度等。遗传决定生长发育的可能性，环境决定生长发育的现实性。幼儿生长发育的过程，也就是个体的遗传因素与环境因素相互作用的过程。

2.3.1　内在遗传因素

1. 遗传

人的外貌特征、智商水平、发展趋向与限度等都受到遗传因素的影响。父母的身高、体重、体型决定子女的身高、体重和体型，父母的神经系统和内分泌系统的发育对子女相应系统的生长发育也会产生一定的影响。例如，在美国洛杉矶长大的日本幼儿，生活环境与美国白种人相近，其腿长却低于当地同等身高的白种人幼儿，而和日本本土长大的幼儿相似。再如，父母患有家族遗传精神病，其子女患类似疾病的概率会增加。当前，有研究表明，精神分裂症患者近亲患病率比普通人高数倍，而且血缘关系越近，发病率越高。父母先天性甲状腺功能低下，其子女也较为容易患上甲状腺功能低下，智商较低。这说明，遗传因素决定了幼儿的生长发育潜力。

2. 性别

女童一般比男童稍矮、稍轻，除青春前期外，男童的平均身高、体重均超过女童。女童的语言、运动发育略早于男童。女童青春期比男童提前约2年，所以在11～12岁以后的2～3年中，女童的身高、体重增长均较快，超过男童的标准；而男童由于青春期延续时间较长，最终的体格发育明显超越女孩。女童成骨中心出现得早，骨盆较宽，肩距较窄；而男童则肩宽、肌肉发达，这是性别对体格外形的影响。因此，评估儿童生长发育水平时应分别按男、女标准进行。

3. 内分泌

脑垂体、甲状腺、性腺等内分泌器官及激素都与儿童生长发育有关，甲状腺、垂体和性腺的功能都对生长发育起重要作用。婴幼儿甲状腺功能低下时，骨骼发育阻滞，长骨停止生长，儿童就显得矮小。垂体功能低下时，出现垂体性侏儒。性腺促进骨骺闭合，使身体停止生长，所以青春期较早的儿童，最终身高往往落后于青春期较晚的同龄儿童。

2.3.2 外在环境因素

1. 母体健康状况

母亲的营养、疾病、情绪、用药等均可影响胎儿或幼儿的生长发育，哺乳期母亲的营养、情绪也会影响婴儿发育。孕妇在妊娠早期的病毒性感染可引起胎儿先天畸形，孕妇的严重营养不良可引起流产、早产和胎儿体格生长以及脑的发育迟缓，孕妇如受到某些药物、放射线辐射、精神创伤等影响，会导致胎儿发育受阻。

2. 营养

营养缺乏或膳食不合理不仅影响儿童发育，还会导致各种疾病。均衡的营养是学前儿童生长发育的物质基础，包括足够的热量，充足的蛋白质，丰富的维生素、矿物质和微量元素。膳食结构不合理、营养素摄入不均衡会导致营养素缺乏，处于快速生长发育期的学前儿童对营养素的缺乏极为敏感，极易出现身高、体重、消化系统发育缓慢或患上某种疾病。国外学者曾针对缺乏某一种营养素对学前儿童生长发育的影响进行了调查研究，结果表明，轻度维生素A缺乏(夜盲症和/或毕脱氏斑)与幼儿肠道、呼吸道等感染性疾病的发病率和死亡率呈正相关。

目前，随着我国经济的发展，人们生活水平的提升，学前儿童的营养环境大为改观。现在应该注意在养育儿童过程中平衡膳食，保证营养的均衡摄入。

3. 疾病

疾病对小儿生长发育的影响也极为明显，具体表现为：营养缺乏性疾病、内分泌疾病等，都能使儿童的生长发育受到限制；急性感染常使儿童体重减轻；长期慢性疾病会影响体重和身高的发育；先天性疾病如先天性心脏病等对儿童生长发育的影响更为明显；长期消化功能紊乱、反复呼吸道感染、内分泌系统疾病以及大脑发育不全等，对儿童生长发育都有直接影响；有些疾病会严重影响器官的正常功能。

4. 体育锻炼

体育锻炼是促进儿童身体发育和增强体质的有效手段。体育锻炼可以全面促进机体的新陈代谢，增强呼吸系统和心血管的功能。利用日光、空气、水等自然因素进行锻炼，可以增强儿童体质，提高对疾病的抵抗力，还可以培养儿童勇敢、坚强、不怕困难的优良品质。

5. 生活习惯

合理安排生活作息制度，做到有规律、有节奏，保证足够的户外活动和学习时间，定时进餐，睡眠充足，对儿童生长发育有良好的促进作用。

人体各组织、器官、系统的活动都有一定的节奏和规律。在合理的生活制度下，包括大脑在内的身体各部分的活动和休息适度交替，加上及时补充营养，保证能量代谢正常进行，有利于促进生长发育。睡眠对大脑皮层功能的恢复更为重要，睡眠又是各种能量物质的储备过程，也是生长激素分泌的高峰阶段。婴幼儿应有充足的睡眠，年龄越小，睡眠时间应越长。儿童进餐后需要一定时间的休息，保证饭后血液能集中于胃肠道，帮助消化、吸收，因此饭后不应立即从事大运动量的锻炼，否则可能影响消化道的正常功能。为保证儿童有充足、合理的营养摄入，注意平衡膳食的同时，还应安排好膳食制度(包括每次进餐的数量、间隔和时间等)。每天应保证一小时左右的体育运动，尤其户外活动，对增强体质、促进生长发育作用很大。

6. 药物

如果用药不当或过量，会对生长发育产生不良影响，因此，对儿童用药应小心谨慎。

7. 气候和季节

气候对生长发育有一定的影响，人类对恶劣气候的适应性本身就说明气候对生长发育有影响作用。例如，居住在北极圈的因纽特人体重相对重，皮下脂肪厚，胸廓前后径大，颈和四肢相对短，这种体型适合在寒冷的环境中保持体温。再如，热带居民的体重通常较轻，皮下脂肪层薄，胸壁薄，颈和四肢相对长，躯干较小，这种体型适合在炎热的环境中散热。这些都是人类对环境的长期适应性的表现。

季节对生长发育(尤其是身高、体重)有明显影响。春季身高增长最快，秋季体重增长最快。体重增加的季节差异尤其显著，9—11月增加较快，而在炎热季节，有些儿童体重不但不增加，甚至还有减轻趋势。以半年为观察单位，儿童体重增加的2/3发生在9月到次年2月，仅1/3发生在3—8月，出生后前2年体重的增长无明显的季节差异。儿童身高增加的季节差异和体重正好相反，3—5月身高的增长值相当于9—11月增长值的2～2.5倍。

8. 社会、家庭因素

贫困、食物缺乏、文化落后、疾病流行、居住拥挤、缺乏必要的卫生设施等，都会严重影响儿童的身心发育。

人类的生存离不开社会环境。社会因素对生长发育的影响具有多层次、多方面的综合作用，不仅影响儿童的体格发育，同时影响其心理、智力和行为发展。因此，为儿童营造良好的社会、家庭环境，帮助他们改善其中一些不良影响因素，对充分发挥他们的生长潜力、促进生长发育有重要的现实意义。

在社会因素中，应用较广泛的概念是“社会经济状况”，它涵盖政治、经济和文化，生活和学习环境，卫生保健，家庭结构和家庭生活质量，父母职业和受教育程度，亲子情感联系，个人与社会成员的交往等因素。这些因素相互交织，错综复杂，共同对儿童的生长发育产生影响。

家庭是社会的组成细胞。社会经济状况中的许多因素，如生活方式、家庭气氛、生活制度、居住条件、饮食和行为习惯、父母的性格和爱好、父母对子女的期望和态度等，主要通过家庭直接或间接地影响儿童的生长发育。其中，家庭经济状况、双亲的受教育水平和文化素养以及他们的育儿方式等，对儿童身心发育的潜移默化的影响作用最大。

2.4 学前儿童体格生长的测量与评价

学前儿童生长发育的测量要依据固定的测量指标，采用一定的测量方法，对学前儿童的形态、生理、心理等方面进行标准化计算。学前儿童生长发育的评价是根据测量结果，对照某一阶段儿童的形态、生理、心理等应该达到的标准，对儿童的生长发育水平进行判断。对学前儿童的生长发育进行测量是了解、评价学前儿童生长发育状况，及时发现发育迟缓现象的有效手段。

2.4.1 学前儿童生长发育的测量

生长发育的测量在学前儿童卫生工作中运用广泛，主要目的是对学前儿童的外在形态、生理功能、心理机能进行测算，以此评价儿童的生长发育水平。

1. 测量指标

目前，对学前儿童进行测量，我们通常依据三类指标：形态指标，生理功能指标，心理机能指标。常用的形态指标包括身高、体重、胸围、头围和坐高；生理功能指标包括心率、肺活量、血压；心理机能指标包括感觉、直觉、语言、记忆、思维、情感等。

2. 测量方法

对不同年龄阶段的学前儿童进行生长发育测量需采取不同的方法。

1) 形态指标的测量方法

(1) 身高的测量。身高也就是所谓的身长，是从头顶到足底的垂直长度，它是学前儿童生长发育的重要评价指标。身高的测量可采取两种方法：一种是工具测量法，即使用量床、量尺等工具对学前儿童的身高进行测量。3岁以下幼儿采用量床测量，以厘米为单位，精确至小数点后一位；3岁以上幼儿用身高计或固定于墙壁的立尺测量，以厘米为单位，精确至小数点后一位。另一种是公式计算法，即采用数学方法对学前儿童的平均身高进行计算，一般2～12岁儿童身高的估算公式为

$$2 \sim 12\text{岁身高}=\text{年龄}\times 7+70(\text{或}75)$$

(2) 体重的测量。体重是反映学前儿童生长发育较灵敏的指标之一，对不同年龄阶段

的学前儿童应采用不同的测量方法。与身高测量方法相同，我们可以采用两种方式对学前儿童的体重进行测量：一种是公式计算法，通常所用的公式为

$$0\sim6\text{个月体重(克)}=\text{出生体重(克)}+\text{月龄}\times700$$

$$7\text{个月}\sim1\text{岁体重(克)}=6000+\text{月龄}\times250$$

$$1\sim10\text{岁体重(千克)}=\text{年龄}\times2+8$$

另一种是工具测量法，即用电子秤测量体重。一般来说，学前儿童体重的测量一般在清晨空腹排便后进行，要求裸体或仅穿内衣。测量婴儿体重采用卧位式电子秤，精确到0.01千克；测量幼儿体重采用坐式杠杆秤，精确到0.1千克。测量前校正秤的零点，然后将幼儿置于坐卧式杠杆秤上，然后移动砝码至相应刻度并读数，记下测量值。

(3) 胸围的测量。胸围可以反映胸廓大小和肌肉的发育情况。3岁以下幼儿采用卧位或立位测量胸围，3岁以上采用立位测量。测量时，被测者两手自然平放或下垂，两眼平视。测量者立于前方或右方，用左拇指将软尺零点固定于乳头下缘，右手将软尺经右侧绕背部，以两间胛下角下缘为准，经左侧面回至零点，取平静呼吸时的中间读数，误差不超过0.1厘米。

(4) 头围的测量。头围的大小反映了学前儿童的脑发育状况。从双眉上最突出处，经枕后结节绕头一周的长度，就是幼儿的头围。我们一般使用软尺来测量头围。测量时，软尺需紧贴皮肤，零点固定于幼儿额头眉间处，右侧经枕骨最突出处，绕回至零点。需要注意的是，测量用的软尺不能过于柔软，手势不能过松或过紧，否者测出的数据可能会出现误差。

(5) 坐高的测量。学前儿童的坐高直接反映了躯干的长度，间接反映了内脏器官的发育状况。坐高是头顶至坐骨结节的长度。

3岁以内幼儿测量坐高，即量顶—臀长，测量方法如下：体位同测身长，测量者左手提起幼儿小腿，膝关节屈曲，同时使骼骨紧贴底板，大腿与底板垂直，移动足板使其压紧臀部，读刻度，精确至0.1厘米。

3岁以上幼儿采用坐高计进行测量，测量方法如下：幼儿坐在坐高计的坐盘上，先身体前倾，骸部紧靠立柱，然后坐直，两大腿并拢，膝关节屈曲成直角，足尖向前，两脚平放在地面上，测量者移下头板使之与头顶接触，读刻度，精确至0.1厘米。

2) 生理功能指标的测量方法

(1) 心率的测试。心率反映了学前儿童心跳速度与心脏健康程度。一般来说，我们采用两种方法对幼儿的心率进行测量：脉搏测量法和听诊器测量法。采用脉搏测量法测量心率，需用食指、中指、无名指按在手腕的外侧(桡动脉)，婴儿也可以测颞动脉(在耳朵的前上方)，一分钟内脉搏跳动的次数就是幼儿的心率。采用听诊器测量法，需将听诊器的探头置于幼儿心尖部位，计算一分钟心跳次数。对幼儿的心率进行测量，需要在安静状态下进行。

(2) 肺活量的测试。肺活量反映了学前儿童的肺功能。取已消毒的肺活量吹嘴一个，插入肺活量仪测量部位，待测量仪发出第一次测量指令后，深吸气，然后尽力吹气，即可测出肺活量水平。等测量仪发出第二次测量指令后，再次深吸气，尽力吹气。仪器自动取

最大值作为最终测量值。

(3) 血压的测量。血压高低影响学前儿童的身高、内脏等的生长发育状况。对学前儿童进行血压测量，需根据年龄选择专业袖带，宽度是上臂长度的1/3～1/2，将袖带接到成人台式血压表上测量即可。

需注意，测量血压前1小时让孩子安静下来，不要进行剧烈的运动，不吃食物，不喝水和饮料，排空膀胱。

测血压时取坐位，用袖带缚住右上臂，右上臂及血压表与心脏高度持平，手臂外展45度。袖带下缘应在肘关节上2厘米处，不可过紧或过松。

将听诊器放在肘动脉上，袖带充气使汞柱达到动脉搏动消失的高度后，再升高20～30毫米，然后缓慢放气，汞柱下降的速度以2毫米/秒为宜。

测量人员听到的第一音是收缩压，声音突然变低沉时即为舒张压。为了排除因紧张因素造成的血压异常，要连续测量3次，取后2次的平均值就是幼儿的血压。注意每次测量完要间隔1分钟，将上臂上举5～6秒，再做下一次测量。计算学前儿童正常血压的公式为

$$正常收缩血压=年龄\times 2+80$$

舒张压相当于收缩压的3/5～2/3。学前儿童的血压应低于110/70毫米汞柱，如果高于此值，则可能患高血压。

3) 心理机能指标的测量方法

目前，通常采用量表测量幼儿的心理发育水平。专门的学前儿童心理测评量表有韦克斯勒幼儿智力量表(WPPSI)、格赛尔发展顺序量表、贝雷婴儿发展量表(Bayley Scales of Infant Development)、皮亚杰量表、卡德威尔的观察家庭环境量表、丹佛发展筛选测试(Denver Developmental Screening Tests，DDST)、凯里婴儿气质问卷等。此外，比奈智力测验(比奈-西蒙量表)、斯坦福-比奈量表、瑞文图形推理测验、绘人智能测验(Denver a Person Test)等几大心理测量表也适用于学前儿童的心理检测。

2.4.2 学前儿童生长发育的评价

评价学前儿童的生长发育状况是幼儿卫生保健工作中的一项重要内容。定期对幼儿的生长发育状况进行测量和判断，有助于我们及早发现身材矮小、营养不良、体重过轻或肥胖等问题，及时采取措施进行矫正。

1. 生长发育的参数标准

生长发育的参数标准是评价学前儿童生长发育状况的尺度。一般可通过一次性大数量的生长发育调查，取得某几项生长发育的测量数据，经过统计学的方法处理后得到的结果即为生长发育评价标准。当前，我国常用的学前儿童生长发育参数标准有三类：美国国家卫生统计中心(NCHS)建议参考值，中国城市、郊区幼儿体格发育调查资料参考值，2006年4月WHO公布的《幼儿生长标准》(以下简称WHO参考标准)。

美国国家卫生统计中心(NCHS)的建议参考值是通过对1960—1975年美国0～2岁和2岁以上的幼儿的调查得到的结果，涵盖不同经济条件和自然条件的美国地区，代表性较强。

我国从1995年开始将此参考标准用于妇幼保健领域及全国性的营养调查。

中国城市、郊区幼儿体格发育调查资料参考值，是1975年、1985年、1995年对东、南、西、北、中5个片区9个城市的幼儿生长发育进行抽样调查得到的结果。这一标准客观反映了中国幼儿生长发育状况和变化趋势。

WHO参考标准是在1997—2003年对不同种族和文化背景的幼儿进行调查的基础上制定的。制定过程中，选取加纳、印度、挪威、阿曼和美国母乳喂养的8440个健康幼儿为研究对象，提供良好的生长环境保证他们生长潜力的充分发挥。这一标准选取了不同国家的样本，采用现代分析方法开展研究，研究过程中“充分考虑了婴儿期的喂养方式、母乳喂养期间母亲的营养供应、母亲吸烟和环境等因素”，得出的结果具有一定的代表性。但是，目前我国还较少采用这一评价标准分析幼儿生长发育状况。

2. 评价方法

学前儿童生长发育评价方法有多种，常用的有Z评分法、生长曲线法、身高标准体重法、上臀围评价法。

1) Z评分法

Z评分法是评价学前儿童营养状况的常用方法之一。Z值计算公式为

$$Z=(\text{测量数据}-\text{参考值中位数})/\text{参考值标准差}$$

本法以<−2和<−3为界值点来诊断中、重度营养不良，以≥2和≥3为界值点来诊断中、重度超重或肥胖。这一方法的优点是将年龄进行标准化，可以跨年龄组进行分析，在群体水平上，不但可以估计低于或高于某界值点的幼儿比例，而且可以计算出群体Z值的均数和标准差，可利用回归分析等方法进行统计分析，区分营养不良的严重程度。需注意，运用Z评分法需要依照标准，筛除不合理数据。

2) 生长曲线法

生长曲线法是根据幼儿的身高、体重的测量值在曲线中的位置，判断幼儿生长发育状况的一种方法。如依据身高判断幼儿生长发育状况，在采用生长曲线法进行测量时，需要将年龄设为横坐标，将身高设为纵坐标，建立生长曲线模型，据此预测学前儿童的生长发育水平。

3) 身高标准体重法

这是评价幼儿营养状况的一种方法。该方法以幼儿的身高为基础，观察其体重与营养良好的幼儿体重的关系，与生长发育无明显关系，不涉及慢性长期的营养改变，并可消除种族和遗传因素的影响，主要反映幼儿期的营养状况，表现为幼儿体格的均匀度。具体来说，它是以同等身高、营养良好幼儿体重的第80百分位数作为标准体重(100%)，在标准体重基础上±10%的范围为正常(90%～110%)，低于90%为营养不良，营养不良又分为轻度(<90%)、中度(<80%)、重度(<70%)和极重度(<60%)4个等级；超过标准体重的10%为超重，超过20%为肥胖。

4) 上臀围评价法

上臀围评价法是一种简单易行的评价幼儿营养状况的方法，具体包括平均数法和百分位数法。前者以超过平均数±3个标准差为营养不良和营养过度；后者则以小于3%位数为

营养不良，大于97%位数为营养过度。此方法的优点是简单易行，适用于群体营养不良或营养过度的筛查。

3. 评价指标

当前，我们综合运用年龄别体重、年龄别身高、身高别体重、年龄别上臂围的评价指标对学前儿童的生长发育与营养状况进行评价。年龄别体重是反映学前儿童近期营养状况的重要指标。年龄别体重过低，超过一定的界值点，意味着体重过低；年龄别体重过高，超过一定的界值点，意味着超重。同上所述，年龄别身高是反映幼儿个体生长发育状况和营养程度的重要指标。年龄别身高过低，意味着发育迟缓。身高别体重是反映学前儿童近期营养状况的指标。身高别体重过低，超过一定界值点，意味着消瘦；身高别体重过高，超过一定的界值点，意味着肥胖。年龄别上臂围是间接反映皮下脂肪厚度的指标，当体重、身高的指标获得比较困难时，它可作为身高别体重的替代指标。

【思考与练习】

1. 简述学前儿童人体的基本结构。
2. 简述学前儿童生长发育的规律。
3. 论述影响学前儿童体格生长的内外部因素。
4. 介绍学前儿童生长发育的测量方法。
5. 简述学前儿童生长发育的评价方法。

第 3 章

学前儿童生理发育与保健

【学习目标】

了解学前儿童运动系统、呼吸系统、循环系统、消化系统、泌尿系统、内分泌系统、神经系统、生殖系统、感觉器官和皮肤等的相关概念、特点及卫生护理等，初步认识和了解学前儿童生理发育特点；

以儿童生长发育特点和规律为前提，掌握婴幼儿喂养和护理的方法，以指导开展婴幼儿的早期教育工作。

【问题情境】

什么时候有小便，你就可以自己去(小班)

露露胆子比较小，平时不爱和教师交流。有一次，教师发现她走路的姿势有点别扭，就去摸她的裤子，发现她尿裤子了。当时是冬天，她穿着棉裤从外面看不出来，但这件事让教师挺内疚。晚上，教师把这件事告诉了她妈妈，她妈妈说：“这个孩子就是这样，一到玩的时候，就什么都忘了，想不起来尿尿，您有时间就多提醒她！”

从这以后，每当做游戏的时候，教师就会特别提示：“露露，想着小便啊！”奇怪的是，每次露露都冲教师摇头，表示不去。有时教师不放心，就借着和她说话的时候摸摸她的裤子。这种行为对她产生了影响，有一次，教师发现自己提示完后，露露也在摸裤子。

这件事引发了教师的反思，教师意识到自己的做法有问题，过度关注给露露造成了精神压力。每次教师提示她上厕所，实际上是在无意中提醒她“你别再尿裤子”，暗示的是“你尿过裤子”。露露自尊心比较强，教师在集体面前提示她，让她感觉没有受到尊重。教师可能觉得这很正常，是对孩子生理的一种保护，但是没有考虑到她的感受。

此后，教师改单独提示为全班提示：“哪位小朋友有小便，自己就可以去！”教师发现这样说以后，露露就会高高兴兴地去厕所。这又让教师意识到，以前露露表示不如厕，实际上是在潜意识里表达对教师的不满或者抗拒，是在维护自尊。

之后，在教师的提示下，孩子们纷纷放下手里的事去厕所。教师又发现，这种提示还是存在问题，它强化的是孩子对教师的依赖，孩子得到教师的允许后才会如厕。为了让孩子由被动如厕变为主动如厕，教师又把提示语变为“谁什么时候有小便，就可以自己去”。这样，既提示了孩子要去小便，又强化了孩子的自主意识，为孩子提供了安全的心理氛围，使他们明白有小便应随时去，不用经过教师的允许。

(资料来源：幼儿园快乐与发展课程编写组. 幼儿园快乐与发展课程[M]. 北京：北京师范大学出版社，2010：81.)

请结合以上资料，思考如下问题：

1. 教师的做法正确吗？

2. 教师应如何维护儿童的自尊并引导儿童？

3.1 学前儿童生理发育

3.1.1 运动系统

1. 概述

运动系统由骨、骨骼肌和骨连结构成，具有支持、保护和造血等功能。人体能够维持一定姿势和进行各种运动，是在神经系统的支配下，由运动系统完成的。

1) 骨

成人的骨共有206块，人体全身骨骼如图3-1所示。儿童的骨比成人要多一些。骨是由骨膜、骨质和骨髓构成的，长骨的结构如图3-2所示。骨膜由两部分构成，外层由胶原纤维紧密结合而成，分布血管、神经，有营养和感觉作用；内层也称形成层，胶原纤维较粗，并含有细胞。生长中的骨膜，在其内面有成骨细胞整齐排列，具有造骨细胞的功能，参与骨

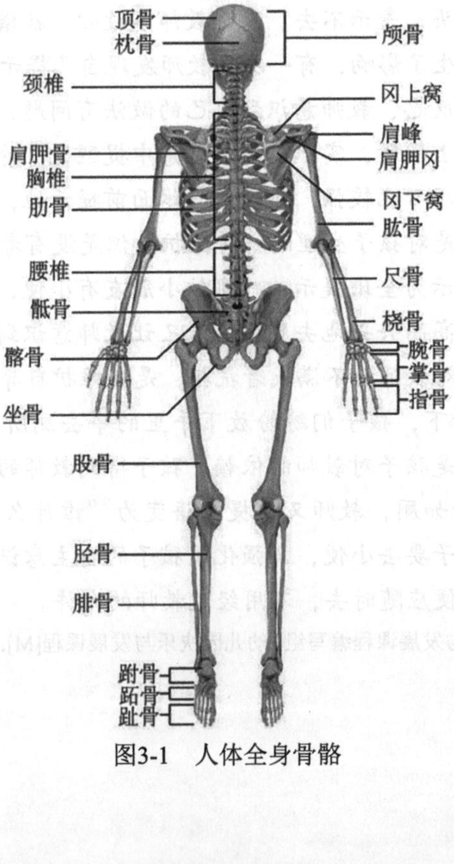

图3-1 人体全身骨骼

的增粗生长，对骨的生长(长长、长粗)和增生(断裂愈合)有重要作用。骨质分为骨密质和骨松质，骨密质质地坚硬致密，抗压力强，大部分集中于骨干；骨松质质地疏松有空隙，内有红骨髓，主要分布于长骨两端。骨髓分为红骨髓和黄骨髓，红骨髓里有造血干细胞，具有造血功能；黄骨髓贮藏营养，但不具有造血功能。骨的成分主要包括无机盐和有机物，无机盐主要是钙、磷化合物，使骨坚硬；有机物主要是骨胶原等蛋白质，使骨有韧性和弹性。

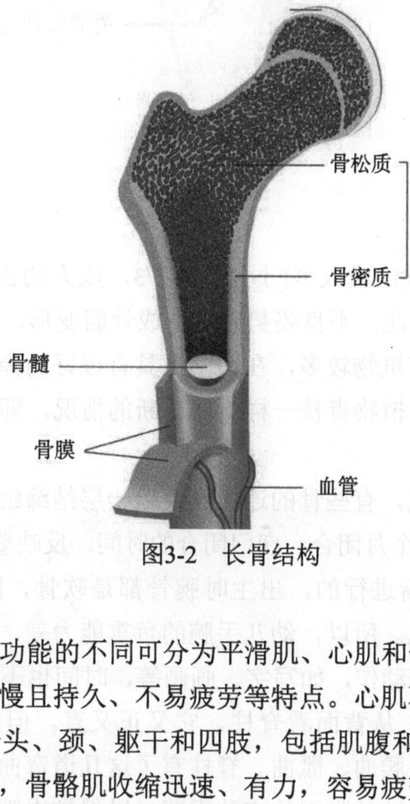

图3-2　长骨结构

2) 骨骼肌

人体的肌肉按结构和功能的不同可分为平滑肌、心肌和骨骼肌三种。平滑肌主要构成内脏和血管，具有收缩缓慢且持久、不易疲劳等特点。心肌不随人的意志收缩，故称不随意肌。骨骼肌广泛分布于头、颈、躯干和四肢，包括肌腹和肌腱两部分，如图3-3所示。骨骼肌通过肌腱附着于骨，骨骼肌收缩迅速、有力，容易疲劳，可随人的意志收缩，故称随意肌。肌肉的主要成分包括水和蛋白质等物质。

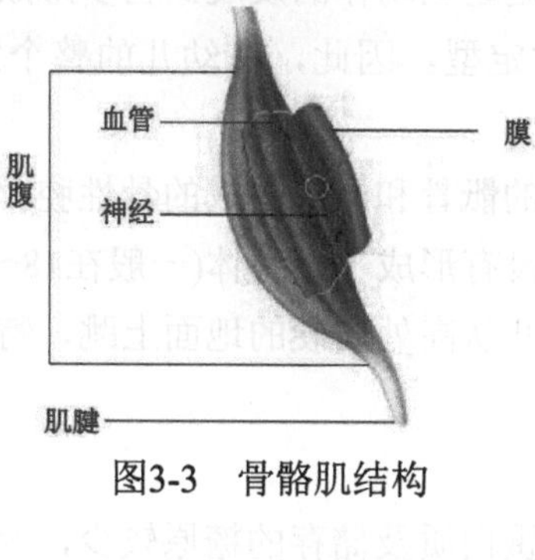

图3-3　骨骼肌结构

3) 骨连结

骨和骨之间的连接叫骨连结，骨和骨连结合称骨骼。骨连结有三种形式：不活动的连结，如脑颅骨各骨之间的连结；半活动的连结，如椎骨前方椎体间的连结；能活动的连结，即一般所说的关节，如上肢的肩关节、肘关节，下肢的髋关节、膝关节等。关节是骨连结的主要形式，关节结构包括关节头、关节窝、关节软骨、关节腔、关节囊，关节结构如图3-4所示。

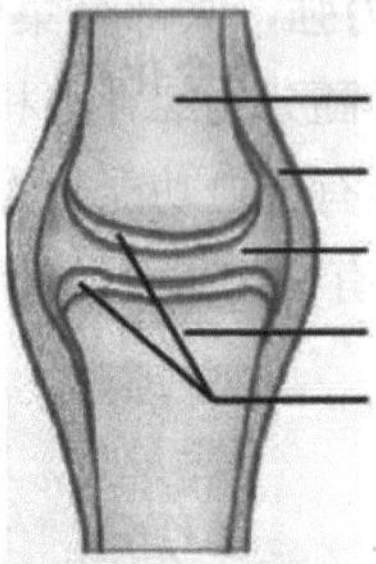

图3-4　关节结构

2. 婴幼儿运动系统的特点

1) 骨

婴幼儿的骨中有机物含量比成人多(小儿约占2/3，成人约占1/3)，骨的弹性大，可塑性强，且骨骼中软骨较多。因此，不良姿势容易造成骨骼变形。

婴幼儿骨膜较厚，骨中有机物较多，在力学上具有很好的弹性和韧性，不容易折断，遭受暴力发生骨折就会出现与植物青枝一样折而不断的情况，即骨折部位还有部分骨膜相连，称为“青枝骨折”。

婴幼儿颅骨骨化尚未完成，有些骨的连接处仅以一层结缔组织膜相连，称囟门。前囟在颅顶中央，在出生后12～18个月闭合。囟门闭合的时间，反映婴儿颅骨骨化的程度。

婴幼儿腕骨的发育是逐渐进行的，出生时腕骨都是软骨，随着年龄的增长，腕骨逐渐钙化，13～16岁才完全骨化。所以，幼儿手腕的负重能力差，不要让幼儿提拎较重的物品。此外，幼儿运用手的精细动作，如写字、画画等，时间也不宜过长。

脊柱是人体的重要支柱，从背面看脊柱，它又正又直，但从侧面看，它从上到下有四道弯，分别是颈曲、胸曲、腰曲、骶曲。脊柱有了这几道弯曲，在人体做走、跑、跳等运动时，就具有弹性，可以缓冲从脚下传来的震荡，以保护内脏。新生儿时期，脊柱几乎是直的，随着抬头、坐立、行走这些动作的发展，初步形成脊柱的生理弯曲，并逐渐被固定，20～21岁或更晚，脊柱才定型。因此，在幼儿的整个发育时期，都要注意预防脊柱变形。

骨盆是由髋骨与脊柱下部的骶骨和尾骨围成的骨性腔。婴幼儿时期，髋骨由髂骨、坐骨和耻骨借软骨连接起来，还没有形成一个整体(一般在18～25 岁长成一块完整的骨)，骨盆也尚未定型，所以要避免幼儿从高处向硬的地面上跳，特别是女孩子，以免影响骨盆的发育和成年后的生育功能。

2) 肌肉

婴幼儿肌肉中水分较多，蛋白质及储存的糖原较少，因此肌肉柔嫩，收缩力较差，力量小，易疲劳。但由于幼儿新陈代谢旺盛，疲劳后恢复较快。

婴幼儿时期，支配大肌肉群活动的神经中枢发育较早，故大肌肉动作发育较早，躯干及上下肢活动能力较强；支配小肌肉群活动的神经中枢发育较晚，手部、腕部小肌肉群活动能力较差，难以完成精细的动作。所以婴幼儿能跑能跳，但很难画出一条直线。

3) 关节

幼儿关节窝较浅，周围韧带较松，关节的活动性及伸展性较强，但牢固性较差，当肘部处于伸直位置时，在较强外力作用下，容易造成“牵拉肘”(一种常见的肘关节损伤，桡骨小头脱臼)。

4) 足弓

婴幼儿足弓周围韧带较松、肌肉细弱，若长时间站立、行走，足底负重过多，易引起足弓塌陷，特别是肥胖儿，更易发生扁平足。

3. 婴幼儿运动系统的卫生保健

1) 教育婴幼儿保持正确姿势

为防止骨骼变形，形成良好体态，需注意以下几点。

(1) 婴儿不宜过早坐、站，不宜睡软床和久坐沙发。负重不要超过自身体重的八分之一，更不能长时间单侧负重。

(2) 托幼园应配备与幼儿身材相适应的桌椅。教师要随时纠正幼儿坐、立、行中的不正确姿势，并为幼儿做出榜样。

正确站姿：头端正，两肩平，挺胸收腹，肌肉放松，双手自然下垂，两腿站直，两足并行，前面略分开。

正确坐姿：头略向前，身体坐直，背靠椅背；大腿和臀部大部分落在座位上，小腿与大腿成直角，两手自然放在腿上；脚自然放在地上。有桌子时，身体与桌子距离适当，两臂能自然放在桌子上，不耸肩或塌肩，坐时两肩一样高。

2) 组织适当的体育锻炼和户外活动

体育锻炼和户外活动可使肌肉更健壮有力，可刺激骨的生长，使身体长高。钙和磷能促进骨骼生长，阳光中的紫外线照在皮肤上会产生维生素D，能促进钙和磷的吸收，预防佝偻病，并促进骨中无机盐的积淀，使骨更坚硬。锻炼时血液循环加快，可为骨骼、肌肉提供更多的营养。

3) 衣服要宽松适度

幼儿不宜穿过于紧身的衣服，以免影响血液循环，鞋过小还会影响足弓的正常发育，而过于肥大又会影响运动，易造成意外伤害。因此，衣服、鞋应宽紧适度。

4) 切勿猛力牵拉孩子的手臂，以防肘关节受伤

婴幼儿的肘关节较松，当肘部处于伸直位置时，若被猛力牵拉手臂，就可能造成“牵拉肘”。

3.1.2 呼吸系统

1. 概述

机体不断吸进氧气、呼出二氧化碳的过程，称为呼吸。胸腔有节律地扩大和缩小，称为呼吸运动。呼吸系统由呼吸道和肺组成，如图3-5所示。其中，呼吸道包括鼻、咽、喉、气管和支气管，是气体进出肺的通道；肺是气体交换的场所。

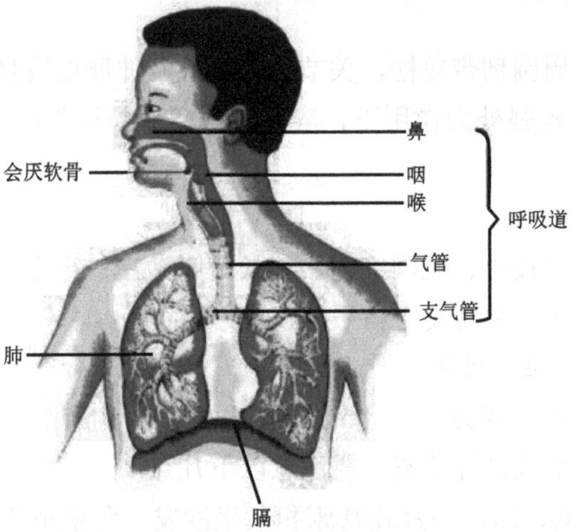

图3-5 呼吸系统

2. 婴幼儿呼吸系统的特点

1) 呼吸器官的特点

鼻腔是呼吸道的起点，是保护肺的第一道防线。鼻腔对空气起着清洁、湿润和加温的作用。婴幼儿鼻腔较狭窄，黏膜柔嫩，血管丰富，缺少鼻毛，容易受感染。感染时可引起鼻黏膜充血、肿胀，分泌物增多，造成鼻腔堵塞。

鼻咽部通过咽鼓管和中耳相连，婴幼儿的咽鼓管和成人相比，既短又宽，且鼻肺管较短，鼻腔感染可引发中耳炎、鼻泪管炎等疾病。

婴幼儿喉腔狭窄，黏膜柔嫩，有丰富的血管和淋巴组织。如果感染，可因黏膜充血、肿胀而导致喉腔更狭窄，进而引起呼吸困难。

婴幼儿喉部的保护性反射机能尚不完善，如吃东西时说笑、疯闹，容易将食物呛入气管，引发危险。

婴幼儿声带不够坚韧，容易疲劳，如果经常哭闹、喊叫，或扯着嗓子唱歌，易发生肿胀、充血，造成声音嘶哑。

2) 呼吸运动的特点

婴幼儿新陈代谢旺盛，机体需氧量比成人多，只能加快呼吸频率以满足需要，所以年龄越小，呼吸频率越快。新生儿每分钟呼吸40～44次，1岁以内约30次，1～3岁约24次，4～7岁约22次，成人为16～20次。女性较男性稍快2～3次。

3. 婴幼儿呼吸系统的卫生保健

1) 培养婴幼儿良好的卫生习惯

(1) 养成用鼻呼吸的习惯，充分发挥鼻腔的保护作用。

(2) 教会婴幼儿正确的擤鼻涕方法。正确的擤鼻涕方法是：轻轻按压一侧鼻孔，擤完一侧，再换另一侧。擤时不能太用力，不要把鼻孔全捂上使劲擤。

(3) 教育婴幼儿不要用手挖鼻孔，以防止鼻腔感染或引起鼻出血。

(4) 教育婴幼儿咳嗽、打喷嚏时，不要面对他人或用手帕捂住口鼻。

(5) 教育婴幼儿不蒙头睡觉，以保证吸入新鲜空气。

2) 科学组织婴幼儿开展体育锻炼和户外活动

户外空气新鲜，空气中含氧量较高，每天组织婴幼儿开展体育锻炼和户外活动，不仅能改善血液循环，促进骨骼生长，增加肌肉的力量，促进心肺功能的发育，还能增强呼吸系统对疾病的抵抗力，预防呼吸道感染。婴幼儿的活动室、卧室也要经常通风换气，以保证空气质量。

3) 严防异物进入呼吸道

培养婴幼儿安静进餐的习惯，教育婴幼儿吃饭时不要哭闹，不要边吃边说笑，以免将食物呛入气管。不要让婴幼儿玩纽扣、玻璃球、硬币、豆类等小东西，以免他们由于好奇而把这些东西放入鼻孔，造成危险。

4) 保护婴幼儿声带

教师应选择适合婴幼儿音域特点的歌曲或朗读材料，每句不要太长，过高或过低的音调都会造成婴幼儿声带疲劳。鼓励婴幼儿用自然、优美的声音唱歌、说话，避免高声喊叫。唱歌或朗诵的时间不宜过长，防止声带过度疲劳。当咽部有炎症时，应教育婴幼儿减少发音，直至完全康复。

3.1.3　循环系统

1. 概述

循环系统包括血液循环系统和淋巴循环系统。血液循环是指血液从心脏流向全身，再从全身流回心脏的过程。该系统包括血液、心脏和血管(动脉、静脉、毛细血管)。淋巴循环是指全身淋巴液进入血管，参加血液循环的过程。淋巴系统包括淋巴液、淋巴管、淋巴结、脾、扁桃体。

1) 血液循环系统

(1) 血液。血液存在于心脏和血管中，由血浆和血细胞组成。其中，血细胞由红细胞、白细胞和血小板等组成。

血浆为淡黄色的透明液体，它是血细胞生存的环境，起着运送血细胞和养料、代谢废物等作用。

红细胞的主要功能是运输氧气和二氧化碳，这种功能是通过其主要成分血红蛋白来完成的。

白细胞能吞噬病菌，当白细胞数量少于正常值时，机体抵抗力会下降，容易感染疾病；当白细胞数量明显增多时，则反映机体已有病菌感染。

血小板的主要功能是促进止血和加速血液凝固。

(2) 心脏。心脏在胸腔内，横膈之上，两肺间偏左位置，形状像个桃子。心脏是血液循环的动力器官，它通过收缩、舒张，将血液送到机体全身。

心脏内部有四个腔，上面两个叫心房，下面两个叫心室。房室之间有瓣膜，为单向的阀门，保证血液从心房流向心室，而不会倒流。左右心房之间和左右心室之间均有间隔，故互不相通。心脏结构如图3-6所示。

心脏每分钟跳动的次数称为心率。测心率时，受试者应处于安静的状态。

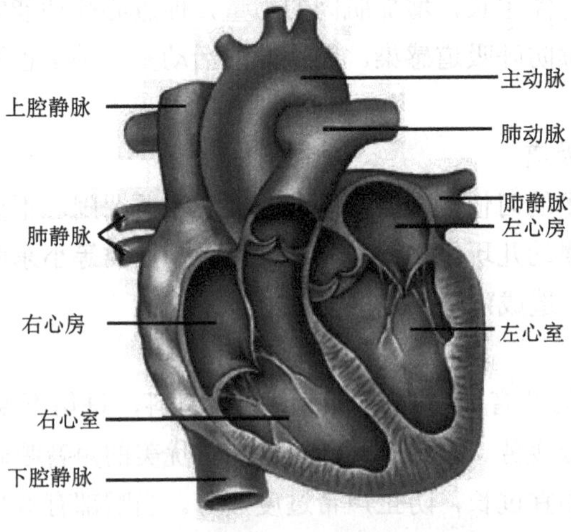

图3-6　心脏结构

(3) 血管。血管是血液循环的通道，分为动脉、静脉和毛细血管，如图3-7所示。

动脉是运送血液离开心脏流向全身的血管。

静脉是把血液从身体各处送回心脏的血管。

毛细血管是连通最小的动脉和静脉之间的血管。

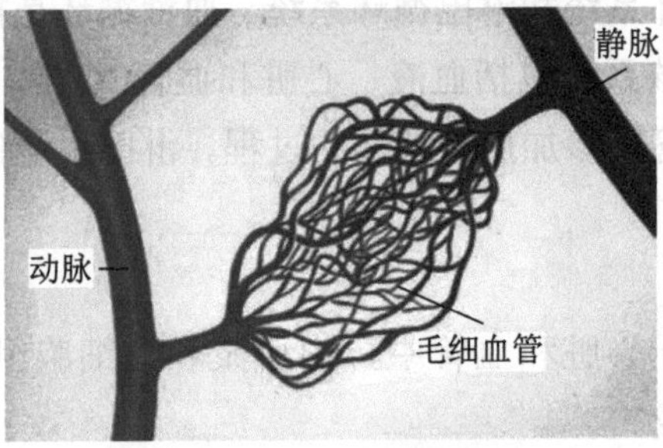

图3-7　三种血管关系

(4) 血液循环，血液循环可分为肺循环和体循环。

肺循环：右心室→肺动脉→肺中的毛细管网→肺静脉→左心房。

体循环：左心室→主动脉→各级动脉→身体各处的毛细血管网→各级静脉→上下腔静脉(体静脉)→右心房。

血液循环路线：上下腔静脉→右心房→右心室→肺动脉→肺泡周围的毛细血管→肺静脉→左心房→左心室→主动脉→全身组织处的毛细血管(除肺外)。血液循环模式如图3-8所示。

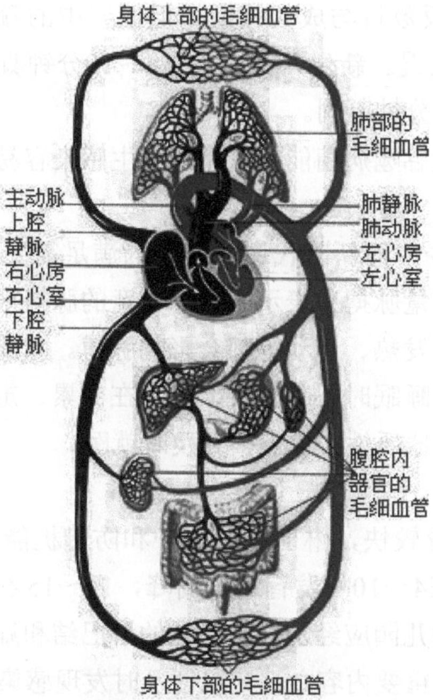

图3-8　血液循环模式

(5) 心血管活动的调节。心脏和血管的活动受植物性神经支配。当交感神经兴奋时，心跳加快，血压上升；当副交感神经兴奋时，心跳减慢，血压降低。

2) 淋巴循环系统

淋巴循环系统是血液循环的辅助装置，包括淋巴液、淋巴管、淋巴结、脾、扁桃体等，如图3-9所示。

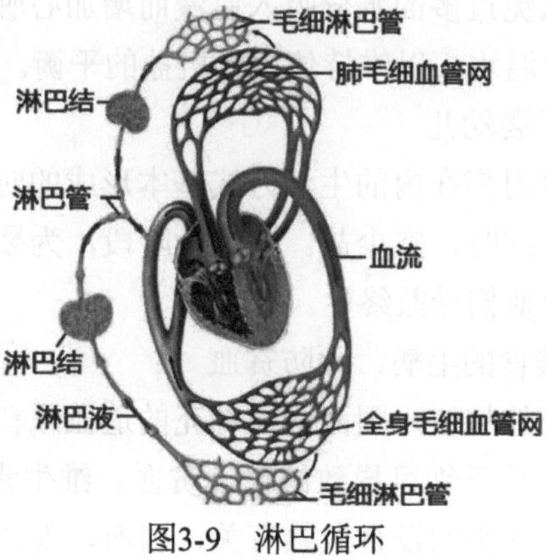

图3-9　淋巴循环

2. 婴幼儿循环系统的特点

1) 血液

婴幼儿的血液总量比成人多，占体重的8%～10%。但婴幼儿的造血器官易受伤害，尤其是某些药物及放射性污染对造血器官危害极大。

婴幼儿生长发育迅速，血液循环量增加很快，喂养不当或婴幼儿严重挑食、偏食，容易发生缺铁性贫血。

婴幼儿血液中的血小板数目与成人相近，但血浆中的凝血物质(纤维蛋白、钙等)较少，因此一旦出血，凝血较慢。新生儿出血，需8～10分钟凝固；幼儿出血，需4～6分钟凝固；成人出血，仅需3～4分钟凝固。

婴幼儿血液中的白细胞吞噬病菌能力较差，发生感染容易扩散。

2) 心脏

由于婴幼儿心输出量少，而新陈代谢旺盛，为满足需要，只有加快心率来补偿。年龄越小，心率越快，常以测量脉搏来表示心率。儿童的脉搏很容易受内外各种因素的影响而不稳定，如哭闹、进餐、发热、运动等都会影响脉搏。因此，测量脉搏应在其安静时进行。凡脉搏显著增快，而在睡眠时不减少者，以及在劳累、走路时出现口周青紫、心慌气短等表现时，应怀疑是否有器质性心脏病，并及时就医。

3) 淋巴器官

幼儿时期淋巴系统发育较快，淋巴结的保护和防御机能显著，表现为幼儿时期常有淋巴结肿大现象。扁桃体在4～10岁发育达到高峰，14～15岁开始退化，所以扁桃体发炎是幼儿时期常见的疾病。幼儿园应经常检查幼儿的淋巴结和扁桃体，在进行晨、午间检查时，应把扁桃体的检查作为重要内容之一，以便及时发现感染，及时给予治疗。

3. 婴幼儿循环系统的卫生保健

1) 合理组织体育锻炼，增强体质

经常锻炼身体可以使心肌收缩力加强，促进血液循环，增强造血功能，因此应每天都安排婴幼儿进行体育锻炼和户外活动。对于不同年龄阶段的幼儿，安排的时间不同。对于特殊体质的幼儿，要特别照顾，应避免长时间的剧烈活动以及要求憋气的活动。运动前做好准备活动，运动后做好整理活动，剧烈运动时不可立即停止，以免造成暂时性贫血；也不宜立刻喝大量的水，以免过多的水分吸入血液而增加心脏的负担。如果运动时出汗过多，可让幼儿喝少量的淡盐温水，以维持体内无机盐的平衡。

2) 预防动脉硬化应始于婴幼儿

婴幼儿时期是包括饮食习惯在内的生活方式基本形成的时期。婴幼儿膳食应控制胆固醇和饱和脂肪酸的摄入量，同时，宜少盐。在这一阶段，为婴幼儿提供合理的膳食，并养成良好的饮食习惯，可以使他们受益终生。

3) 纠正婴幼儿挑食、偏食的毛病，预防贫血

由于婴幼儿血液总量增加较快，因而所需补充的造血原料也相应较多。合成血红蛋白需铁和蛋白质为原料，因此缺乏铁可导致缺铁性贫血。维生素B12和叶酸虽然不是直接的造血原料，但由于它们与红细胞的发育成熟有关，因而，人体若缺少它们可导致营养性巨幼红细胞贫血。所以，应纠正婴幼儿挑食、偏食的毛病，适当增加含铁和蛋白质较为丰富的食物，如猪肝、瘦肉、大豆等。

4) 合理安排婴幼儿生活日程

在组织婴幼儿活动中，要注意动静结合、劳逸结合，避免婴幼儿长时间精神过度紧张，使心脏保持正常的功能。要帮助婴幼儿养成按时睡觉的习惯，因为安静时需要的血液量比活动时少，这样可以减轻心脏的负担。

5) 发烧时应卧床休息，减轻心脏负担

发烧时，不能运动，特别是剧烈运动，应卧床休息。因为发烧时，心跳加速，血液循环也加速，而体温每升高1℃，心跳每分钟就增加10～20次，使心脏血液的搏出量增多，从而加重心脏负担。这时如果再剧烈运动，就会进一步增加心脏负担，严重时还可能导致急性心功能不全。

3.1.4 消化系统

1. 概述

消化系统的基本生理功能是摄取、转运、消化食物，吸收营养，排泄废物。食物中的营养物质除维生素、水和无机盐可以被直接吸收利用，蛋白质、脂肪和糖类等物质均不能被机体直接吸收利用，需在消化管内被分解为结构简单的小分子物质，才能被吸收利用。食物在消化管内被分解成结构简单、可被吸收的小分子物质的过程就称为消化。这种小分子物质透过消化管黏膜上皮细胞进入血液和淋巴液的过程就是吸收。对于未被吸收的残渣部分，则通过大肠以粪便形式排出体外。

消化系统由消化道和消化腺组成。消化道包括口腔、咽、食道、胃、小肠、大肠(包括盲肠、结肠和直肠三部分)。盲肠有一孔通向阑尾。消化腺主要有唾液腺、胃腺、肠腺、肝脏和胰腺等。消化腺能分泌消化液，消化液含有水、无机盐和多种消化酶，能分别消化分解不同的营养物质。

1) 口腔

口腔是消化道的起始部分，包括牙齿、舌，还有三对唾液腺的开口。

(1) 牙齿。牙齿是人体最坚硬的器官，人一生有两套牙齿，即乳牙和恒牙。牙齿的外形包括三部分：长在牙槽骨中的叫牙根，露在口腔中的叫牙冠，牙根与牙冠之间叫牙颈。在牙冠部分，牙本质外层为乳白色的牙釉质，极坚硬，损坏后不能再生。在牙根部位，牙本质外层是牙骨质。牙中空腔为牙髓腔，充满牙髓，有丰富的血管和神经，牙受龋齿波及时伴有剧烈的疼痛。牙齿主要由牙本质构成，其结构如图3-10所示。

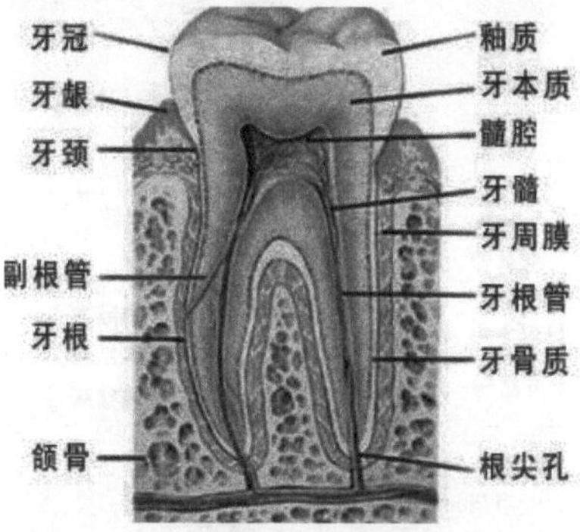

图3-10　牙齿结构

(2) 舌。舌面上有味蕾，能辨别味道。舌能帮助搅拌和吞咽食物，舌还是重要的语言器官。

(3) 唾液腺。唾液腺包括腮腺、下颌腺和舌下腺，能分泌唾液进入口腔。唾液含水分、淀粉酶、溶菌酶等，具有消化食物、杀菌、抗菌、保护胃黏膜等作用。

2) 胃

胃是消化道中最膨大的部分，位于腹腔左上方。胃的上端与食道相通处叫贲门，下端与十二指肠相通处叫幽门。胃壁内表面为黏膜层，可分泌胃液。胃能暂时储存食物，并初步消化食物。胃排空速度与食物性状和化学组成有关，流质食物比固体食物排空快。一般情况下，水需要10分钟即可排空；糖类需2小时以上；蛋白质较慢，需3～4小时；脂肪更慢，需5～6小时；一般混合性食物，需4～5小时。

3) 小肠

小肠是消化道中最长的部分，小肠与胃相接的部分叫十二指肠，这里有胰腺导管和胆总管的开口，胰液和胆汁由此进入小肠。

小肠内壁有肠腺，可分泌肠液。小肠内的消化液主要包括肠液、胃液、胰液和胆汁，含有各种消化酶。食糜进入小肠后可停留3～8小时，在肠内与消化液充分混合，小肠是人体内消化和吸收的重要场所。

4) 大肠

食物经小肠消化分解吸收后，剩下的残渣进入大肠。大肠能暂时储存食物残渣，吸收其中的水分、无机盐和部分维生素，并能利用肠内某些物质合成维生素K。食物残渣最后形成粪便，经大肠蠕动推送到直肠、肛门并排出体外。

5) 肝脏

肝脏是人体最大的消化腺，位于腹腔的右上部。肝脏分泌胆汁，暂时储存于胆囊，人进食脂肪类食物时，胆汁即流入小肠，帮助消化脂肪。

6) 胰腺

胰腺分泌胰液进入小肠，能中和胃酸，保护肠黏膜。

消化系统如图3-11所示。

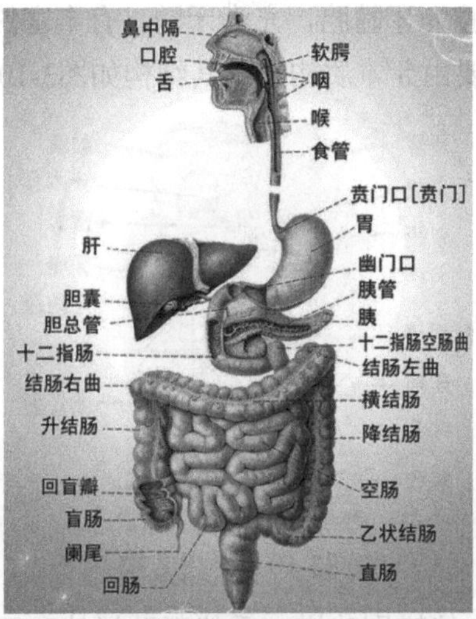

图3-11　消化系统

2. 婴幼儿消化系统的特点

1) 口腔

婴儿吃奶期间开始长出的牙叫乳牙。一般在6～7个月时出牙，最迟不应晚于1岁。乳牙共20颗，2岁半左右出齐。乳牙萌出过程中，恒牙已开始发育，一般于6岁左右萌出。首先萌出的恒牙叫第一恒磨牙，又叫六龄齿，上、下、左、右共4颗六龄齿，长在乳磨牙里面，不与乳牙交换。12～13岁长出第二恒磨牙，17～21岁长出第三恒磨牙(智齿，有的人终生不长)。儿童换牙年龄如图3-12所示。

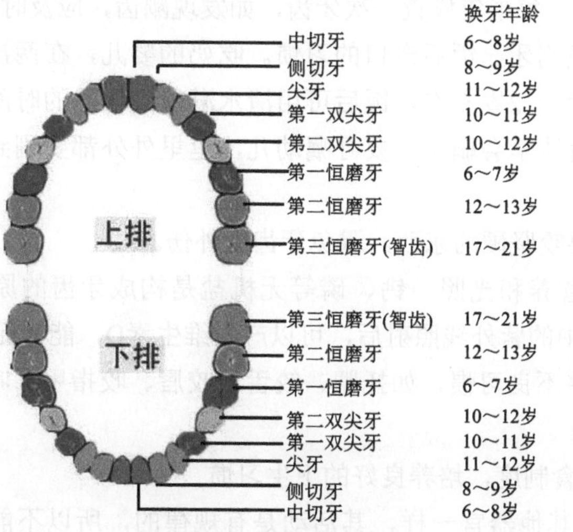

图3-12　儿童换牙年龄

2) 唾液腺

婴幼儿由于唾液腺未发育成熟，分泌唾液较少，因此口腔较干燥。出生后3～4个月，唾液腺逐渐发育。6～7个月时，唾液分泌增多，但口腔浅，婴儿还不会及时把口水咽下去，常流出口外，称为“生理性流涎”。1岁后随着脑发育的健全，流涎便较少发生。到2～3岁时，幼儿吞咽功能及中枢神经进一步完善，就不会流口水了。

3) 胃

婴幼儿胃壁肌肉薄，伸展性较差，胃的容量小，且消化能力较弱，为婴幼儿提供食物以及确定每餐的间隔时间时，应考虑到年龄特点。

婴儿的贲门比较松弛，且胃呈水平位，即胃的上口和下口几乎水平，好像水壶放倒了。因此，当婴儿吞咽下空气，奶就容易随着打嗝流出口外，出现漾奶的情况。

4) 肠

婴幼儿肠管相对较长，小肠黏膜分布丰富的毛细血管和淋巴管，吸收能力较强，但植物神经的调节能力差，容易发生肠道功能紊乱，引起腹泻或便秘。长期腹泻，可能导致直肠从肛门脱出，形成脱肛，脱肛会使幼儿十分痛苦。

5) 肝脏

婴幼儿肝脏分泌胆汁较少，所以对脂肪的消化能力较差。肝脏储存糖原较少，容易因饥饿发生低血糖。此外，这一阶段肝脏解毒能力较差。

6) 胰腺

婴幼儿时期，胰腺对淀粉类食物和脂肪类食物的消化能力较弱，主要依靠小肠液来促进消化。随着年龄的增长，胰腺功能日趋完善。

3. 婴幼儿消化系统的卫生保健

1) 保护乳牙和六龄齿

乳牙可使用6～10年，六龄齿是使用率最高的恒磨牙，所以要做好保护，具体应做到以下几点。

(1) 定期检查牙齿。每半年检查一次牙齿，如发现龋齿，应及时治疗。

(2) 培养幼儿早晚刷牙、饭后漱口的习惯。吃奶的婴儿，在两次奶之间喂点白开水，可起到清洁口腔的作用。2岁左右，饭后可用清水漱口，含漱的时间要长一些，然后吐出漱口水。到3岁左右就该学会刷牙，要叮嘱幼儿，里里外外都要刷到，仔细刷牙才能有效去除“牙菌斑”。

(3) 教育幼儿不要咬坚硬的东西，避免牙齿受外伤。

(4) 保证充足的营养和光照。钙、磷等无机盐是构成牙齿的原料，需要从饮食中获取。人的皮肤经阳光中的紫外线照射后，可以产生维生素D，能够促进钙、磷的吸收。

(5) 纠正幼儿某些不良习惯，如托腮、咬舌、咬唇、咬指甲、吃手指等，以预防牙齿排列不齐。

2) 建立合理的饮食制度，培养良好的卫生习惯

消化器官与身体其他器官一样，其活动是有规律的，所以不能让幼儿暴饮暴食，应养成饮食定时定量的习惯。为婴幼儿做的饭菜要新鲜，营养要丰富，且易于消化。要注意饮食的清洁卫生，防止病从口入。应培养幼儿养成细嚼慢咽的习惯，不吃汤泡饭，少吃多食，不挑食。

3) 饭前饭后不要组织婴幼儿进行剧烈运动

饭前应安排幼儿进行较安静的室内活动。饭后也不宜进行剧烈运动，否则会抑制消化，应安排轻微活动。此外，饭后不宜立即午睡，最好组织幼儿散步15～20分钟后再入睡。

4) 培养婴幼儿定时排便的习惯，预防便秘

让婴幼儿养成定时排便的习惯，避免让婴幼儿憋着大便，以防形成习惯性便秘。引导婴幼儿适当运动，多吃蔬菜、水果等含粗纤维较多的食物，多喝开水，从而促进肠道蠕动，预防便秘。

3.1.5 泌尿系统

1. 概述

人体新陈代谢会产生代谢产物。其中，二氧化碳和一部分水由呼吸系统通过呼吸排出体外，一部分代谢废物由皮肤通过汗液排出体外，大部分代谢废物则通过泌尿系统，以尿的形式排出体外。

泌尿系统包括肾、输尿管、膀胱和尿道。肾脏生成尿，输尿管、膀胱和尿道排尿，膀

胱还能暂时贮存尿液。泌尿系统如图3-13所示。

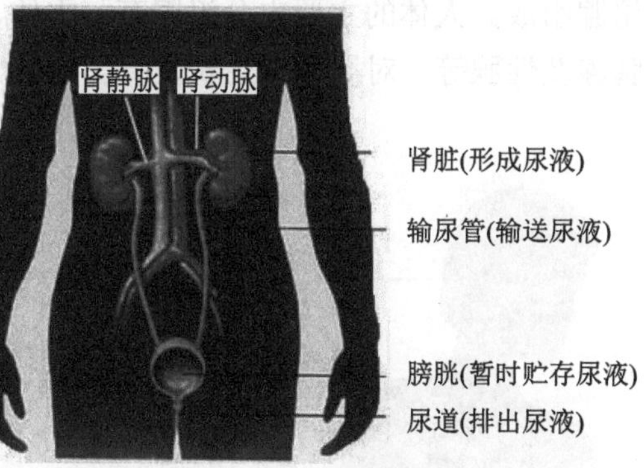

图3-13　泌尿系统

2. 婴幼儿泌尿系统的特点

(1) 肾功能较差，易损失有用物质，也易发生脱水或浮肿。

(2) 新陈代谢旺盛，需要水分多，但膀胱容量小，储尿功能差，随着年龄发展由“无约束”排尿变为“有约束”排尿。婴儿的大脑皮层发育不完善，对排尿尚无约束能力，当膀胱内尿液充盈到一定量时，就会发生不自觉的排尿。经过训练，一般要到3岁左右，幼儿才具有主动控制排尿的能力。

(3) 尿道短，容易发生上行性感染。婴幼儿的尿道较短，尤其是女童的更短，再加上尿道离阴道、肛门都很近，易发生尿路感染。男童尿道较长，但有包茎者，可能会因积垢而引起上行性感染。

3. 婴幼儿泌尿系统的卫生保健

教师应注意培养幼儿及时排尿的习惯，不要让幼儿长时间憋尿。6个月左右的婴儿，可在成人帮助下训练坐便盆，这样到1岁时即可主动坐便盆排尿。但应注意，不要让婴幼儿长时间坐便盆，以免影响正常的排尿反射。

此外，还应保持婴幼儿会阴部卫生，预防尿道感染，具体包括以下几方面。

(1) 让幼儿养成每晚睡前清洗外阴的习惯。要有专用毛巾、洗屁股盆，不要用不干净的水洗外阴，毛巾要经常消毒。

(2) 1岁以后活动自如的幼儿就可穿封裆裤，教育幼儿不要坐地上。

(3) 每天适量喝水，既可满足机体新陈代谢的需要，及时排泄废物，又可通过排尿起到清洁尿道的作用。

(4) 教会幼儿大便后擦屁股要从前往后擦，以免粪便中的细菌污染尿道。

(5) 托幼园所的厕所、便盆应每天消毒。

3.1.6　内分泌系统

1. 概述

内分泌系统是人体的调节系统，如图3-14所示。内分泌腺释放的化学物质叫激素，激素对人体的生长发育、性成熟以及物质代谢等有着重要的作用。

内分泌系统由内分泌腺组成。人体的主要内分泌腺有脑垂体、松果体、甲状腺、甲状旁腺、肾上腺、胰腺、胸腺及性腺等。对婴幼儿生长发育影响较大的内分泌腺主要有脑垂体和甲状腺。

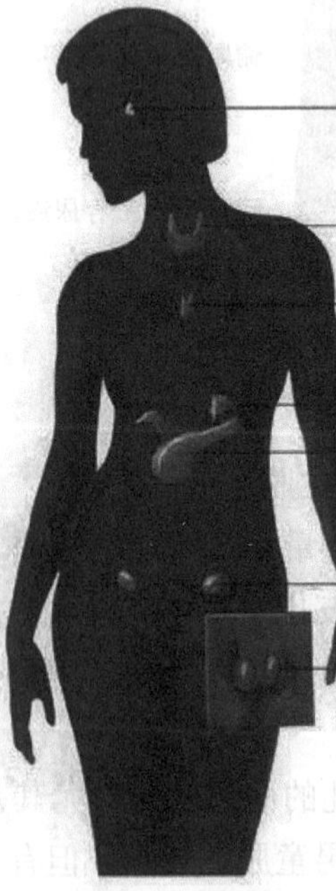

图3-14　内分泌系统

2. 婴幼儿内分泌系统的特点

1) 脑垂体

脑垂体位于大脑底部，重量不足1克，受下丘脑的控制。脑垂体能分泌多种激素，对婴幼儿的生长、发育及成熟起着重要作用，并能调节其他内分泌腺的活动。脑垂体分泌生长激素、促甲状腺素和促性腺激素。

(1) 生长激素可促进组织器官的生长，特别是骨骼的生长，夜间入睡之后，生长激素才大量分泌，所以，婴幼儿如睡眠时间不够、睡眠不安，生长激素的分泌会减少，就会影响身高的增长，使遗传的潜力不能充分发挥。在幼年时期，若脑垂体分泌的生长激素不足，可发生“侏儒症”，这类患者生长发育迟缓，身材矮小，性器官发育不全，但智力一般正常，这与甲状腺功能低下所引起的“呆小症”患者不同；若幼年时期生长激素分泌过多，则会导致过度生长，称为“巨人症”。

(2) 促甲状腺素可促进甲状腺的发育及甲状腺素的合成与分泌。

(3) 促性腺激素可促进性腺的发育和分泌、性器官的发育成熟及生殖细胞的成熟。

2) 甲状腺

甲状腺位于颈前部，喉与气管的两侧，重20～40克，是人体最大的内分泌腺。甲状腺能分泌甲状腺素。碘是合成甲状腺素的主要原料，在一些偏远山区，由于水土缺碘，人们容易患上“地方性甲状腺肿大”，即大脖子病，正常甲状腺与甲状腺肿大对比如图3-15所示。

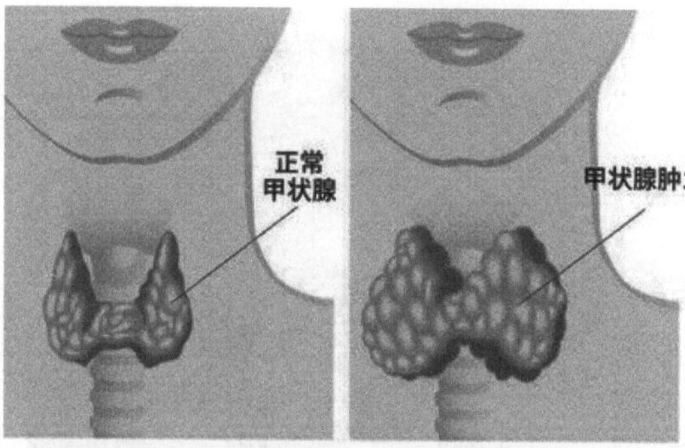

图3-15　正常甲状腺与甲状腺肿大对比

甲状腺素可调节机体的新陈代谢，促进婴幼儿的生长发育；可调节营养物质与氧气在体内的代谢速度，并调节体温；能促进脑细胞的生成与成熟，促进骨骼与生殖器官的发育。孕期若缺碘，可致使甲状腺机能不足，婴儿出生后易患“克汀病”，又称“呆小症”，表现为智力低下、身材矮小、耳聋。甲状腺增大并分泌甲状腺激素过多的婴幼儿，则易患甲状腺功能亢进症，临床上表现为精神紧张、心动过速、怕热、多汗、食欲亢进、消瘦等症状。

3. 婴幼儿内分泌系统的卫生保健

1) 保证婴幼儿睡眠，使睡眠时间充足、睡得踏实

一个孩子能长多高，既受遗传因素的影响，又受后天环境的影响。脑垂体分泌的生长激素在一昼夜间并不均匀。孩子在夜间入睡后，生长激素才会大量分泌。所以，孩子长个子，主要是在夜里悄悄地长。因此，如睡眠时间不够、睡眠不安，就会影响孩子的身高，导致遗传潜力不能充分发挥。幼儿园应该组织好婴幼儿的睡眠，确保婴幼儿睡眠时间充足，睡得踏实。

2) 安排好婴幼儿的膳食

碘是合成甲状腺激素的原料。婴幼儿若缺碘，除了脖子粗以外，较严重的威胁是影响智力发育，导致听力下降以及语言障碍等。所以，供给婴幼儿的饮食中要注意补碘，如食用加碘盐，多吃海带、海鱼，以保证婴幼儿对碘的正常需要。

3.1.7 神经系统

1. 概述

神经系统是人体主要的调节机构，就像计算机的CPU一样，调节着人体各个功能不同的器官系统，使机体各器官系统的功能相互协调，成为统一的整体。

1) 神经系统的组成

神经系统由中枢神经系统和周围神经系统两部分组成。

(1) 中枢神经系统包括脑和脊髓。脑位于颅腔以内，脊髓位于脊柱的椎管内。

脑由大脑、小脑、脑干等部分组成，如图3-16所示。大脑有左右两个半球，是中枢神经系统最高级的部分，是人体的“司令部”。脊髓起着上通下达的桥梁作用，负责把接收到的刺激传给脑，再把脑发出的命令下达到各个器官。

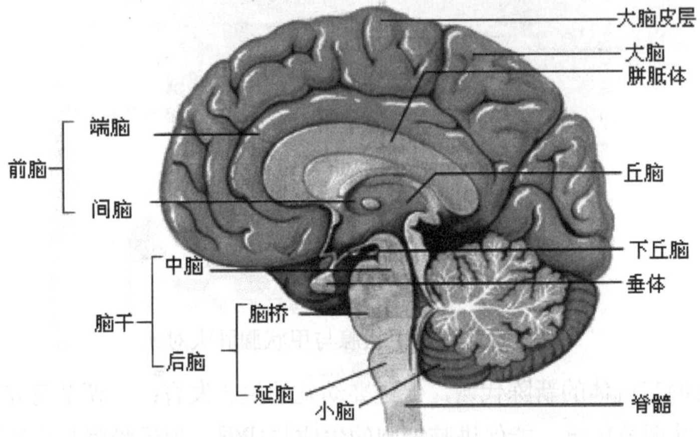

图3-16　脑的结构

(2) 周围神经系统包括脑神经(如图3-17所示)、脊神经(如图3-18所示)和植物神经。脑神经支配头部各个器官的运动，并接收外界的信息，产生视觉、听觉、嗅觉、味觉等。

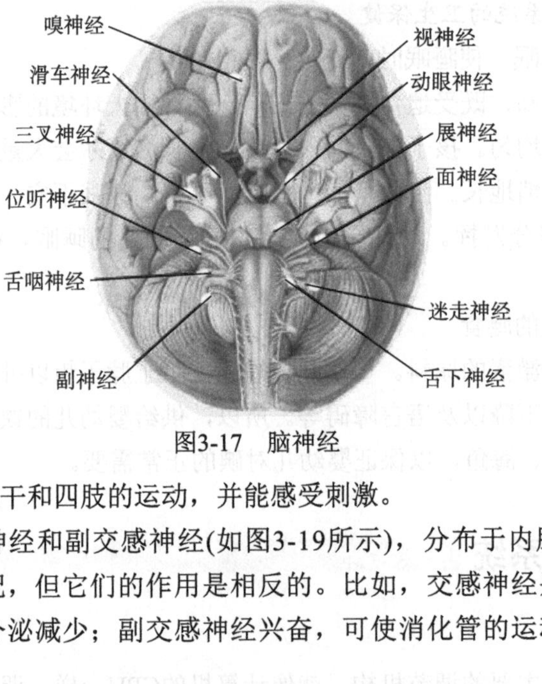

图3-17　脑神经

脊神经主要支配躯干和四肢的运动，并能感受刺激。

植物神经分交感神经和副交感神经(如图3-19所示)，分布于内脏。每个脏器都受到这两种神经的双重支配，但它们的作用是相反的。比如，交感神经兴奋，可使消化管的运动减弱，消化腺的分泌减少；副交感神经兴奋，可使消化管的运动加强，消化腺的分泌增加。

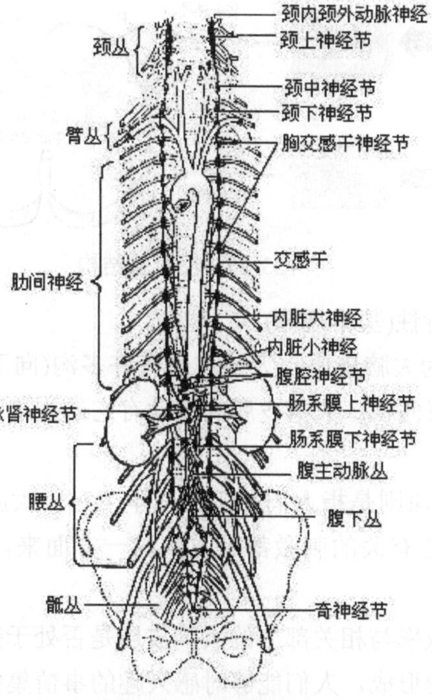

图3-18　脊神经

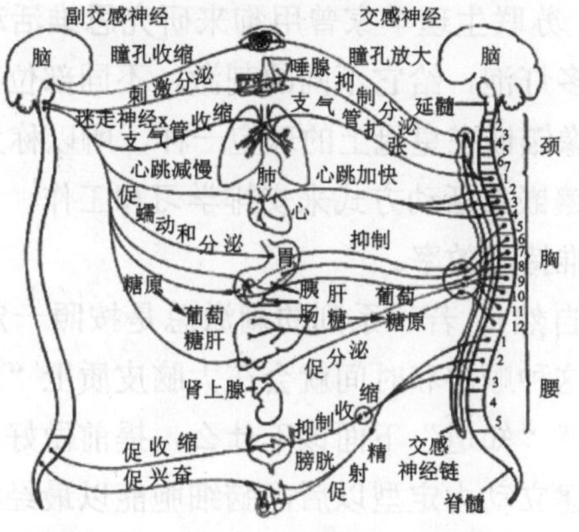

图3-19　交感神经和副交感神经

2) 神经系统的基本活动方式——反射

反射是指在中枢神经(包括脑和脊髓)的参与下，机体对刺激做出的反应。应注意，并不是所有的反射都有大脑的参与。反射分为非条件反射和条件反射。

非条件反射是人生来就具备的本能，是较低级的神经活动。比如，食物进入口腔就会反射性地引起唾液分泌，再如眨眼反射，都是非条件反射。

条件反射是后天获得的，它建立在非条件反射的基础上，是一种高级神经活动。条件反射的建立提高了人适应环境的能力。比如，“望梅止渴”“谈虎色变”，都是条件反射。一切学习和习惯的养成都是建立条件反射的过程。

反射的结构基础是反射弧，反射活动通过反射弧来完成。反射弧包括感受器、传入神经、神经中枢、传出神经、效应器，如图3-20所示。

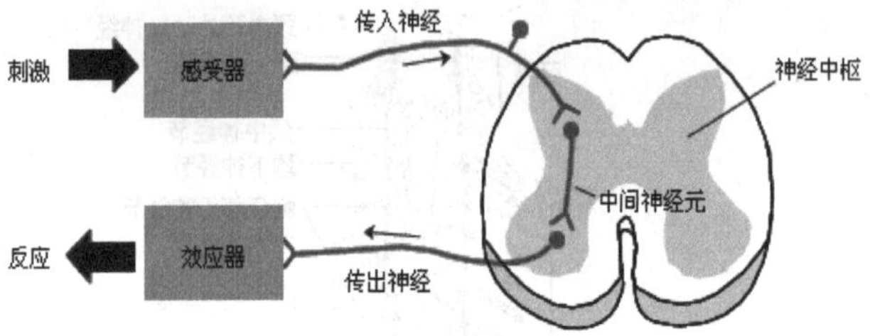

图3-20　反射弧结构

3) 大脑皮质活动的特性(基本规律)

大脑的最外一层称为大脑皮质。大脑皮质有许多沟(向下的凹陷)和回(向上的突起)，这就大大增加了皮质的表面积。大脑皮质的活动有它的规律，了解其中的规律对于开发智力有很大的帮助。

(1) 优势原则。优势原则是指人们在工作或学习时，大脑皮层中经常有一个占优势的“兴奋灶”，它能把与之有关的刺激都吸收到这一方面来，而其他邻近部位则处于抑制状态。

人们的学习或工作效率与相关部分的大脑皮层是否处于兴奋状态有密切关系。兴趣能促使“优势兴奋”状态的形成，人们能够对感兴趣的事情集中注意力，而对其他无关的刺激则视而不见、听而不闻。

(2) 镶嵌式活动原则。苏联生理学家曾用狗来研究思维活动的规律，具体做法是在大脑皮质不同的区域安上很多灯泡，给它不同的刺激，不同部位的灯泡就闪亮，不断变换刺激，灯泡交替闪亮，就好像镶嵌在皇冠上的珠宝一样，所以称为镶嵌式活动原则。

依据这一原则，采用镶嵌式活动方式来安排学习和工作，大脑皮质的神经细胞能有劳有逸、以逸待劳，有利于维持高效率。

(3) 动力定型(习惯成自然)。若一系列的刺激总是按照一定的时间、一定的顺序先后出现，当重复多次以后，这种顺序和时间就会在大脑皮质上“固定”下来，形成规律。此后，每到一定时间，大脑就“知道”下面该干什么，提前做好准备，这种大脑皮质活动的特性就叫“动力定型”。建立动力定型以后，脑细胞能以最经济的消耗，取得最好的工作效果。

(4) 睡眠。睡眠是大脑皮质的抑制过程。有规律的、充足的睡眠是人的生理需要，可使人的精神和体力得到恢复。

2. 婴幼儿神经系统的特点

1) 脑细胞数目的增长

妊娠3个月后，胎儿的神经系统已基本成形。出生前半年至出生后一年是脑细胞数目增长的重要阶段。1岁以后，脑细胞的数目不再增加，细胞的突起由短变长、由少到多，脑细胞就像一棵小树苗，逐渐长成枝繁叶茂的大树。

2) 脑重量的变化

脑重量随着人体的成长而增加，新生儿重约350克，1岁时重约950克，6岁时重约1200克，成人重约1500克。

3) 神经髓鞘化

髓鞘包裹在某些神经突起的外面，好像电线的绝缘外皮。随着年龄的增长，髓鞘逐渐形成，婴幼儿的动作会更加迅速、准确。

4) 容易兴奋，容易疲劳

婴幼儿大脑皮质易兴奋，不易抑制。具体表现为容易激动，控制自己的能力较差，让他干什么，他乐于接受；让他别干什么，就难了，因为“别干什么”是一种抑制过程。

5) 需要较长的睡眠时间

婴幼儿神经系统的发育尚未成熟，需要较长的睡眠时间进行休整。

新生儿除了吃奶，几乎都处于睡眠之中；1～6个月，每日需要睡眠16～18小时；7～12个月，需14～15小时；1～2岁，需13～14小时；2～3岁，需12小时；5～7岁，需11小时。

个体之间所需睡眠时间差别较大，有的孩子睡眠时间虽少，但入睡快、睡得香、醒来精神足，这也是正常的。但年龄越小，所需要的睡眠时间越多，这是一个普遍规律。除了要保证足够的睡眠时间，还要注意睡眠的质量。

6) 脑细胞的耗氧量大。

神经系统的耗氧量较其他系统高。在神经系统中，脑的耗氧量最高，儿童脑细胞的耗氧量约为全身耗氧量的50%。充足的氧气是维持儿童脑细胞正常活动的基本条件。婴幼儿对缺氧的耐受力不如成人，如果居室内空气污染、贫血等，脑细胞最易受到损害。

3. 婴幼儿神经系统的卫生保健

1) 保证合理的营养

有关脑健康的研究证实：营养与脑健康息息相关。碳水化合物、脂肪、蛋白质被称为“三大产热营养素”，但中枢神经系统只能利用体内葡萄糖氧化产生的能量，所以对血糖含量十分敏感。婴幼儿膳食中的五谷杂粮和薯类，在体内代谢后分解成葡萄糖，为大脑提供热能。大脑所需要的氧气在婴幼儿时期，约占全身耗氧量的一半，而贫血可能导致大脑缺氧。因此，幼儿膳食中要有适量的动物性食品以及含铁丰富的食物，以预防缺铁性贫血。

食物中的多不饱和脂肪酸在人体内可演变成DHA(俗称“脑黄金”)，鱼所含的脂肪较多，植物油(椰子油例外)含多不饱和脂肪酸较多。

此外，鸡蛋、肝和大豆在人体内都可以分解出磷脂，磷脂是合成乙酰胆碱的重要物质。乙酰胆碱是一种神经递质，起着传递信息的作用。

2) 保证空气新鲜

婴幼儿对缺氧的耐受力不如成人，如果室内空气污浊，脑细胞最先受害。因此，应保证婴幼儿所处环境空气新鲜。

3) 保证充足的睡眠

婴幼儿在睡眠当中，生长激素分泌旺盛。婴儿过了3个月，白天可安排睡三觉；9个月之后，白天可睡两觉；2岁以后，安排一次午睡即可，白天每次睡眠约2小时。

4) 注意用脑卫生

教师与家长在教幼儿做事或学习的时候，要设法引起他们的兴趣(利用优势原则)。幼儿做一件事坚持不了多久，这就需要经常变换活动内容、方式(利用镶嵌式活动原则)，使幼儿不觉疲劳。还要帮助幼儿养成良好的生活习惯，妥善安排吃、喝、拉、撒、睡、玩等主要生活环节，建立生活节奏(利用“动力定型”)，使习惯成自然。

5) 创设良好的生活环境，使婴幼儿保持愉快的情绪

心情舒畅、精神愉悦是婴幼儿身心健康发展的基本保证。情绪低落、精神过于压抑，都会抑制脑垂体的分泌，使幼儿消化不良，生理发育迟缓，心理得不到健康发展。因此，家长和幼儿园保教人员要关心幼儿，要全面、细致地照顾他们，努力为他们创造一个轻松愉快的生活环境；要坚持正面的教育，不伤害幼儿的自尊心，不歧视有缺陷的幼儿，严禁体罚或变相体罚幼儿。

6) 安排丰富的活动及适当的体育锻炼

丰富的活动，特别是适合幼儿年龄特点的体育锻炼，能促进脑的发育，能提高神经系统反应的灵敏性和准确性。为使大脑两半球均衡发展，应使幼儿的动作多样化，如两手同时做手指操、攀爬及各种幼儿基本体操等。在日常活动中，要注意让幼儿多动手，尽早用筷子进餐，学会使用剪刀，玩串珠子游戏等。让幼儿在活动中“左右开弓”，从而更好地促进大脑两半球的发育。

3.1.8 生殖系统

1. 概述

人类繁衍后代是通过生殖系统完成的。生殖系统可分为外生殖器和内生殖器两部分。男性外生殖器官包括阴茎和阴囊，内生殖器官包括睾丸、附睾、输精管、精囊、射精管和前列腺等，如图3-21所示。女性外生殖器官包括阴阜、大阴唇、小阴唇、阴蒂、前庭及前庭大腺，内生殖器官包括阴道、子宫、输卵管及卵巢，如图3-22所示。

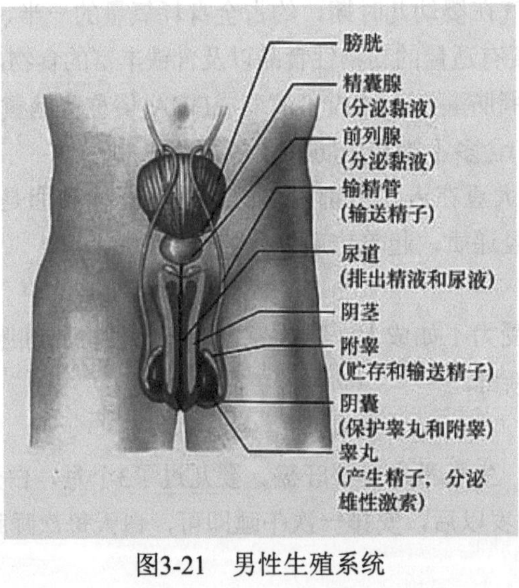

图3-21 男性生殖系统

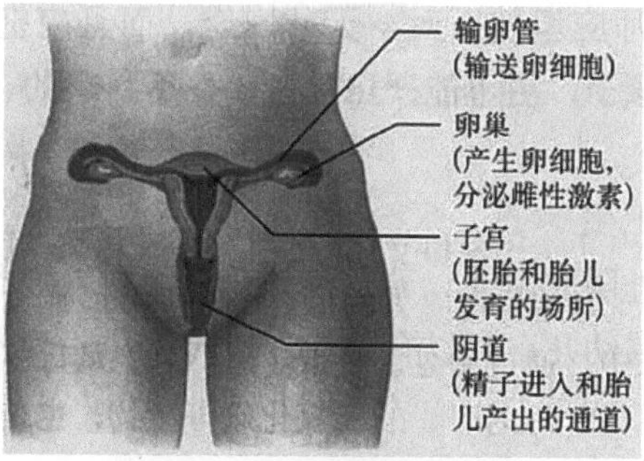

图3-22　女性生殖系统

2. 婴幼儿生殖系统的特点

(1) 生殖系统发育缓慢，进入青春期后才迅速发育。

(2) 男孩可能会出现包茎或包皮过长的情况。

3. 婴幼儿生殖系统的保育要点

1) 实施科学的、随机的性教育

婴幼儿期是性心理发育的关键时期。3岁左右(有一些4岁左右)的幼儿，已经能够发现生殖器官的差别。因为进入幼儿园后，孩子们共用一个卫生间，男孩儿站着小便，女孩儿蹲着小便，这会让孩子们感到非常好奇，有时会问爸爸和妈妈“为什么他站着小便”之类的问题。5～6岁时，可出现恋父、恋母的情感，并提出“我是怎么来的”之类的问题。

婴幼儿期是形成性角色、发展性心理的关键期。教师应注意对幼儿进行科学的、随机的性教育，使幼儿形成性别自我认同，并提高自我保护意识，防范性侵害。

作为教师，应该如何对孩子进行正确的性教育呢？

(1) 教师应正确认识孩子“亲吻”“摆弄生殖器”的行为。大多数孩子与异性伙伴拥抱亲吻，往往是一种纯模仿性的行为，他们用从大人那里学来的动作语言来表达这种天真的喜爱之情，实际上并不理解这种动作的真实含义，教师应向孩子解释；如发现孩子摆弄生殖器，应给予正确引导，孩子只是觉得好玩，教师应让孩子正确认识生殖器官，形成隐私和自我保护意识。

(2) 让孩子认知自己的性别角色。在这一时期，为避免孩子性格发展出现偏差，老师和家长应在3岁前就培养孩子的性别意识。例如，告诉孩子男孩和女孩的差异，让他们意识到“男女有别”，并开始以男孩或者女孩自居。随着年龄的增长，孩子会对男孩和女孩的着装、行为举止、性格特征等逐渐形成全面的认识，从而形成心理性别。

(3) 要防止孩子形成性抑制。例如，教师看到孩子玩弄自己的“小鸡鸡”，如果怒斥“不许动！真脏”“羞死人”来阻止，或采取用手强制拉开，甚至打孩子的处理方式，会令孩子从小形成一种错误的观念：生殖器是脏的，见不得人的，摸不得的，凡是与生殖器有关的活动都是要抑制的，否则会受到惩罚。其实，幼儿摆弄性器官属下意识行为，其理由与咂手指相同。发生这种情况，教师采取不同的手段将其兴趣转移即可。

(4) 帮助孩子养成良好的行为习惯。帮助孩子养成良好的卫生习惯和生活习惯，包括手纸的使用方法，擦屁股的方法等。比如，女孩子擦屁股应从前往后擦，绝不能弄反了，否则容易引起性器官炎症：男孩子不能用刚玩过玩具的手去摸“小鸡鸡”，不以显露和玩弄生殖器作为玩耍和逗乐的手段，以免造成伤害。幼儿天生的好奇心是难能可贵的，对性的好奇当然也不例外，教师应坦然面对，无须回避，而且应把它看成进行性教育的好机会，不能用伪科学去误导孩子，更不能严厉斥责，要用科学的、严谨的方法教育孩子，给孩子营造良好的学习机会。

2) 保持外生殖器官的卫生

让幼儿养成每天清洗外阴的习惯。若发现幼儿有玩弄生殖器的行为，或做出“习惯性擦腿动作”，成人不要责骂幼儿，要以有趣的事情转移其注意力，同时查明幼儿出现这类行为的原因。

3.1.9 感觉器官

感觉是人们认识世界的途径。感觉包括视觉、听觉、嗅觉、触觉、味觉及本体感觉等。其中，视觉是人们认识世界的主要途径，人们获得的知识中，有70%来自视觉、听觉。因此，应重点保护幼儿的视觉器官、听觉器官，促进其正常发育。

1. 视觉器官——眼睛

1) 概述

人的眼睛近似球形，位于眼眶内。正常成年人的眼睛前后径平均为24mm，垂直径平均为23mm。最前端突出于眶外12～14mm，受眼睑保护。

眼球是感受光线刺激的视觉器官，如图3-23所示。眼球由眼球壁和眼球内容物组成。

眼球壁最外层是巩膜和角膜，巩膜呈白色不透明状，较厚、坚韧，能保护眼球，俗称“白眼球”。角膜位于眼球的前六分之一处，是无色透明的，光线经此射入眼球。中膜分为脉络膜、虹膜和睫状体三部分。其中，脉络膜有大量色素和血管，能防止光线散射并为眼球输送营养。虹膜含色素，决定眼球的颜色。睫状体为眼球虹膜后外方的环形增厚的部分，受副交感神经支配，其收缩与舒张可调节晶状体的曲度，功用是产生房水，并以舒张和收缩来调节眼的屈光能力。虹膜中央是瞳孔，可随光线强弱的变化改变大小，进而调节进入眼内光线的强弱。内膜即视网膜，视网膜上有感光细胞，能感觉强光、有色光及弱光的刺激。

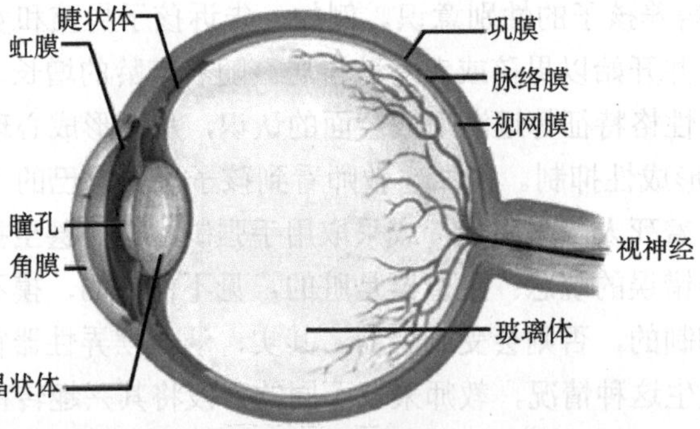

图3-23 眼球结构

眼球内容物包括房水、晶状体、玻璃体。其中，房水充满晶状体与角膜之间，有营养角膜和晶状体的作用，并维持眼压；晶状体位于虹膜的后方，可通过自身的曲度变化，使物象清晰地落在视网膜上；玻璃体为无色透明胶状体，位于晶状体后面，充满晶状体与视网膜之间，以及晶状体后面的空腔里，具有屈光、固定视网膜的作用。

2) 婴幼儿眼睛的特点

(1) 眼球前后径较短，近处物体经折射后形成的物像落在视网膜的后方，呈生理性远视，以后随年龄的增长，眼球前后径逐渐增长而被矫正，一般到5～6岁转为正视。

(2) 晶状体弹性大，调节能力强，因此能看清很近的物体。如果幼儿形成不良的用眼习惯，长时间视物过近，则会使睫状肌过度紧张而疲劳，以致使晶状体变凸，形成近视。

3) 婴幼儿眼睛的卫生保健

(1) 教育婴幼儿养成良好的用眼习惯，有保护眼睛的意识。教师在组织幼儿教学活动中，要帮助幼儿保持看书、写字和绘画的正确姿势，眼睛与书本应保持一尺左右的距离。不躺着看书，以免与书本距离过近；不在走路或乘车时看书；用眼时间不宜过长，每次小班看电视时间不超过半小时，中、大班不超过1小时。

(2) 为婴幼儿创设良好的采光条件，以及适合身材的桌椅。

(3) 为婴幼儿提供的书籍，字体宜大，字迹、图案应清晰。教具大小要适中，颜色鲜艳，画面清楚。

(4) 定期给婴幼儿测查视力。幼儿期是视力发育的关键期，也是矫治视觉缺陷效果最明显的时期，所以应定期检查幼儿的视力，以便及时发现有无异常，及时矫治。在日常生活中，如果发现孩子有以下表现，应及时告知家长带幼儿到医院检查是否有斜视：幼儿看东西时喜欢歪头、偏着脸，眼睛怕光，看图书过近，手眼协调性差等。

(5) 教育婴幼儿不要揉眼睛，毛巾、手绢要专用，以预防沙眼、结膜炎。

(6) 教育幼儿避免眼外伤。不玩有危险的物品，如竹竿、弹弓等，不放鞭炮，不扬沙土。

(7) 照顾视力差的幼儿，减轻他们的用眼负担，合理安排他们的座位，限制近距离用眼时间，并让他们经常远望。

2. 听觉器官——耳

1) 概述

耳既是听觉器官又是平衡感觉器官。我们较多地了解耳的听觉、辨音功能，当我们晕车、晕船、眩晕时，很少能想到这与耳的结构功能有关。事实上，人的平衡感、旋转能力的发展，都与耳的结构关系密切。

耳分外耳、中耳和内耳三部分，具体的结构如图3-24所示。

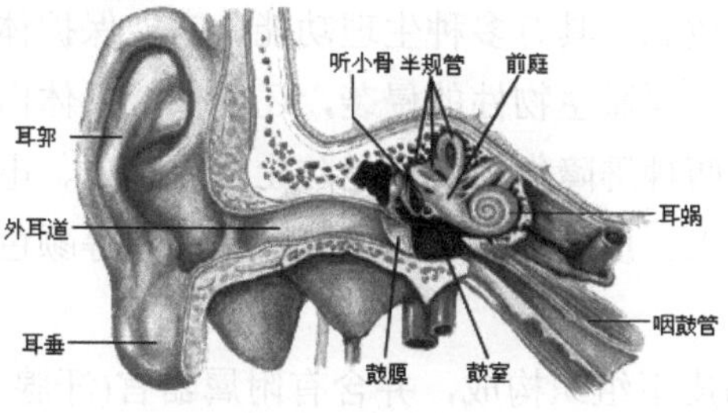

图3-24　耳的结构

(1) 外耳包括耳郭、外耳道。耳郭皮下组织少，血管位置表浅。将耳廓轻轻向后上方提拉，用手电筒照进去，可以看到略为弯曲的管道，此为外耳道。外耳道内皮脂腺分泌的蜡状物质叫耵聍(俗称耳屎)，具有保护外耳道皮肤以及黏附灰尘、小虫等异物的作用。

(2) 中耳包括鼓膜、三块听小骨和咽鼓管开口。鼓膜在声波的作用下产生振动，声波振动鼓膜，带动听小骨，听小骨把声音放大并传向内耳。

(3) 内耳包括耳蜗、半规管和前庭。内耳可以感受声音，帮助人体保持平衡。当听小骨振动时，内耳淋巴液也随声波激起波纹，无数听神经末梢好似垂到水面上的柳枝，受到波纹的振动，将神经冲动传入大脑听觉中枢，从而产生听觉。

2) 婴幼儿耳的特点

(1) 耳郭易生冻疮。耳郭皮下组织很少，血循环差，易生冻疮。虽天暖可自愈，但到冬季不加保护又会复发。

(2) 外耳道易生疖。眼泪、脏水流入外耳道，或掏耳屎损伤外耳道，可使外耳道皮肤长疖，疼痛会影响睡眠，张口和咀嚼时疼痛加剧。

(3) 易发生中耳炎。婴幼儿的耳咽管比较短，管腔宽，位置平直，鼻咽部的细菌易经耳咽管进入中耳，引起急性化脓性中耳炎。

(4) 对噪声敏感。噪声是指使人感到吵闹或人不需要的声音。噪声是一种环境污染，会影响婴幼儿的健康。

3) 婴幼儿耳的卫生保健

(1) 冬天注意头部保暖，预防耳郭生冻疮。

(2) 不要用锐利的工具给幼儿掏耳朵。

(3) 洗头时，避免污水流入外耳道。

(4) 教会婴幼儿正确的擤鼻涕方法，预防中耳炎。

(5) 减少环境中的噪声。

3.1.10 皮肤

1. 概述

皮肤是人体面积最大的器官。一个成年人的皮肤展开面积在2平方米左右，重量约为人体重量的16%。最厚的皮肤在足底部，厚度达4毫米；眼皮上的皮肤最薄，只有不到1毫米。皮肤覆盖全身，身兼数职，具有多种生理功能，它能保护体内各种组织和器官免受物理性、机械性、化学性和病原微生物性的侵袭，还能保持人体内环境的稳定，同时参与人体的代谢过程。皮肤具有两种屏障作用：一是防止体内水分、电解质、其他物质流失；二是阻止外界有害物质的侵入。皮肤呈白、黄、红、棕、黑等颜色，主要因人种、年龄及部位不同而异。

皮肤由表皮、真皮和皮下组织构成，并含有附属器官(汗腺、皮脂腺、指甲、趾甲)以及血管、淋巴管、神经和肌肉等，如图3-25所示。

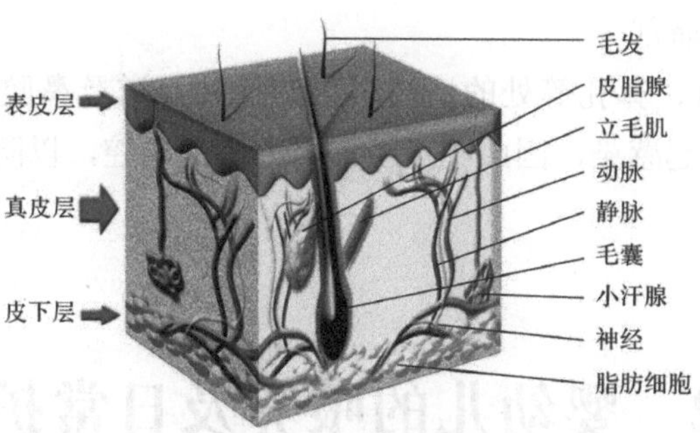

图3-25 皮肤结构

2. 婴幼儿皮肤的特点

1) 皮肤薄嫩，抗损伤的能力低

婴幼儿的皮肤层十分细腻薄嫩，最外层起耐磨作用的角质层是单层细胞(成人是多层细胞)，缺乏透明层，真皮中的胶原纤维也很稀少，薄而缺乏弹性，皮肤的厚度只有成人皮肤厚度的十分之一。因此，婴幼儿皮肤不仅容易被外来的刺激性及有毒物质渗透，而且容易摩擦受损，抵抗干燥环境的能力也差，照料上稍有疏漏，就会引起皮肤损伤，如过敏、红肿等。

2) 皮肤抗病能力差，容易被细菌感染

婴幼儿皮肤未发育成熟，免疫系统功能弱，不能像大人那样成为人体抵抗致病菌的第一道防线，仅靠皮肤表面的一层天然酸性膜来保护皮肤，很容易被细菌感染，或者发生过敏反应，如红斑、红疹、水泡等。此外，婴幼儿皮肤结缔组织中富含基质，含水量高于成人，容易发生炎症性水肿。同时，其中的血管丰富却非常脆弱，受轻度物理性刺激就会损伤出血。

3) 皮肤色素层薄，对外界温度变化反应敏感

婴幼儿的皮肤内防护紫外线穿透的黑色素生成得很少，因为色素层薄，很容易被阳光中的紫外线灼伤，加之婴幼儿的体表面积按公斤体重计算比成人大，所以散热快，耗热量就相对要多一些，一旦外界环境的温度发生变化，婴幼儿的皮肤就会受到很大影响。

4) 皮肤脂质少，抗干燥能力差

婴幼儿皮肤体表面积相对较大，不但容易散热，而且体液交换量也很大，又因为多汗，容易因失水使皮肤变得干燥。同时，皮脂分泌少，皮肤下的脂质可保持皮肤内的水分平衡，如果过少则很容易使水分流失，导致皮肤爆皮或皴裂。

3. 婴幼儿皮肤的卫生保健

建议婴幼儿每天都洗澡。天热时，每天洗1～2次；天冷时，若有条件将室温调节至24℃～26℃，亦可每天洗一次。洗澡及护理过程中，要注意保暖。

为早产儿及皮肤有破损的新生儿洗澡时，只用温度适宜的清水擦洗即可；为足月儿洗澡时，可选用pH中性的婴儿沐浴露，并注意不要使泡沫流入婴儿的眼睛内。每次洗澡时间不宜超过10分钟。洗后用吸水性好的柔软毛巾轻轻擦干婴儿身体，再抹上婴儿专用的润肤油。

婴儿生病和注射疫苗后不要洗澡。哺乳后30分钟以内不要洗澡。在婴儿的脐带脱落

前，不要让洗澡水浸湿脐部。

做面部及外耳道口、鼻孔等处的清洁时，勿挖外耳道及鼻腔。由于腔黏膜细嫩、血管丰富，极易擦伤而引起感染，因此不可经常用力擦洗口腔，以防细菌进入人体而引起败血症。

3.2 婴幼儿的喂养及日常护理

3.2.1 0～6月龄婴儿喂养及日常护理

1. 纯母乳喂养

母乳是6月龄以内婴儿最理想的天然食品。母乳所含的营养物质齐全，各种营养素的比例合理，且含有多种免疫活性物质，非常适合身体快速生长发育、生理功能尚未完全发育成熟的婴儿。母乳喂养也有利于增进母子感情，使母亲能细心护理婴儿，并可促进母体的复原。同时，母乳喂养经济、安全又方便，不易发生过敏反应。因此，0～6月龄婴儿应首选母乳喂养。纯母乳喂养能满足6月龄以内婴儿所需要的全部液体、能量和营养素。

母乳喂养时，应该按需喂奶，每天可以喂奶6～8次，至少坚持纯母乳喂养6个月。从第6个月开始可添加辅食，同时应继续给予母乳喂养，最好能喂到2岁。在4～6月龄以前，如果婴儿体重不能达到标准体重，需要增加母乳喂养次数。

2. 产后尽早开奶，初乳营养最好

在分娩7天内，乳母分泌的乳汁呈淡黄色，质地黏稠，称为初乳；之后第8～14天的乳汁称为过渡乳；4周后的乳汁称为成熟乳。初乳对孩子来说十分珍贵，其特点是蛋白质含量高，含有丰富的免疫活性物质，对婴儿防御感染及建立初级免疫系统十分重要。初乳中的微量元素、长链多不饱和脂肪酸等营养素比成熟乳要高得多。初乳也有通便的作用，可以清理初生儿的肠道。因此，产妇应尽早开奶，产后30分钟即可。尽早开奶还可减轻婴儿生理性黄疸，避免生理性体重下降和低血糖的发生。

3. 尽早抱婴儿到户外活动或适当补充维生素D

母乳中维生素D含量较低，因此，家长应尽早抱婴儿到户外活动，适宜的阳光会促进维生素D的合成；也可适当补充富含维生素D的制剂，尤其是在寒冷的北方冬春季和南方梅雨季，补充维生素D非常重要。

4. 给新生儿和1～6月龄婴儿及时补充适量的维生素K

母乳中维生素K含量低，为了预防新生儿和1～6月的婴儿因缺乏维生素K而患上相关的出血性疾病，应在医生的指导下及时给新生儿和1～6月龄婴儿补充维生素K。

5. 不能用纯母乳喂养时，宜首选婴儿配方食品喂养

由于种种原因，如乳母患有传染性疾病、神经障碍，乳汁分泌不足或无乳汁分泌等，不能用纯母乳喂养婴儿时，建议首选适合于0～6月龄婴儿的配方奶粉喂养，不宜直接用普

通液态奶、成人奶粉、蛋白粉等喂养婴儿。婴儿配方食品是随食品工业和营养学的发展而产生的，除了母乳外，适合0～6月龄婴儿生长发育需要的食品。人类通过对母乳成分、结构及功能等方面的研究，不断调整其营养成分的构成和含量，添加了多种微量营养素，使其产品的性能成分及含量基本接近母乳。

3.2.2　6～12月龄婴儿喂养及日常护理

1. 奶类优选，继续母乳喂养

奶类应是6～12月龄婴儿的主要营养来源，建议每天保证600～800mL的奶量，以保证婴儿正常体格和智力发育。母乳仍是婴儿的首选食品，建议6～12月龄的婴儿继续母乳喂养，母乳如不能满足婴儿需要，可使用适合的婴儿配方奶予以补充。对于不能用母乳喂养的6～12月龄婴儿，也建议选择婴儿配方奶。

2. 及时合理添加辅食

从6月龄开始，需要逐渐给婴儿补充一些非乳类食品，包括果汁、菜汁等液体食物，米粉、果泥、菜泥等糊状食物，以及软饭、烂面，切成小块的水果、蔬菜等固体食物，这一类食物被称为辅助食品，简称“辅食”。

添加辅食的顺序：首先添加谷类食物(如婴儿营养米粉)，其次添加蔬菜汁(蔬菜泥)和水果汁(水果泥)、动物性食物(如蛋羹、鱼、禽、畜肉泥/松等)。建议动物性食物的添加顺序：蛋黄泥，鱼泥(剔净骨和刺)，全蛋(如蒸蛋羹)，肉末。

辅食添加的原则有以下几点：每次添加一种新食物，由少到多，由稀到稠，循序渐进；逐渐增加辅食种类，由泥糊状食物逐渐过渡到固体食物。建议从6月龄时开始添加泥糊状食物(如米糊、菜泥、果泥、蛋黄泥、鱼泥等)；7～9月龄时，可由泥糊状食物逐渐过渡到可咀嚼的软固体食物(如烂面、碎菜、全蛋、肉末)；10～12月龄时，大多数婴儿可逐渐适应以固体食物为主的膳食。

3. 尝试多种多样的食物，膳食少糖、无盐、不加调味品

婴儿6月龄时，在每餐的安排中，可逐渐开始尝试搭配谷类、蔬菜、动物性食物，每天应提供水果。应让婴儿逐渐开始尝试和熟悉多种多样的食物，特别是蔬菜类食物，可逐渐过渡到除奶类外由其他食物组成的单独餐。随着月龄的增加，也应根据婴儿需要，增加食物品种和数量，调整进餐次数，可逐渐增加到每天三餐(不包括奶类进餐次数)。应限制果汁的摄入量或避免提供低营养价值的饮料，以免影响进食量。制作辅食时应尽可能少糖、不放盐、不加调味品，但可添加少量食用油。

4. 逐渐让婴儿自己进食，培养良好的进食行为

建议用小勺给婴儿喂食物，对于7～8月龄的婴儿，应允许其用手握或抓食物吃，到10～12月龄时鼓励婴儿自己用勺进食，这样可以锻炼婴儿的手眼协调功能，促进精细动作的发育。

5. 定期监测生长发育状况

身长和体重等生长发育指标反映了婴儿的营养状况，对6～12月龄的婴儿，仍应定期

测量，以了解婴儿发育状况。

6. 注意饮食卫生

膳食制作和进餐环境要卫生，餐具要彻底清洗消毒，食物应合理储存以防腐败变质，严把“病从口入”关，预防食物中毒。给婴儿的辅食应现做现食，剩下的食物不宜存放，要弃掉。

3.2.3 1～3岁幼儿喂养及日常护理

1～3岁的幼儿正处在快速生长发育时期，对各种营养素的需求相对较高，同时幼儿机体各项生理功能也在逐步发育完善，但是对外界不良刺激的防御能力仍然较差，因此对于幼儿膳食安排，不能完全与成人相同，需要特别关照。

1. 继续给予母乳喂养或喂食其他乳制品，逐步过渡到食物多样

可继续给予母乳喂养直至幼儿2岁(24月龄)，或每日给予不少于相当于350mL液体奶的幼儿配方奶粉，但是不宜直接喂食普通液态奶、成人奶粉或大豆蛋白粉等，建议选适当的幼儿配方奶粉，或强化铁、维生素A等多种微量营养素的食品。因条件所限，不能采用幼儿配方奶粉者，可将液态奶稀释，或与淀粉、蔗糖类食物调制，喂给幼儿。如果幼儿不能摄入适量的奶制品，需要通过其他途径补充优质蛋白质和钙质，可用100g左右的鸡蛋(约2个)经适当加工来代替，如蒸蛋羹等。当幼儿满2岁时，可逐渐停止母乳喂养，但是每天应继续提供幼儿配方奶粉或其他乳制品。同时，应根据幼儿的牙齿发育情况，适时增加细、软、烂的膳食，种类不断丰富，数量不断增加，逐渐向食物多样过渡。

2. 选择营养丰富、易消化的食物

选择幼儿食物应遵循营养全面丰富、易于消化的原则，应能满足幼儿能量需要，能增加优质蛋白质的摄入，以保证幼儿生长发育的需要。还应增加铁质的供应，以避免铁缺乏和缺铁性贫血的发生。鱼类脂肪有利于儿童神经系统发育，可适当选用鱼虾类食物，尤其是海鱼类。对于1～3岁幼儿，应每月选用猪肝75g，或鸡肝50g，或羊肝25g，做成肝泥，分次食用，以增加维生素A的摄入量。不宜直接给幼儿食用坚硬的食物、易误吸入呼吸道的硬壳果类(如花生)、腌制食品和油炸类食品。

3. 采用适宜的烹调方式，单独加工制作膳食

幼儿膳食应专门单独加工、烹制，并选用合适的烹调方式和加工方式。应将食物切碎煮烂，以便幼儿咀嚼、吞咽和消化，特别注意要完全去除皮、骨、刺、核等；大豆、花生等硬果类食物，应先磨碎，制成泥糊、浆等状态。在烹调方法上，应采用蒸、煮、炖、煨等烹调方式，不宜采用油炸、烤、烙等方式。口味以清淡为好，不应过咸，更不宜加入辛辣等刺激性调料，尽可能少用或不用含味精或鸡精、色素、糖精的调味品。还要注意花样品种的交替更换，以利于幼儿保持对进食的兴趣。

4. 在良好环境下规律进餐，重视良好饮食习惯的培养

幼儿一日可食5～6餐，即一天进主食三次，上下午两主餐之间各安排奶类、水果和其他细软面食等加餐，晚饭后也可安排加餐或零食，但睡前不应进食，以预防龋齿。

要重视对幼儿饮食习惯的培养，饮食安排上要逐渐做到定时、适量以及有规律地进餐，不随意改变幼儿的进餐时间和进餐量；鼓励和安排较大幼儿与家人一同进餐，以利于幼儿日后能更好地接受家庭膳食；培养幼儿集中精力进食的习惯，进食时停止其他活动；家长应以身作则，用良好的饮食习惯影响幼儿，避免幼儿养成偏食、挑食的不良习惯。

此外，要创造良好的进餐环境，进餐场所要安静愉悦，餐桌椅、餐具可适当儿童化，要鼓励、引导和教育儿童使用匙、筷等自主进餐。

5. 鼓励幼儿多做户外游戏与活动，合理安排零食，避免过瘦与肥胖

由于奶类和普通食物中的维生素D含量十分有限，幼儿单纯依靠普通膳食难以满足身体对维生素D的需要量。适宜的日光照射可促进儿童皮肤中维生素D的形成，对儿童钙质吸收和骨骼发育具有重要意义。每日安排幼儿参与1～2小时的户外游戏与活动，既可使幼儿接受日光照射，促进皮肤中维生素D的形成和钙质吸收，又可以通过体力活动实现对幼儿体能、智能的锻炼培养，有助于维持能量平衡。

正确选择零食品种，合理安排零食时机，使之既可增加儿童对饮食的兴趣，有利于能量补充，又可避免影响幼儿对主餐的食欲和进食量。零食应以水果、乳制品等营养丰富的食物为主，给予零食的数量和时机以不影响幼儿主餐食欲为宜。应控制纯能量类零食的食用量，如果糖、甜饮料等含糖高的食物。

鼓励幼儿参加适度的活动和游戏，有利于维持幼儿能量平衡，使幼儿保持合理的体重增长，避免幼儿瘦弱或肥胖。

6. 每天足量饮水

水是人体必需的营养素，是人体新陈代谢的必要条件。小儿新陈代谢的速度相对高于成人，对能量和各种营养素的需要量相对更多，对水的需要量也更高。1～3岁幼儿每日每千克体重约需水125mL，全日总需水量为1250～2000mL。幼儿需要的水除了来自营养素在体内代谢生成的水和膳食食物所含的水分(特别是奶类、汤汁类食物含水较多)，大约有一半的水需要通过直接饮水来满足，具体为600～1000mL。

幼儿的最好饮料是白开水。目前，市场上许多含糖饮料和碳酸饮料含有葡萄糖、碳酸、磷酸等物质，过多地饮用这些饮料，不仅会影响幼儿的食欲，导致龋齿，还会造成过多能量摄入，从而导致肥胖或营养不良等问题，不利于儿童的生长发育，因此应该严格控制摄入。

7. 定期监测幼儿生长发育状况

身长和体重等生长发育指标反映了幼儿的营养状况，父母可以在家里定期对幼儿进行测量，1～3岁幼儿应每2～3个月测量1次。

8. 确保饮食卫生，严格为餐具消毒

选择清洁不变质的食物原料，不食隔夜饭菜和不洁变质的食物。在选用半成品或者熟食时，应彻底加热后方可食用。幼儿餐具应彻底清洗和加热消毒。养护人应注意个人卫生，同时培养幼儿养成饭前便后洗手等良好的卫生习惯，以减少感染肠道细菌、病毒以及寄生虫的机会。

3.2.4 婴幼儿常见疾病防治

1. 发热

小儿正常体温：肛表为36.2℃～38℃；口表为36℃～37.4℃。

小儿高热(39℃以上)要考虑以下疾病：上呼吸道感染，肠道感染(痢疾)，脑膜炎，脊髓灰白质炎，乙型脑炎，疟疾，败血症等。

小儿低热(指38℃上下)要考虑以下疾病：结核病，慢性感染(如扁桃体炎、副鼻窦炎、中耳炎等)，慢性肾盂肾炎，及功能性低热(如夏季热)。发现以上情况，应立即送医院诊治。

2. 腹痛

腹内原因要考虑：肠蛔虫，胆道蛔虫，肠炎，痢疾，急性阑尾炎，肠套叠等。

腹外原因要考虑：肺炎，心肌炎，麻疹，风湿病，肾脏疾患。

3. 流行性感冒

症状：高热，鼻塞，头痛，咳嗽。

体征：咽部充血水肿，结膜充血。

治疗：可按医生要求服用一些感冒药，严重时送医院治疗。

4. 小儿腹泻

轻症：一日腹泻10次以下，大便呈黄、绿色，偶有呕吐。

体征：皮肤弹性尚好，精神较好。

治疗：口服补液，温开水加适量食盐和碳酸氢钠多次口服，一日腹泻多少，则喝进多少，并服用相应止泻药。

重症：一日腹泻20次以上，大便呈水状，每天呕吐10次以上。

体征：皮肤弹性差，精神差，唇周灰暗，呼吸深快。

由于小儿病情发展快，因此，不论是轻症还是重症，最好送医院确诊治疗，以免延误病情。

5. 维生素D缺乏性的佝偻病

症状：时常啼哭，出汗，易惊醒，头发呈落发圈。

体征：方头，囟门迟闭(正常1.5岁)，出齿迟(6个月下齿槽应两颗)，肋骨呈串珠样突起，下肢畸形，如O形、X形腿。

预防：自1个月起补维生素D，每天400国际单位，早产儿、低出生体重儿自2周起即可补充，在最初3个月每天补800国际单位。

治疗：①维生素D40万～60万单位，一次肌注，两月后重复一次。②浓A、D制剂：每日口服10～40滴。③葡萄糖酸钙每日口服1～3克。④多在太阳下活动，也就是常说的多进行“日光浴”，但应避免烈日晒伤。

6. 缺铁性贫血

症状：皮肤黏膜、甲床苍白，疲乏无力，不爱活动。

化验：血常规显示血红蛋白、红细胞数量减少。

治疗：去除病因，补充铁剂。

7. 肺炎

症状：发热，咳嗽气促，但新生儿肺炎往往没有典型症状，仅表现为不吃、啼哭、呼吸加快、嘴唇发绀、口溢白沫。

体征：双肺呼吸音粗糙，部分可闻及混罗音。

治疗：应尽早送医院确诊治疗。

8. 肠道蛔虫病

症状：腹部疼痛，以反复发作的上腹部和脐周疼痛为主，可能伴有不同程度的食欲减退、恶心、呕吐、腹泻、荨麻疹等，还会出现营养不良、精神不安、磨牙、失眠、夜间惊厥等。

治疗：经化验确诊后，按医生要求服用相应的驱蛔虫药。

3.3　婴幼儿的早期教育及训练方案

3.3.1　0～3月龄婴儿训练方案

1. 认知能力的培养

1) 视觉训练

婴儿仰卧位，家长在婴儿胸部上方20～30cm处用玩具(最好是红颜色或黑白对比鲜明的玩具)吸引婴儿注意，并训练婴儿视线随物体做上下、左右、圆圈、远近、斜线等方向的运动，来刺激视觉发育，发展眼球运动的灵活性及协调性。

2) 听觉训练

家长可在婴儿周围不同方向，用说话声或玩具声训练婴儿转头寻找声源。母亲的声音是婴儿喜爱听的声音之一，母亲用愉快、亲切、温柔的语调，面对面地和婴儿说话，可吸引婴儿注意成人说话的声音、表情、口形等，诱发婴儿良好、积极的情绪和发音的欲望。

在训练中，可选择不同旋律、速度、响度、曲调或不同乐器奏出的音乐或不同的发声玩具，也可利用家中不同物体发出的声音，如钟表声、敲碗声等，或改变对婴儿说话的声调，来训练婴儿分辨各种声音的能力。需注意，不要突然使用过大的声音，以免婴儿受惊吓。

3) 触觉训练

婴儿面颊、口唇、眉弓、手指头或脚趾头等处对触压觉很敏感，可利用手或各种形状、质地的物体进行触觉练习。光滑的丝绸围巾，粗糙的麻布，柔软的棉花，粗细不同的毛巾或海绵，几何形状的玩具等，均可让婴儿产生不同的触觉，有助于发展婴儿的触觉识别能力。

4) 味觉、嗅觉、温度等感知觉训练

利用日常生活中的行为，发展婴儿各种感觉。例如，吃饭时，用筷子蘸菜汁给婴儿尝尝；吃苹果时，让婴儿闻闻苹果香味、尝尝苹果味道；洗澡时，让婴儿闻闻肥皂香味；用奶瓶喂奶时，让婴儿用手感受一下奶瓶的温度等，均有助于婴儿感知觉的发展。

2. 动作能力的培养

1) 抬头练习

(1) 俯卧抬头。使婴儿俯卧，两臂屈肘于胸前，成人在婴儿头侧引逗其抬头。开始训练时，每次30秒，以后可根据婴儿训练情况逐渐延长至3分钟左右。

(2) 坐位竖头。将婴儿抱坐在成人一只前臂上，让婴儿的头背部贴在成人前胸，成人一只手抱住婴儿的胸部，使婴儿面前呈现广阔的空间，能注视到周围更多新奇的事物，这可激发婴儿兴趣，使婴儿主动练习竖头；也可让婴儿胸部贴在成人的胸前和肩部，使婴儿的头位于成人肩部以上，用另一只手托住婴儿的头、颈、背，以防止婴儿头后仰。

2) 侧翻训练

(1) 转侧练习。用婴儿感兴趣的发声玩具，在婴儿头部左右侧逗引，使婴儿头部侧转以注意玩具。每次训练2～3分钟，每日数次，可促进婴儿颈肌的灵活性和协调性，为侧翻身做准备。

(2) 侧翻练习。婴儿满月后，可开始训练侧翻动作。先用一个发声玩具吸引婴儿转头注视；然后，成人一手握住婴儿一只手，另一只手将婴儿同侧腿搭在另一条腿上，辅助婴儿向对侧侧翻注视。左右轮流进行侧翻练习，可帮助婴儿感觉体位的变化，学会侧翻动作。每日2次，每次侧翻2～3次。

3) 手部动作训练

(1) 手部感知练习。除了前文所述训练婴儿手部触觉的方法，也可在婴儿手腕部系上铃铛、红色手帕或戴上手镯，来吸引婴儿对手部的感知，帮助他感知手的存在、体验手的动作。可隔一段时间变换一种系法，看看婴儿能否注意到这些变化。然后脱下红绸带等让婴儿瞧瞧、摸摸，让他感觉一下这些东西与手部动作的关系。还可让婴儿仰卧，将手绢盖在他的脸上，也可只盖住婴儿一只眼睛，开始时可抓住婴儿的上臂引导他试着用手移开手绢，逐渐减少帮助，让他自己将手绢从脸上移开。

(2) 抓握练习。握着婴儿的手，帮助其触碰、抓握面前悬吊的玩具，吸引他抓握，可促进眼手的协调性和视知觉的形成。

3. 习惯和生活能力的培养

1) 培养清洁卫生的习惯

每次哺喂完婴儿，都要帮他擦擦嘴；早晨起床后，为他洗脸、洗手；入睡前再为他洗脸、洗手、洗脚、洗臀部，在固定时间洗澡。以上做法均可培养小儿爱清洁的良好习惯。

2) 独立能力的培养

家长应尽量多和婴儿交流，但整天陪在婴儿身边也是完全没必要的。婴儿醒来时，可让他独自躺在床上活动四肢、四处看看；睡眠时，成人没有必要陪同躺下。

4. 社会交往能力的培养

满足婴儿逐渐形成的各种生理需求和认识要求，是婴儿产生积极情绪的主要条件，也是婴儿学会与人交往的基础。借助以下方法，可促进婴儿社会交往能力的形成和发展。

1) 辨别婴儿哭声，并做出应答

哭声是婴儿表示不满的主要手段。婴儿啼哭时，如闭着眼睛，嘴巴左右觅食或吮吸手指，双脚紧蹬，哭闹不停，则说明婴儿饥饿或口渴，应给婴儿喂奶或喂水；如持续不断，悲悲切切地流泪，可能是因为尿布湿了、衣着太紧或身体不舒服，成人可给婴儿宽衣带、更换尿布；如婴儿是因为生病或身体不适啼哭，可抱抱婴儿，轻拍婴儿，和婴儿说说话，安慰他；婴儿哭而无泪或注视着成人，仅有哭的表情，可能是想让成人抱，可抱抱婴儿，但不要让婴儿养成非抱不可的习惯，可坐在婴儿床边逗逗他，或在婴儿床头挂些色彩鲜艳的玩具，让他自己玩。

此外，婴儿夜间烦躁啼哭、夜惊多汗可能是佝偻病的早期表现，大声阵发性尖叫常为腹部疼痛的表现，若出现上述情况，应尽早到医院就诊治疗。

2) 培养婴儿对语音的感知

在婴儿清醒时，应让他看看周围环境，并告诉他周围事物的名称，说明他人的行为。

3) 引逗发声

家长可通过与婴儿说话，引逗婴儿发出“哦哦”“嗯嗯”的声音；也可模仿婴儿发出的声音，鼓励婴儿积极发音。此外，引导婴儿对成人微笑，可促进婴儿喜悦情绪的产生，激励婴儿与人交往。

3.3.2　4～6月龄婴儿训练方案

1. 认知能力的培养

1) 视觉训练

(1) 训练小儿追寻物体。用玩具声吸引婴儿寻找发声玩具，每日训练2～3次，每次3～5分钟，可拓宽婴儿视觉广度。

(2) 颜色感知练习。让婴儿多看各种颜色的图画、玩具及物品，并告诉婴儿物体的名称和颜色，可加速婴儿对颜色的认知发展过程。

(3) 视力发展练习。婴儿视力迅速发展的时期主要在半岁以前，可选择一些大小不一的玩具或物体，从大到小，让婴儿用手抓握注视，然后放在桌上，以吸引婴儿注视；还可训练婴儿注视远近距离不等的物体，以促进视力发展。

2) 听觉训练

(1) 方位听觉练习。吸引婴儿寻找前后左右不同方位及不同距离的发声源，以刺激婴儿方位能力的发展。

(2) 区分语调训练。根据不同情景，用不同的语调、表情说话，让婴儿感受语言中不同的感情成分，逐渐提高对语言的区别能力。

(3) 让婴儿从周围环境中直接接触各种声音，可提高其对不同频率、强度、音色的声音的识别能力。

2. 动作能力的培养

1) 俯卧支撑练习

使婴儿俯卧，两臂屈肘于胸前，鼓励、诱导婴儿将头、前胸抬高，直至能用一只手支撑身体抬起头、胸。左右手轮流支撑训练，每日数次，每次数分钟。

2) 翻身练习

训练婴儿从仰卧位翻身至俯卧位。婴儿仰卧位，成人用左手将婴儿右手向头部方向轻轻拉直，用右手轻握婴儿右膝盖内侧，让他左腿弯曲，并利用右手腕背的力量使婴儿右腿贴于床垫或地板上，然后轻轻提起婴儿左边腿部，顺势让他右滚，翻成俯卧位。完成后，再用同样步骤辅助婴儿从左侧翻滚至俯卧位。每日训练2～3次，左右翻身各1～2次，逐渐训练婴儿不需要帮助也能翻身。

3) 坐的练习

(1) 拉坐练习。婴儿4个月时，可开始训练拉坐。婴儿仰卧位，成人将双手的大拇指插入婴儿手中，让他握着，其他手指则轻轻抓着婴儿的手腕，使婴儿双手伸直前举，手掌向内相对，两手距同肩宽，然后轻轻向前拉起婴儿双手，使婴儿头、肩膀离开床面抬起。此时，婴儿会试图屈肘用力坐起来，保持此姿势5～6秒，再让婴儿轻轻躺下，重复2～3次。

应注意，拉坐练习的目的是让婴儿借助家长的帮助自己用力坐起。如果婴儿被成人拉坐起来时，手无力屈肘，头部低垂，表示还不宜做这个动作，必须先进行俯卧练习，强化颈背肌肉及上肢肌肉力量，过些时候再进行练习。

(2) 靠坐练习。婴儿5个月左右，可训练靠坐。将婴儿放在有扶手的沙发上或有靠背的小椅子上，或在婴儿身后放些枕头、棉被让其练习靠坐，以后逐渐减少婴儿倚靠的东西。每日1～2次，每次2～3分钟。

4) 手部动作训练

(1) 伸手够物。通过伸手够物练习，能够延伸婴儿的视觉活动范围，使婴儿感觉距离、理解距离，发展手眼协调能力。

(2) 训练抓握。选择大小不一的玩具，来训练婴儿抓握，可增强手的灵活性和协调性。

(3) 发展玩法。通过游戏，教婴儿玩不同玩法的玩具，如摇晃、捏、触碰、敲打、掀、推、扔、取等，使他从游戏中学到手的各种技能。

5) 蹬腿练习

婴儿4个月时，就可以有目的地训练腿的支撑。成人采取坐位，双手从婴儿腋下扶抱婴儿，使婴儿的腿支撑身体保持直立的姿势，成人扶抱着婴儿做蹬腿动作。开始时，成人可将婴儿抱起，落下时让婴儿的脚踏在成人腿上，再将婴儿抱举起，再落下，以此来训练婴儿蹬跳。

蹬腿练习可促进双下肢骨骼和肌肉的充分发育，需注意的是，举落的动作应轻柔缓慢，力度不宜过大，时间也不应太长，一般每日2次，每次1～3分钟。

3. 习惯和生活能力的培养

1) 睡眠

家长应从小培养婴儿有规律地作息。婴儿4个月后，可将白天的睡眠时间逐渐减少1

次，即白天睡眠3～4次，每次1.5～2小时。夜间如婴儿不醒，尽量不要惊动他。如果婴儿醒了，尿布湿了可更换尿布，也可喂奶、喂水，但尽量不要和他说话，不要逗引他，让他尽快转入睡眠。要注意婴儿睡觉的姿势，经常让婴儿更换头位，以防婴儿把头睡偏。

2) 饮食

有规律地进食，可使神经系统、内分泌系统、消化系统等协调工作，并建立起对进食时间的条件反射。例如，在接近喂奶的时间，婴儿的胃肠就开始预先分泌消化液，并产生饥饿感，这有助于增加食欲，促进食物的消化与吸收。

婴儿4个月后，每日喂养次数可减为6次，白天哺喂4～5次，间隔3～4小时；夜间视婴儿需要进行哺喂，一般1次即可，若婴儿夜间不醒或不愿进食，可不哺喂。可开始训练让婴儿用勺吞咽食物，为以后断奶用勺进食做准备。可先用勺喂开水，若不出现呛咳现象，可逐渐开始用勺喂果汁、菜汁、稀糊、蛋黄糊、果泥等。

具体方法：成人将婴儿斜卧位抱置于胸前，用小勺将食物轻缓置入婴儿口中，当婴儿吞咽后，再喂第二口。开始不必喂太多，1～2勺即可，以后逐渐增多。可以在喂奶前训练，以防婴儿吐奶。每次喂食时，告诉婴儿所进食的辅食名称及味道等。

3) 卫生习惯的培养

当婴儿将有危险或不干净的东西放入嘴里时，成人应立即制止，用严肃的口气对婴儿说“不行”，并将放入口的物品取走。婴儿会从成人的行为、表情和语调中，逐渐理解什么可进食，什么不可以放入口中。

4) 独立能力的培养

成人可在婴儿身边放些玩具，让他单独玩一会儿。当婴儿遇到困难时，成人可给予适当的帮助和指导，支持并鼓励婴儿施展自己的能力。

4. 社会交往能力的培养

1) 认识自我

成人将婴儿抱坐在镜子前，对镜中的婴儿说话，引导婴儿注视镜中的自己及相应的动作，可促进婴儿自我意识的形成。

2) 应随时随地告诉婴儿周围东西的名称

多听多练，婴儿的言语能力很快就会发生惊人的变化。成人和婴儿说话，不仅要有意识地使用不同的语调，还应结合不同的面部表情，如笑、怒、淡漠等，训练婴儿分辨面部表情，使他对成人的不同语调、不同表情有不同的反应，并逐渐学会正确表露自己的感受。

3) 发音训练

成人和婴儿说话时，应坐在婴儿正对面的位置，使婴儿能够清楚看到自己的口形、表情，说话速度要慢，咬字要清楚、明确。

4) 躲躲藏藏游戏

这个游戏既能锻炼婴儿感知觉的能力，又能培养婴儿的注意力和反应的灵活性，还能促进婴儿与成人间的交往，激发婴儿愉快的情绪。

3.3.3 7～9月龄婴儿训练方案

1. 认知能力的培养

1) 视觉训练

(1) 不断更新视觉刺激物，扩大婴儿的视野，激发婴儿的好奇心，发展婴儿的观察力。

(2) 利用图片、玩具培养婴儿的观察力。

2) 听觉训练

(1) 让婴儿辨别声响，以发展听觉的灵活性。

(2) 发展婴儿对音乐的感知能力。训练时，应以轻柔、节奏鲜明的轻音乐为主，节奏要有快有慢、有强有弱。让婴儿听不同旋律、音色、音调、节奏的音乐，可提高其对音乐的感知能力。

(3) 敲敲打打。让婴儿敲打一些不易碎的物体，以提高婴儿对声音的识别能力，发展婴儿对物体的认识能力。

2. 动作能力的培养

1) 独坐练习

当婴儿能稳定地独坐后，成人可着重训练婴儿的平衡能力。让婴儿独坐在床上或地铺上，引导婴儿坐着转头转身寻找。准备一个适中的凳子，以婴儿坐上去时，双脚刚好可触及地面为宜，脚掌与小腿、小腿与大腿、大腿与躯干的角度均成直角。成人用手扶住婴儿大腿，不要扶他的背，让他自己寻找平衡点。待婴儿坐直后，成人可试着松开一只手，只用一手扶住婴儿的一侧大腿，另一手以玩具吸引婴儿转头转身寻找玩具。左右交替，诱使婴儿左右侧转，使婴儿在学习侧转中寻找平衡点，并且练习用脚来支撑身体。

2) 爬行练习

爬行能使婴儿主动地移动身体，去探索周围的事物，有助于婴儿扩大认知范围。爬行动作是依靠颈背部及四肢肌肉的力量和协调动作完成的，在婴儿7个月时，已具备翻身、坐等一系列能力，说明其颈背部及四肢肌肉较有力量并具备一定的协调性，这时就可以训练爬行。

(1) 爬行的预备动作。成人用一手抱着婴儿的膝部，另一手环抱在婴儿胸前，让婴儿双手放在桌上或地上来支撑身体，然后成人可慢慢放松放在婴儿胸前的手，鼓励婴儿支撑自己。每日练习1～2次，视婴儿耐受情况，决定练习时间，一般每次3～5分钟。

(2) 学习爬行动作。方法：①使婴儿趴着，两腿伸直，手肘弯曲支撑上半身。②成人以右手抓住婴儿双脚掌，往前画个半弧，使膝盖尽量弯曲，脚跟碰到屁股，如此反复画弧，做曲伸运动3～5次。③最后一次伸腿运动做完后，成人双手分别握住婴儿两大腿后侧，使双腿轮流弯向腋部，做屈伸动作3～5次。④在婴儿前方放个玩具，引诱他爬过去取玩具，成人扶住婴儿的小腿，或用手托住婴儿脚掌，左右交替地弯曲其膝关节，助其向前爬行。重复2～3遍，每日1～2次。

3) 站立训练

训练婴儿站立时，可将其双腿略为分开，以降低重心，使之站得更稳些，注意每次扶站时间不宜过久。

4) 手部动作训练

(1) 训练婴儿使用拇指和食指准确捏取物品，加强手指动作的灵活性，发展其视觉和触觉活动的协调能力。

(2) 双手协调动作。①双手玩玩具：在婴儿准确抓握的基础上可给婴儿多个玩具，训练他抓住一个再抓一个，或向婴儿同一手上送玩具两次，教婴儿学会将玩具从一只手换到另一只手上，再取第二个玩具。②双手对击运动：当婴儿两手均有玩具时，可教婴儿两手对击玩具，还可让婴儿两手持细柄玩具如摇铃或汤匙，模仿敲鼓动作，双手轮回敲打面前的小桶或空奶粉罐。③教婴儿学会双手撕纸的动作，增强其双手的协调性。

(3) 训练婴儿有意识地拿起、放下。

3. 习惯和生活能力的培养

1) 睡眠

7～9月龄的婴儿不仅具有一定的活动能力，而且容易接受任何环境，因此该阶段是培养婴儿独自入睡习惯的良好时期。婴儿半夜惊醒时，家长可去看看，安抚婴儿，但不要将婴儿抱回自己的床，否则一旦养成习惯，婴儿会要求家长陪伴，这会给家长带来不必要的麻烦，对睡觉时间较晚或有夜间工作习惯的家长来说更是如此。在这一时期，婴儿白天睡眠次数一般为2～3次，每次2～2.5小时。

2) 饮食

在此阶段，每日给婴儿喂养的次数可减为5次，间隔4小时左右，夜间停喂一次。可开始训练婴儿用杯喝水、用手拿东西吃，这既可发展婴儿手眼动作的协调性，还可为其今后独立吃东西做准备。

3) 大小便

7个月后，婴儿已能较稳当地独坐，而且由于辅食的增加，大便次数相应减少，每日1～2次，大便性状也逐渐接近成人，可根据婴儿排便规律安排婴儿坐便盆的时间。一般在饭后10～15分钟或睡醒后立即坐盆，但最好安排在晨间起床时。便盆要放在固定的地方，每次用完洗净。婴儿坐盆要有专人照顾，每次坐盆时间不要超过5分钟，一日次数也不宜过多。坐盆时不能给婴儿吃食物或让婴儿玩耍。若婴儿不愿坐盆，不要强迫，以免婴儿对坐盆产生抵触情绪。

4) 独自玩耍习惯的培养

成人不必始终陪伴在婴儿身边，此时婴儿已有一定的活动能力，能翻身、独坐，并逐渐学会爬行，只要注意玩耍环境的安全，就可让婴儿独立玩耍。如果婴儿醒得早，家长还想多睡一会儿，家长可让闹钟在婴儿通常醒来的时间延迟5分钟后再响，两天以后再延迟5分钟，依此类推，等闹钟响后，家长再起床。这样，婴儿醒来，可能会重新入睡，或自己独立玩一会儿，等家长起床。如果婴儿哭醒，家长也不必急于去照料他，因为他很可能会自己安静下来。家长应该抽出时间陪孩子玩，但不要在孩子每次哭闹后才陪孩子玩，以免孩子养成用哭闹要求家长陪伴的习惯。

4. 社会交往能力的培养

在这个时期，婴儿已具备对人的分辨能力，可以认出自己家里的人，出现认生现象，但和不认识的小朋友交往没有这种情况，他们能在与同伴的交往中获得乐趣。因此，家长应努力创造条件，让婴儿多与小伙伴接触、交往，教育他懂礼貌，使其乐于与人交往，从而促进其社会性发展。婴儿对成人的认生也不是坏现象，而是婴儿正常的发育阶段。如果婴儿特别认生，可暂避生人，先训练婴儿多与熟人交往，使其逐渐接受生人。

3.3.4 10～12月龄婴儿训练方案

1. 认知能力的培养

1) 视觉训练

成人除了在日常生活中，不断引导婴儿观察事物、扩大视野，还可培养婴儿对图片、文字的注意力及兴趣，以及对书籍的爱好。例如，成人教婴儿认识实物、图片，可把几种东西或几张图片放在一起让婴儿挑选、指认，同时教婴儿模仿发音，尝试说出名称来；也可以在婴儿经常接触的东西上标注文字，当婴儿接触到这些东西时，就引导他注意上面的文字，增加他对文字的注意力和接触机会。外出时，可经常提醒婴儿注意遇到的文字，如广告招牌、街道名称等。应尽早让婴儿接触书本，培养婴儿对文字的注意力。需注意，教婴儿识字应在快乐的游戏气氛中自然而然地进行，而不应该给婴儿施加压力，硬性规定必须每日记多少字，以免造成抵触心理。

2) 听觉训练

积极为婴儿创造语言环境，让婴儿更多听到语言，熟悉语言并能渐渐理解语言。平时可用语言逗引婴儿活动、玩玩具、观看周围的人物交谈，还可唱儿歌给婴儿听，多和婴儿对话。

2. 动作能力的培养

1) 站立练习

做站立练习时，要注意保护好婴儿，注意循序渐进，逐渐延长站立时间。

(1) 两手扶站。当婴儿两手扶站较稳时，可训练一手扶站，让其用另一只手去取玩具。

(2) 练习独站。成人可双手扶着婴儿的腋下，让婴儿的背和臀部靠墙，两足跟不必贴墙，双下肢稍分开站稳，然后慢慢放手，以拍手鼓励婴儿独站。

2) 起立练习

教婴儿从俯卧位用双手撑起身体，双腿跪起来，呈爬姿，再抓住栏杆站起来。

(1) 从站位至坐下。婴儿扶站位，用玩具引导婴儿慢慢坐下，注意教婴儿从站位扶着栏杆慢慢坐下，而不是一下子摔坐下。

(2) 站稳练习。①让婴儿先观察不倒翁玩具被推倒又站起来的样子，然后对婴儿说："你也像不倒翁一样，我推一推你，你就站起来。"成人提示完毕，就让婴儿站好，用一只手在婴儿躯干一侧轻轻推一下，使他失去平衡，另一只手挡住婴儿身体另一侧，并帮助婴儿恢复到站位。成人应在欢快的游戏气氛中开展练习，及时鼓励、表扬婴儿，以训练婴儿平衡感。②将婴儿扶站好，并把婴儿感兴趣的玩具置于婴儿身体一侧，鼓励他尽可能弯曲身体去拾取玩具，左右两侧交替练习，可增强婴儿腰部肌肉的力量和协调性。

3) 行走练习

行走练习应循序渐进。刚开始练习时，一定要注意保护，防止婴儿跌倒，减少他的恐惧心理，使他乐于行走。在学走期间，尽量不要靠学步车等工具，以免婴儿形成不正确的行走姿势。成人可拉着婴儿的双手训练其迈步，或让婴儿扶着栏杆或床边迈步走，还可用较长的围巾从婴儿前胸、腋下围过，成人在婴儿后方，拉紧围巾，让婴儿练习独立走步。

当婴儿能独走数步后，可在婴儿的前方放一个他喜欢的玩具，训练他向前迈步取，或让婴儿靠墙独立站稳，成人后退几步，手中拿玩具，用语言鼓励婴儿朝成人的方向走去，婴儿快走到成人身边时，成人再后退几步，直到婴儿走不稳时再把婴儿抱起来，夸奖他走得好并给他玩具。

4) 手部动作训练

(1) 训练婴儿手的控制能力。在婴儿能够有意识地将物品放下后，训练婴儿将手中的物品投入一些小的容器中；也可引导婴儿将小木块放到一个小盒子中，将小粒的东西拾起来放进小瓶中；还可给婴儿选择一些带孔洞的玩具，让婴儿将一些东西从孔洞中投入。

(2) 训练婴儿用手的能力。成人可通过游戏示范，教婴儿学会使用手。比如，把木块搭起来，打开或盖上瓶盖，拉电灯开关，用笔画线条，用手翻书，扔皮球，拾东西，推玩具火车，拿勺子在碗中搅拌，用勺吃饭，用手挖、抠东西，等等。

3. 习惯和生活能力的培养

1) 睡眠

在这一阶段，婴儿白天的睡眠次数可逐渐减至2次，每次2小时。每天应定时让婴儿上床睡觉，睡眠前不要引导婴儿过度兴奋。此时婴儿能理解成人的部分语言，可预先告诉婴儿接下来的安排。例如，母亲与婴儿做游戏，可以说："我们把玩具收起来吧，到睡眠时间了。"然后收拾玩具，抱婴儿上床睡觉。

2) 饮食

随着月龄的增长，婴儿每日喂养次数可逐渐减到4～5次。训练时，应注意以下几点：定时进餐，有助于消化系统有节律地工作；进餐时要有固定的座位；训练婴儿进食自理的能力，如让婴儿用手拿饼干吃，独自抱奶瓶吃奶、用杯喝水，用汤匙舀东西吃。

3) 大小便

成人引导婴儿在大小便前要有所表示，如发出"嗯嗯"的声音。

4) 穿衣服

成人引导婴儿配合穿衣、戴帽、穿袜、穿鞋等，不仅能培养婴儿的生活自理能力，而且能强化婴儿的方位意识。

4. 社会交往能力的培养

1) 与人交往

此时，婴儿已具备一定的活动能力，对周围环境有了更广泛的兴趣，有与人交往的社会需求和强烈的好奇心。家长每天应抽出一定的时间和婴儿一起做游戏，并进行情感交流。

乐观向上、充满爱心的家庭气氛，会使婴儿幸福开朗，乐于与人交往。此外，家长还应经常带婴儿外出活动，让婴儿多接触大自然、接触社会，从中观察并学习与人交往的经验，培养其文明礼貌的举止、言语。

2) 在日常生活中引导婴儿主动发音和模仿发音，积极为婴儿创造良好的语言环境

让婴儿学习用“叔叔”“阿姨”“哥哥”“姐姐”等称呼周围熟悉的人。鼓励婴儿模仿父母的表情和声音。当模仿成功时，父母可以亲亲他，并做出十分高兴的表情，以示鼓励。

3.3.5 1～1岁半幼儿训练方案

1. 认知能力的培养

1) 观察能力的培养

观察是一种有目的的感觉知觉活动，是发展智力的主要途径。幼儿观察事物是通过各个感觉器官来进行的，因此，培养幼儿的观察能力，应从发展视觉、听觉、嗅觉、触觉等感觉能力入手，从他们感兴趣的、能注意到的事物开始，有意识地引导他们去观察事物。

(1) 观察事物的特性，具体包括以下几个方面。

① 识别大小。教幼儿比较物体的大小，开始训练时可选择形状类似、大小差别显著的物体，如大娃娃与小娃娃、大杯子与小杯子等。

② 识别形状。教幼儿识别物体的各种形状，对发展观察能力十分有好处。训练时，先教幼儿识别简单的几何形状，如圆形、椭圆形、三角形、正方形等。可用同种颜色的纸板，如红色、黄色等剪出两套形状不同的图形，让幼儿和家长分别拿一套，教幼儿把他手中的图形重叠到家长的图形上，指给他看，这两个图形的形状是一样的，再让他与其他形状的纸板比较，告诉他哪些是不一样的。

③ 识别颜色。先从基本的红、黄、蓝、绿色开始练习。幼儿这时可能说不出颜色的名称，家长也不必在这个阶段要求幼儿说出颜色的名称，但应让幼儿明白“颜色”这个词的意思，懂得“这种颜色”“那种颜色”的意思，使他意识到颜色也是物体的一种属性，从而发展其观察力。

训练时，可用一些大小相同、形状一样、颜色不同的积木方块作为工具。例如，成人拿一块红方块，引导幼儿从几个方块中挑选一个颜色和成人手中一样的方块。幼儿学画时，要让他注意到小草是绿色的，西红柿是红色的，然后让幼儿拿绿色的画笔画小草，拿红色的画笔画西红柿。在日常生活中，成人可引导幼儿注意周围物品的颜色，如妈妈的围巾是蓝色的，幼儿的帽子也是蓝色的，这时便可告诉幼儿这两件东西的颜色是一样的。

(2) 发展幼儿注意力，具体包括以下两方面。

① 提高注意力的稳定性。幼儿注意力短暂、不稳定，成人应帮助幼儿集中注意力于一个物体上或一种游戏中。例如，幼儿玩皮球，经常很快就扔掉，母亲可拿起皮球，教他

一些新玩法，如用手使皮球在地面上旋转，或对着墙壁滚动皮球，使皮球碰向墙壁自动滚回来，或用球投篮等。

② 扩大注意的范围。成人应帮助幼儿认识物体之间的联系，发展注意力的稳定性和注意力的分配能力。在培养幼儿的观察力时，应多带幼儿接触大自然，注意引导幼儿调动多种感觉器官参与观察活动。比如，可带幼儿看日出日落、风吹草动，听鸟语，闻花香，等等。

2) 记忆力的培养

幼儿的记忆是由感觉器官获得的信息积累而成的。有了记忆，幼儿才能呈现日新月异的进步。

(1) 实物记忆练习。让幼儿根据记忆寻找所需要的玩具。例如，先让幼儿看一个小球，然后把它收起来，再让幼儿在其他的玩具中找类似的小球。

(2) 强化记忆练习。父母可以选择一些形象直观、与幼儿本人关系较为密切的东西和他感兴趣的事物来训练他的记忆。例如，可教幼儿认识爸爸、妈妈，自己的名字、五官和身体的主要部位，间隔一段时间后，情景再现，以强化记忆。

3) 思维能力的培养

幼儿的思维活动是以周围的事物和具体的活动为基础的。因此，在促进幼儿思维能力发展的诸因素中，最重要的就是给幼儿创造一个有利于动手动脑的环境。

(1) 发展幼儿解决问题的能力。用语言指点并巩固幼儿在解决实际问题过程中所取得的成果，帮助他用动词，如“伸出”“倒转”“挪动”等来表达他找到的解决办法，同时提高幼儿在解决类似问题时使用这种方法的可能性。

(2) 发展思维的灵活性。教幼儿开发同种玩具的不同玩法，在日常生活中引导幼儿注意观察一种物体的多种用途，以发展幼儿解决问题的技巧。例如，教幼儿用钥匙开锁，同时教他用钥匙撬开奶粉罐上的铁盖，捅开饮料瓶口的纸封，在泥地上画画，等等；告诉幼儿筷子是用来吃饭的，但也可用它来搅拌药液，甚至当灯笼的提手，等等。

4) 想象力和创造力的培养

(1) 辨别音响。给幼儿听不同的声响，让幼儿判断是什么东西发出的声音。

(2) 手影表演。成人可利用灯光或阳光下的投影做手影表演，引导幼儿观看、想象。

(3) 看图片。通过看图片，教幼儿认识图片中的人物、物品，说出“是谁”“在做什么”“是什么东西”“有什么用处”。

2. 动作能力的培养

1) 发展稳定性和平衡能力

训练幼儿独立行走的能力和行走的稳定性，以促进其运动协调性和躯体平衡能力的发展。成人可和幼儿一起拖拉玩具车，教幼儿拉着小车向前走、侧着走、倒退走等；还可准备一个较大的皮球，成人将球滚到幼儿脚边，教他抬脚踢球。

2) 训练幼儿走、蹲、弯腰动作

将玩具散放在各处，要求幼儿收捡玩具交给成人或放在固定的地方。

3) 训练幼儿下床

当幼儿爬到或走到距床沿约30厘米处时，就训练他调转身体，头朝里、脚向床边，然后让他倒退着向床边爬行，直至脚踩地。开始时，成人应在幼儿背后做好保护，防止幼儿动作不稳仰倒在地。可用同样的方法训练幼儿从沙发上或椅子上转身下地。

4) 训练幼儿手的灵活性和准确性

成人可教幼儿画画、搭积木，用塑料绳将有孔玩具串起来，以训练手的灵活性和协调性。

3. 习惯和生活能力的培养

1) 睡眠

除夜间睡眠外，幼儿白天可睡眠2次，每次1.5～2小时。成人不要用威胁、恐吓等手段逼幼儿睡眠，也不要给幼儿讲恐怖故事，以免幼儿因害怕而拒绝一个人入睡。临睡前，成人要为幼儿清洗脸、手、脚、臀部，排好尿，换上宽松保暖的睡衣。这样会使幼儿感到舒适，易于入睡，不但有助于幼儿养成良好的睡眠习惯，也便于幼儿建立睡眠条件反射。

2) 饮食

幼儿断奶后，每日可喂养4～5次，具体时间为早、中、晚餐和白天睡眠醒来后，应养成定时进食、定位进餐的习惯。成人还应鼓励幼儿自己动手吃东西，引导幼儿养成饭前便后洗手的习惯。

3) 训练幼儿在日常生活中做力所能及的事，以培养幼儿独立的能力

成人可教导幼儿脱鞋、脱袜子，排完大小便试着提裤子，自己戴帽、脱帽，帮助爸妈拿拖鞋、换鞋，洗手时主动将手伸到水里，玩完玩具后帮忙整理，等等。

4. 社会交往能力的培养

1) 教育孩子礼貌待人

家里来客人，成人要教幼儿打招呼、问好，鼓励幼儿取糖果、水果招待客人，把玩具分给到家里来的小朋友玩，等等。客人道别时，成人要教幼儿挥手说再见。

2) 训练沟通交流能力

利用各种机会丰富幼儿的语言词汇，并简单说明物体的用途以及与其他物体的关系，以扩大幼儿的认识范围，促进其对语言的理解与表达能力的发展。

例如，可给幼儿看图片、书籍，带幼儿到外面玩，教幼儿认识物体，对着图片或实物询问幼儿名称及用途，引导幼儿回答，幼儿回答正确时可亲亲他，以示鼓励。

此时，幼儿已开始喜欢听大人讲故事，父母给幼儿讲故事时，开始时要讲得慢而简短，发音清晰，富于表情，可根据故事的情节伴以动作，来吸引幼儿的注意力，激发其兴趣。对于幼儿爱听的故事，成人可重复几次，还可将幼儿目睹或经历的事情编成故事，也可根据幼儿的特点编故事，以此来加强行为规范和思想品德教育。

3.3.6 1岁半～2岁小儿训练方案

1. 认知能力的培养

1) 观察能力的培养

(1) 培养上下、里外、前后等方位意识。例如，成人可在游戏时说“球在箱子

里”“小车在箱子外面”等，引导幼儿认识方位。

(2) 辨别多少。例如，引导幼儿分糖果给家人，看看分得是否一样多；也可以用专门的图画，训练孩子认识数量的多少。

(3) 比较高矮。训练时，可以让爸爸和妈妈站在一起，让小儿比较爸爸和妈妈的高矮；也可把不同的玩具放在一起，让小儿比较玩具的高矮；还可带小儿到动物园实地观察，比较不同动物的高矮。

(4) 指导小儿观察事物的特征，有助于随意注意的形成和发展。训练时，可带小儿观察、了解不同的动物和植物。例如，让小儿观察“小猫吃什么”“小鸟在哪里”“红色的花在哪里”“什么东西是香的”，等等。

2) 记忆力的培养

(1) 词汇记忆。成人在讲述小儿较熟悉的故事，或教小儿读他熟悉的儿歌，或唱他熟悉的歌曲时，可有意识地停顿下来让小儿补充。训练时，应遵循由简到难的规律，先让小儿补充单字，逐渐引导小儿续上一个词、一句话。这样做，既能促进小儿记忆力的提高，还能发展小儿的语言能力。

(2) 实物记忆。训练时，成人可引导小儿回忆不在眼前的事物。例如，可在小儿的注视下，将一个玩具放到盒子中，盖上盖子后，让他说出盒子中玩具的名称。

3) 思维能力的培养

(1) 比较大小。成人将套蛋、套塔或大小不同的纸盒等玩具展示在小儿面前，引导小儿比较尺寸的大小，帮助其将小尺寸的玩具套入大尺寸的玩具中。这可帮助小儿在游戏中学会比较、概括和简单的分析。

(2) 按颜色特征将物体归类。在游戏中，成人准备好不同颜色的物体，让小儿依照成人要求的颜色把相应颜色的物体找出来；还可以让小儿按颜色分别放置物体，如将红色的小球放到红色盒子中，将蓝色的小球放到蓝色盒子中。

(3) 发展幼儿解决问题的能力。例如，教小儿用小锤子将小木板钉进潮湿的沙土中，用木棍将手够不到的环拉到跟前等。

4) 想象力和创造力的培养

(1) 模仿游戏。成人可指导幼儿模仿日常生活情节，通过该游戏，能促进小儿创造力和想象力的发展。

(2) 有意识、有计划地培养幼儿绘画，不仅可以发展小儿认识事物的能力，而且可以发展小儿手部小肌肉的活动能力，也有利于对小儿进行审美教育，逐步发展其想象力和创造力，培养其感受艺术美、自然美和社会生活美的能力。此外，绘画还可培养小儿独立活动和专心做事的好习惯，促进智力发展。

(3) 培养欣赏音乐的能力。音乐可以给人以美的感受，扩展小儿对周围环境中各种不同事物的想象力，促进小儿情感和智力的发育。小儿出生后的第一年是其音乐能力发展的起点，在此期间，可通过培养小儿区分音的高低、音的长短、音的力度、音色、节奏、旋律等能力，来培养小儿的音乐感受力。训练时，成人宜选择小儿熟悉的、有趣和有节奏的乐曲。

2. 动作能力的培养

1) 训练扶栏上、下楼梯

训练时，开始选择的楼梯不要太多层，以便于小儿能够顺利地完成任务，体验到成功的快乐。

2) 跑步练习

成人可通过游戏来训练小儿跑步的灵活性和稳定性，如可训练小儿听口令向前跑、转弯跑。

3) 做手工

通过做手工，鼓励小儿做力所能及的事，提高其手动作的稳定性、协调性和灵活性。

3. 习惯和生活能力的培养

1) 睡眠

白天睡眠的次数逐渐减为1～2次，可根据作息制度，将小儿白天的睡眠安排在午饭后，睡眠时间为1.5～2小时。小儿改变作息制度需要一个过程，家长可根据小儿的身心特点，合理安排，逐渐向新的作息制度过渡。

2) 饮食

小儿早、中、晚三餐主食应准时，在早中餐及中晚餐之间各安排一次点心。小儿进餐时，姿势应正确，应正确使用餐具。不要边玩边吃，成人不要在饭桌上引逗小儿大笑，以防呛咳窒息。饭后不要让小儿做剧烈活动，可让小儿安静地休息半小时，避免呕吐。

3) 习惯

教小儿养成饭前便后洗手的习惯。培养小儿爱护玩具的习惯。

4. 社会交往能力的培养

1) 与人交往

此时期的小儿已具备语言能力，成人可鼓励小儿多与人交往，并教育小儿一些简单的是非概念。

2) 语言能力

小儿1岁半以后，语言能力的发展突飞猛进，不仅喜欢重复家长的语言，还想要自己说出周围事物的名称。在这个阶段，家长应常带小儿到户外、公园，鼓励他与人交往，并引导他仔细观察遇到的事物，告诉他这些事物的名称和特点。回家后，家长可引导他回忆在外面接触到的人和事物，帮助他用较完整的语言叙述出来。这样，不但能丰富小儿的词汇，而且能巩固记忆、增长知识。

3.3.7 2～2岁半小儿训练方案

1. 认知能力的培养

1) 观察能力的培养

(1) 观察事物的特性，具体包括以下几方面。

① 比较形状。成人可借助不同形状的积木或不同形状的纸卡，教小儿认识图形，如

圆形、方形、三角形等，并能对材质不同、形状相同的图形进行匹配。

② 比较远近。在日常生活中，成人可用含远近的词引导小儿的行为，加强其对远近概念的意识，如“和妈妈靠近点”；还可在游戏中，教小儿领会远近的意思。

③ 引导小儿学会全面观察。全面观察可扩大小儿的观察范围，促进其思维能力的发展。成人可带小儿到户外观察，引导小儿先观察周围总体概况，再集中观察某一特定事物。

(2) 发展小儿注意力。要注意培养小儿注意力的持久性、集中性。

2) 记忆力的培养

(1) 复述话语。随着小儿语言能力的提高，可让小儿复述成人的话语。训练时，应从简单的短句开始，逐渐过渡到长句子，如背诵歌词、儿歌、古诗等，以促进小儿记忆力的发展。

(2) 数字记忆。虽然此时小儿对数字的概念还不清楚，但机械记忆能力强。通过数字记忆练习，可强化小儿的机械记忆能力。成人可教小儿记门牌号、电话号码、历史年代等各种数字材料。

3) 思维能力的培养

(1) 培养小儿对因果关系的认识。成人可带小儿观察周围的事物和现象，如吹风能使风车旋转，风能使脸盆里的水出现波纹，用肥皂水能吹出五颜六色的肥皂泡，等等。这可激发幼儿的好奇心及学习探究的热情，促进其认知发育。

(2) 归类练习。成人可教小儿根据事物的某些性质进行分类。例如，将能发出声音和不能发出声音的东西分类，按颜色、形状、大小、用途分类等，以提高小儿归纳、概括的能力。

(3) 发展幼儿解决问题的能力。成人可有意制造一些明显的错误，让小儿去发现，并鼓励他说出错误所在及改正办法，以培养小儿分辨问题的能力。

4) 想象力和创造力的培养

(1) 表演游戏。可根据故事或童话的情节，让小儿表演，在表演过程中，成人应鼓励小儿发挥自己的想象力和解决问题的能力。

(2) 绘画。绘画可以提高小儿手眼动作的协调性。成人可引导小儿根据自己对周围事物和现象的认识来作画，并能通过对比来区分实物与图画。

(3) 音乐。小儿2岁时就具有倾听成人唱歌的能力，听歌可大大丰富小儿的音乐听觉感受性。成人教小儿听歌曲旋律的同时，还要教他听歌词，并引导小儿注意乐器发出的声音及要表达的意思，让小儿根据歌词、旋律来构思与乐曲风格相符合的音乐形象。

2. 动作能力的培养

1) 独自上、下楼梯练习

成人用玩具逗引或鼓励小儿上楼，使其能不依靠家长或栏杆自己上、下楼梯，可选择无扶手、3～4层的阶梯练习。

2) 双足跳练习

成人可牵着小儿两只手，教小儿蹦跳，逐渐训练小儿在没有扶持的情况下，双足同时抬起跳离地面。但是，不应当让小儿过分迷恋于跳跃(特别是从高处跳下)，因为小儿在这个年龄段还没有形成足弓，过多的跳跃有可能导致扁平足。

3) 继续让小儿多做动手游戏，发展手部动作

常见的动手游戏有用积木搭楼房、比赛拾物、比赛用绳子串珠、用筷子取东西、折纸等。

4) 两岁后可让幼儿学做主动操

3. 习惯和生活能力的培养

1) 养成良好习惯

(1) 继续鼓励小儿做力所能及的事，如自己穿脱衣服、大小便后提裤子、整理玩具、独立进食等。

(2) 培养小儿良好的睡眠、饮食、卫生等习惯。

(3) 引导小儿学会关心别人。

2) 树立克服困难的信心

鼓励小儿树立克服困难的信心，这对其智能发展和学习能力的提高有较大的促进作用。 例如，小儿搭积木不成功，要求成人帮助，这时成人应鼓励小儿再试一试，而不是马上出手相助。当小儿重复多次取得成功时，成人应给予鼓励和表扬。

4. 社会交往能力的培养

1) 与人交往

训练小儿和别人一起玩合作游戏，使小儿在游戏中懂得遵守规则、相互合作、团结友爱。多带小儿接触社会，教会小儿有礼貌地称呼周围的人。

2) 利用各种机会增加幼儿的词汇量

(1) 带小儿去公园，介绍他所看到的花草树木的名称和特点。

(2) 教小儿用完整的句子表达意思，可经常让小儿看图片，给他讲短故事，教他说歌谣。随着小儿理解能力的加强，在适当的时候，可教他掌握一些比较抽象的时间名词、方位名词的用法。例如，“今天不去姥姥家，明天才去”“刚才你吃了一块糖，现在别吃了”“你在前面走，爸爸在后面跟着你”等。

(3) 经常在话语中使用常用代词，如我、你、他(它)、我们、你们、他们、自己、咱们等，使小儿逐渐理解各个代词的指代关系。

(4) 教小儿使用表达动作的词，如“你拿着”“扶着我”“我领你走”“抓住我的手”“他们在踢球”“上医院打针”“用手拍球”等。

(5) 通过说“不能一边吃，一边玩”“我有手和脚”等，让小儿掌握一边……一边、也、以及、和、同、跟等连词的用法，使小儿能准确、完整、连贯地表达意思，这对于提高小儿的交流能力有很大作用。

3) 思维能力的培养

(1) 教小儿数数，使其理解数量的概念。

(2) 利用语言促进思维发展。小儿在多样化的活动中发展了直观的具体性思维，并具备简单的判断能力和推理能力，能够对各种物体或现象进行简单的比较、概括，并确定它

们之间的联系。成人可经常用“为什么”“在哪里”“干什么”“怎么办”等，来引导小儿思考。

(3) 发展幼儿解决问题的能力。成人可引导幼儿预想事情的结果，教会小儿去思考、推理并学会应当怎样做。例如，成人可问小儿“冰糕一直拿在手中会怎样”，让小儿预想一下事情的结果，激发其好奇心，鼓励其做实验。

4) 想象力和创造力的培养

(1) 角色游戏。随着年龄的增长、认识能力的加强，小儿逐渐能理解并模仿人们之间的关系。此时，成人可引导小儿做扮演角色的游戏，可以让他注意现实生活中的角色特点，以此来丰富游戏情节。例如，乘坐公共汽车，观察售票员是怎样工作的；到理发店理发，留心观察理发师的一举一动，等等。

(2) 绘画。在小儿能画出一些线条和形状后，成人可引导小儿将他所画的图画同实物作比较，这样小儿会更有兴趣在绘画中发挥想象力。

(3) 音乐。在这个阶段，应培养小儿听音乐和欣赏音乐的能力。成人可教小儿理解歌曲的内容，感受歌曲的思想感情，并要求小儿在唱歌时表达自己的内心情感，想象歌曲塑造的音乐形象，从而激发想象力。

3.3.8　2～3岁小儿的早期教育

1. 认知能力的培养

1) 观察能力的培养

(1) 观察事物的特性，具体包括以下内容。

① 比较长短。成人可在纸上画线段，教小儿比较长短；也可教小儿比较长裤和短裤、长袖衫和短袖衫、长铅笔和短铅笔、长凳子和小方凳等。

② 比较厚薄。首先，让小儿拿一本书，成人拿一本稍厚一点的书，两者作比较，由成人总结“我的书比你的书厚，你的书比我的书薄”；然后，引导小儿寻找一本更厚的书，再与成人手中的书作比较，由小儿重复上述结论；其后，成人再找一本更厚的书，依此类推。这个游戏可以倒过来玩，可以选择其他便于比较的物品。

③ 综合比较。成人引导幼儿发现相似事物之间的不同点和不同事物的相似点，以此培养小儿观察比较的能力。

(2) 发展幼儿注意力。教小儿按成人的指示，集中精力完成一件事情或一个游戏。成人提示得越具体，就越容易使小儿集中注意力，明确目标。在小儿完成游戏时，成人可给予赞许，鼓励其正确的行为，表扬成绩。可利用比赛的形式，这样更能激发小儿的积极性。

2) 记忆力的培养

(1) 利用游戏培养记忆力。游戏一：将几种小儿熟悉的玩具，如汽车、球等摆在桌子上，请小儿说出玩具的名称；用布把玩具盖上，成人从布下取走一个玩具；再将布掀开，让小儿看一看，少了什么玩具。游戏二：在地上放几个圈，在每个圈中放一个小动物玩具，表示小动物的家；让小儿记住每个动物家的位置，请小动物出来玩；将小动物拿出来以后，再让小儿将小动物逐个送回“家”，即原来的位置。

(2) 图像记忆。让小儿看一张画有数种动物的图片，限定在一定时间内看完。开始时时间可长些，而后逐渐缩短看的时间，再将图片拿开，让小儿说出图片上有哪些动物。如果小儿记住的不多，还可以教他使用一些记忆方法，如可提示他有翅膀、能飞的有哪些。

(3) 在日常生活中培养小儿的记忆能力。例如，小儿游玩回来，可让他回想一下玩了什么东西，遇上了什么人，经过了什么地方，等等；还可在日常生活中，要求小儿按成人说的先后次序做事。

3) 思维能力的培养

(1) 教小儿学会数数并理解数量的概念。

(2) 利用语言促进思维。与2～2岁半小儿的训练方案相同，此处不再赘述。

(3) 发展幼儿解决问题的能力。与2～2岁半小儿的训练方案相同，此处不再赘述。

4) 想象力和创造力的培养

与2～2岁半小儿的训练方案相同，此处不再赘述。

2. 动作能力的培养

1) 站立练习

独脚站立练习，两脚可交替训练，使双下肢力量均衡。开始时，小儿可能要扶着成人或物才能抬起一只脚，要逐渐训练小儿不依靠成人和物单足稳定地站立几秒，再慢慢延长时间。可用竞赛的形式鼓励小儿，使小儿能够逐渐稳定地单脚支撑站立。

2) 跳远、跳高练习

做跳远练习时，成人可在地上放一张纸或画两道线，要求小儿向前跳时不能踩到纸张或线内，而后逐渐调节纸张或两条线的宽度，拓展小儿向前跳跃的距离。

训练小儿跳高时，成人可在地面上设置有一定高度的障碍物，如一本书或一块砖，让小儿跳过去；而后逐渐增加难度，如再加一本书或一块砖，使障碍变得更高，或两本书或两块砖平放，使障碍变得更宽，让小儿练习。要注意安全，给予小儿适当的防护。

3) 发展动作协调能力

泥塑、拼贴画既可发展小儿手动作的灵巧性，又可促进小儿想象力和创造力的发展。成人可教小儿搓、揉、压、卷、捏等动作，并在此基础上塑造各种物和人的形象。成人可适当给予指导和帮助，从简单的形象学起，以发展小儿的想象力、创造力，提高动手的能力。

三轮童车是这个年龄段小儿特别喜爱的玩具，骑三轮童车既能增强小儿的体质，又能培养小儿胆大心细、集中注意力的良好习惯，还可以借此训练小儿动作的协调性、敏捷性和良好的反应能力，并能帮助小儿理解交通常识。

3. 习惯和生活能力的培养

1) 穿、脱衣服

教小儿练习自己穿衣服、脱衣服，认识衣服的前后，并能扣上扣子。练习时，应选用一些较宽松的外衣。小儿学会穿、脱外衣后，可以继续学习穿、脱裤子和鞋。

2) 上厕所

教小儿明确表达要上厕所的需求，训练小儿自己脱裤子、蹲便盆，提醒小儿不要弄脏裤子，引导小儿养成在午睡和晚睡前先去厕所的习惯。

4. 社会交往能力的培养

1) 与人交往

鼓励小儿与其他孩子一起做集体角色游戏，引导小儿建立起与同龄人的关系。在指导小儿玩角色游戏时，家长可帮助小儿分配游戏角色，教小儿遵守角色的各项义务，在角色游戏中领会人与人的交往和联系，丰富生活经验。例如，扮演保育员的小儿，应该温和地与其他人说话，给他们玩具，哄他们玩等；而扮演托儿所孩子的小儿，则要认真听“保育员”的话。

2) 发展语言能力

鼓励小儿自己叙述一些事情，如“今天做了什么”“去公园看到了什么”等；让他复述故事，讲述故事中的情节和内容；教小儿记住父母的名字、职业、单位、家庭住址以及自己的年龄等。

3) 培养小儿良好的道德品质和情感

小儿的道德评价能力是在成人的影响下形成的。开始时，他们常常重复父母或老师的看法，以后才慢慢地学会独立分析。成人应身体力行，教育小儿讲文明礼貌、团结友爱、尊重长辈、尊重老师、爱祖国、爱劳动、正直善良、富于同情心，教育小儿遇到困难应努力克服，学会从生活中获得美好的感受。

【思考与练习】

1. 简述婴幼儿运动系统的特点及其卫生保健内容。

2. 简述婴幼儿呼吸系统的特点及其卫生保健内容。

3. 简述婴幼儿消化系统的特点及其卫生保健内容。

4. 简述婴幼儿神经系统的特点及其卫生保健内容。

5. 简述婴幼儿眼睛的特点及其卫生保健内容。

6. 简述婴幼儿皮肤的特点及其卫生保健内容。

7. 请你为1～1岁半幼儿设计早期教育训练方案(包括认知能力的培养、动作能力的培养、习惯和生活能力的培养、社会交往能力的培养等多方面，以下同)。

8. 请你为2～2岁半幼儿设计早期教育训练方案。

9. 请你为2岁半～3岁幼儿设计早期教育训练方案。

10. 案例分析题

认真阅读以下三则材料，分别用所学知识及原理进行分析，并结合自身实际谈谈感受。

【案例1】

星期天，妈妈正在家里洗衣服，忽然看见刚满四岁的儿子左手扶着右臂，皱着眉、咧着嘴走了进来。见状，妈妈忙问："林林，怎么了？"一向很坚强的林林强忍眼中的泪水，小声说："不小心摔了一跤。"妈妈赶快挽起他的袖子，看到没有明显的凹陷和擦伤，只是局部有些红肿，便触按红肿的地方，问他疼不疼。林林咧咧嘴说："有点儿疼。"为了安全起见，妈妈还是带林林去了医院。到医院一拍片，结果令妈妈大吃一惊，林林右臂的尺骨大部分已经折断，只有少数组织还连在一起。妈妈感到奇怪：骨折了，胳膊怎么还能动？为什么孩子没有感到剧烈的疼痛呢？

当医生详细地向妈妈说明以后，妈妈才明白其中的缘由。原来，幼儿的骨骼与成人的骨骼在成分上有明显不同。成人骨骼中无机盐约占三分之二，有机物约占三分之一，所以比较硬，不易弯曲；而幼儿骨骼中，无机盐和有机物各占二分之一，所以韧性强，硬度低。如果把成人的骨骼比喻成干树枝，幼儿的骨骼就像娇嫩的青枝，一旦发生骨折，由于幼儿骨骼最外层的骨膜较厚、有韧性，就有可能发生折而不断的现象。就好像鲜嫩的柳枝折断后，外皮还连在一起。因此，幼儿的这种骨折，被称为"青枝骨折"。发生"青枝骨折"后，骨骼因弹性良好而呈不完全断裂，骨折伤处的凹陷感不明显，由于断骨对周围组织的刺伤力较小，所以疼痛不如骨头完全断裂时明显，伤肢还可以做些动作，因此容易被忽视。如果耽误了复位时机，任其自然生长，肢体就会出现畸形，甚至影响正常功能。幼儿正处于生长发育期，骨折一般很快便可愈合，因此家长应多加注意，以免耽误治疗。

【案例2】

有一个女孩儿问妈妈："妈妈，为什么我们班上××小朋友和我小便时不一样呢？为什么他可以站着小便，而我不可以？"

这位妈妈微笑着告诉女儿："宝贝，男孩儿和女孩儿小便的姿势肯定不一样，因为男孩儿与女孩儿的生殖构造本来就不一样啊！女孩儿有子宫和阴道，男孩儿有阴茎(建议不要采用传统称呼'小鸡鸡')。但无论是男孩儿还是女孩儿，爸爸妈妈都一样爱你们。"

"你是个女孩子，长大后会成为女人，像妈妈一样；男孩子长大后，会变得和爸爸一样。男孩子小便时，尿从阴茎出来；女孩子小便时，尿从尿道口出来，因为尿道口在两腿之间，所以我们需要蹲着或坐着小便。如果你也站着小便，很容易把裤子尿湿了。现在，你清楚为什么男孩儿和女孩儿不一样了吧？"

【案例3】

在某幼儿园大一班晨检活动中，一个女孩家长非常生气地向老师告状："易易这个小男孩流里流气的，没事儿就抱着我家婷婷亲吻，这么小就'耍流氓'！如果下次再这样，我就要找他的家长了！"

第4章 学前儿童的疾病与预防

【学习目标】

了解学前儿童传染病的概念、特点及种类；

掌握学前儿童常见传染病的具体症状、预防接种及护理知识，具体包括呼吸系统疾病、消化系统疾病、营养性疾病、五官疾病。

【问题情境】

×××幼儿园传染病预防与应急预案

为有效预防突发性传染病，维护正常的教学秩序，根据传染病防治相关实施办法，特制定本预案。

一、预防办法和持续改进措施

(1) 幼儿园成立应急领导小组，园长亲任组长；建立健全传染病预防与应急管理制度和信息管理系统；全员参与，预防为主；保健医生负责传染病预防的常规管理与日常监督、指导。

(2) 加强日常宣教与督导，建立健全“家—园—社会”联保体系与机制。

(3) 采取有效措施消除传染病的发生。保教人员持证上岗，每天坚持做好晨检、清洁，尤其是消毒工作。幼儿教室、寝室、卫生间等保持空气流通。传染病高发季节要减少组织师生去人群密集区域活动，保持个人卫生。

二、完善应急管理机制，不断提升突发疫情处置能力与水平

(1) 园内发现患急性传染病的幼儿或教职工，保健医生应第一时间对其进行隔离观察；一旦出现紧急突发疫情，应急小组领导必须亲临现场指挥并酌情拨打120电话救护或指定专人护送至医院诊治。

(2) 发现疑似传染病症状的班主任应立即通知幼儿家长，由家长陪同幼儿立即前往医院诊察；如果是教职工出现疑似传染病的症状，也要立即隔离，由保健医生初步检查、记录后，即刻去医院就诊并通知其家属。

(3) 保教人员随即对传染病幼儿(包括疑似)所在班级及其涉足的公共场所进行消毒，同时对与传染病人密切接触的幼儿、教职工进行隔离观察，防止疫情扩散，迅速切断传染源。

(4) 园内一旦发现、发生传染病或疫情，立即停止组织集体活动。

三、信息报告、跟踪反馈和持续改进

(1) 在园幼儿、教职工中发现、发生传染病，首先向幼儿园应急领导小组长(园长)报告，半小时内由应急小组信息员(保健医生)口头报告教育局应急办，同时向疾病控制中心报告。在1小时内书面报告教育局应急办，明确疫情范围、内容和人员等情况。

(2) 应急领导小组及时召开案例分析会，制定纠正预防措施、正负激励办法和持续改进计划；保健医生认真做好随访和追踪记录，及时、准确地做好传染病病因分析，指导全园教职工共同控制好传染源，做好善后处置工作。

(3) 相关教职工或幼儿病愈返校时，必须出示县级医院有效证明方可入园。

(4) 传染病发病期间停止接纳新生入园。

幼儿园发现、发生突发性传染病或疫情，即刻启动本预案。

请结合以上资料，思考如下问题：

1. 上述案例中的幼儿园发布传染病预防与应急预案的目的是什么？

2. 学前儿童传染病的预防工作需要哪些人的参与？

4.1 传染病的预防与护理

4.1.1 概述

1. 传染病的概念、特点及种类

1) 传染病的概念

传染病是指由病原微生物，如朊病体、病毒、衣原体、立克次体、支原体、细菌、螺旋体和寄生虫(如原虫、蠕虫、医学昆虫)感染人体后产生的有传染性，在一定条件下可造成流行的疾病。

2) 传染病的特点

传染病有4个基本特征，是其区别于其他疾病的重要特征。这4个基本特征要综合考虑，不能孤立看待。

(1) 由病原体引起，每种传染病都是由特异性病原体引起的，病原体可能是微生物或者寄生虫，如图4-1所示。

(2) 具有传染性。传染性是传染病与其他感染性疾病的主要区别。传染性意味着病原体能通过某种途径感染他人。传染病病人有传染性的时期称为传染期。

(3) 具有流行病学特征。传染病的流行需要有传染源、传播途径和易感人群这三个基本条件。流行过程在自然和社会因素的影响下，表现出各种特征。传染病的发病可分为散发性发病、流行、大流行和爆发流行。

(4) 感染后免疫。免疫功能正常的人体经显性和隐性感染某种病原体后，都能产生针对该病原体及其参物(如毒素)的特异性免疫。感染后获得的免疫力属于主动免疫。

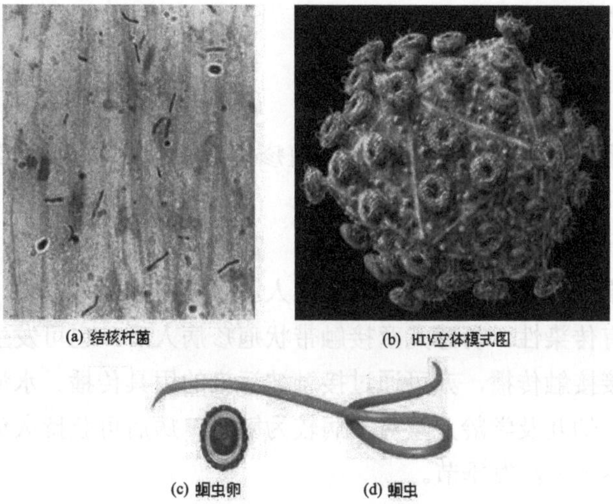

图4-1　几种常见的病原体

3) 传染病的种类

根据传染病临床过程的长短，可将其分为急性、亚急性和慢性传染病；按病情轻重，可分为轻型、典型(也称为中型和普通型)、重型和爆发型传染病。

2. 传染病流行的条件

传染病的流行过程就是传染病在人群中发生、发展和转归的过程。流行过程的发生需要三个条件，包括传染源、传播途径和易感人群，如图4-2所示。

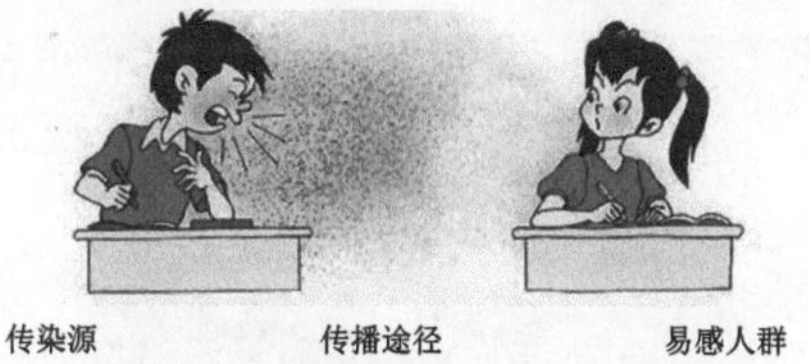

图4-2　传染病流行的三个条件

1) 传染源

传染源是指病原体已在体内生长、繁殖并能将其排出体外的人和动物。传染源包括患者、隐性感染者、病原携带者和受感染动物。

2) 传播途径

病原体离开传染源到达另一个易感者的途径称为传播途径。传播途径由外界环境中的一种或多种因素组成。各种传染病有其各自的传播途径，主要有5种：呼吸道传播，消化道传播，体表传播，虫媒传播和血液体液传播。

3) 易感人群

对某种传染病缺乏特异性免疫力的人群称为易感人群，他们都对该病原体具有易感性。当易感人群在某一特定人群中的比例达到一定水平，又有传染源和合适的传播途径时，很容易导致该传染病的流行。

4.1.2 学前儿童常见传染病

1. 水痘

水痘属于病毒性传染病，由水痘-带状疱疹病毒引起，传染性极强，为呼吸道传染病，多见于儿童。

1) 流行特点

病人是水痘的唯一传染源。病毒存在于病人上呼吸道和疱疹液中，发病前1～2天至皮疹完全结痂为止均有传染性。易感儿童接触带状疱疹病人后，也可发生水痘。水痘主要通过呼吸道飞沫和直接接触传播，亦可通过接触被污染的用具传播。水痘的传染性极强，人群对水痘普遍易感，幼儿及学龄儿童对本病较为敏感。病后可获持久免疫。本病一年四季均可发生，以冬、春季为高发季节。

2) 症状

水痘的潜伏期为10～24天，以14～16天较为多见。典型水痘分为两期：一是前驱期，婴幼儿常无症状或症状轻微，在出现低热、全身不适的同时有皮疹出现；年长儿童可有畏寒、低热、头痛、乏力、咽痛、咳嗽、恶心、食欲减退等症状，持续1～2天后才会出现皮疹。二是出疹期，初期表现为有强烈骚痒的红色丘疹，然后发展为充满透明液体的水疱疹，24～48小时内泡内液体变浑浊且疱疹出现脐凹现象，随后结痂，成为痂疹，伴明显痒感。同时存在不同时期皮疹(丘疹、疱疹、痂疹)是水痘的特点。水痘皮疹呈向心性分布，主要位于躯干，其次为头面部，四肢相对较少，手掌、足底更少。水痘症状如图4-3所示。

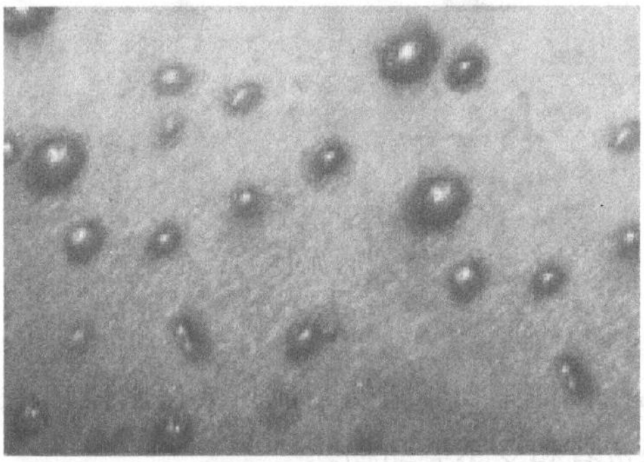

图4-3 水痘症状

3) 预后

水痘病程一般7～10天，预后良好，痂脱落后大多无瘢痕。该病症或并发脑炎，预后差，甚至可导致死亡。病后获终身免疫。

4) 护理

患儿应注意休息，室内应保持空气新鲜、温湿度适宜。多喝开水，保持口腔清洁，保证补充足够的水分，吃些富有营养又易消化的清淡食物。保持皮肤清洁，加强皮肤护理。穿戴柔软的衣帽，以免磨损皮肤，成人应当嘱咐和管理患儿不要用手抓挠痘疹，以免抓破引发感染。患儿的被褥要勤晒，衣服要勤换，不要穿过紧的衣服、盖过厚的被子，以免造成过热而引起皮肤发痒，导致患儿抓破疱疹。

5) 预防

患儿应予隔离至全部疱疹结痂，一般为2周。相关污染物、用具可通过煮沸或日晒等方式消毒。对有接触史的儿童，应接受隔离检疫21天，托幼机构免疫2～3周。一般个体应接种水痘疫苗，高危易感个体应使用抗病毒药物或免疫球蛋白。

2. 手足口病

手足口病是一种常见的多发传染病，由多种肠道病毒引致，4岁以下儿童易得。以手、足、臀皮疹和口腔等部位的斑丘疹、疱疹为主要表现，少数患儿可引起心肌炎、肺水肿、无菌性脑膜炎等并发症，为常见急性传染病。我国于2008年5月2日将手足口病列为丙类传染病。

1) 流行特点

手足口病多由A组柯萨奇病毒(CoxA)、肠道病毒71型(EV71)及埃可(Echo)病毒等多种肠道病毒感染所致。肠道病毒对紫外线及干燥敏感，各种氧化剂(高锰酸钾、漂白粉等)、甲醛、碘酒都能灭活病毒。隐性感染者及病人为传染源，经消化道、呼吸道、直接接触等多种途径进行传播。儿童较成人易感，3岁以下儿童多见。发病季节多为夏、秋季，9月是高峰期。

2) 症状

手足口病的潜伏期为3～5天，有低热、全身不适、腹痛等前驱症。发病1～2天内，口腔、咽、软腭、颊黏膜、舌、齿龈出现疼痛性粟粒至绿豆大小水疱，周围绕以红晕，破溃成小溃疡。由于疼痛，患儿会流涎和拒食。同时，手足易出现皮疹，在手足的背侧面和手指(趾)背侧缘、甲周围、掌跖部，出现数目不定的水疱。除手足口外，皮疹亦可见于臀部及肛门附近，偶可见于躯干及四肢，数天后干瘪、消退，皮疹无瘙痒、无疼痛感。个别患儿可出现泛发性丘疹、水疱，伴发无菌性脑膜炎、脑炎、心肌炎等。儿童手足口病症状如图4-4所示。

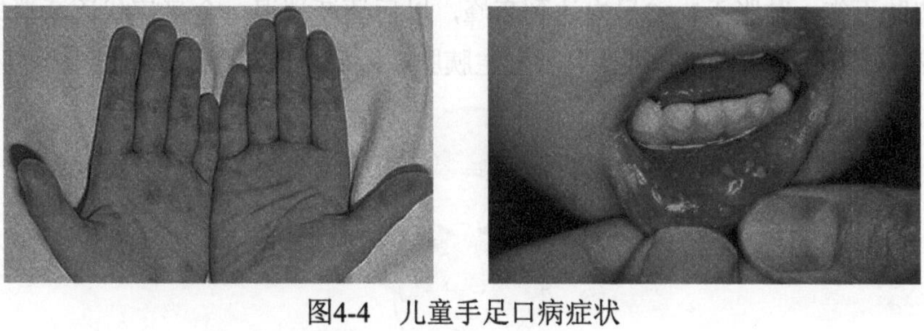

图4-4　儿童手足口病症状

3) 预后

全病程5～10天，多数可自愈，预后良好。

4) 护理

患儿的房间要定期开窗通风，保持空气新鲜、流通，温度适宜。有条件的家庭，每天可用乳酸熏蒸进行空气消毒。患儿的房间应减少人员进出，禁止吸烟，防止空气污浊。患病期间应避免发生感染，加强口腔护理，保持患儿口腔清洁，饭前饭后用生理盐水漱口。患儿宜卧床休息1周。多喝温开水，宜食清淡、温性、可口、易消化、柔软的流食或半流质食物，禁食冰冷、辛辣、过咸等刺激性食物。患儿的衣服、被褥要清洁，衣着要舒适、柔软并经常更换。注意保持皮肤清洁，防止感染。

5) 预防

手足口病病原及传染途径多，儿童易感，因此成人需注重对儿童生活细节的管理，确保儿童个人、家庭和托幼机构的卫生是预防本病的关键。

(1) 个人预防措施。饭前、便后、外出后要求儿童用流水和洗手液洗手；避免接触患者，本病流行期间不带儿童到人群聚集的公共场所；居室经常通风，勤晒衣被，保持家庭环境卫生。

(2) 托幼机构预防措施。活动室和睡眠室要保持良好通风；每日对玩具、个人用具、餐具进行清洗消毒；教育儿童养成良好的卫生习惯。

3. 流行性腮腺炎

流行性腮腺炎是由流行性腮腺炎病毒引起的以腮腺肿胀及疼痛为主的非化脓性炎症，为常见的急性呼吸道传染病。

1) 流行特点

流行性腮腺炎冬、春两季较为多见，一年四季均有散发病例。病原体为流行性腮腺炎病毒，对理化因素敏感，在酒精及紫外线照射下很快死亡，低温下可存活较久。病人及隐性感染者为主要传染源，患儿自发病前6天至腮腺肿胀消退之前均有传染性。该病主要通过呼吸道飞沫传播，食物、用品、食具接触亦可传播，但较少见。儿童普遍易感，5～15岁儿童多见，在托幼机构中容易流行。

2) 症状

流行性腮腺炎的潜伏期为15～18天。起病较急，有发热、食欲不振、全身不适等症状。数小时至一两天后，腮腺开始肿大，如图4-5所示，一侧或两侧腮腺肿胀、疼痛；腮腺以耳垂为中心弥漫性肿大，疼痛，张口咀嚼及进食酸性食物时疼痛加剧；下颌骨后沟消失，局部皮肤不红。肿胀于1～3日内达到高峰，以后逐渐消退，全身症状逐渐消失。部分患儿有舌下腺和颌下腺肿胀，年长儿童容易发生胰腺炎、睾丸炎、卵巢炎、脑炎等并发症。

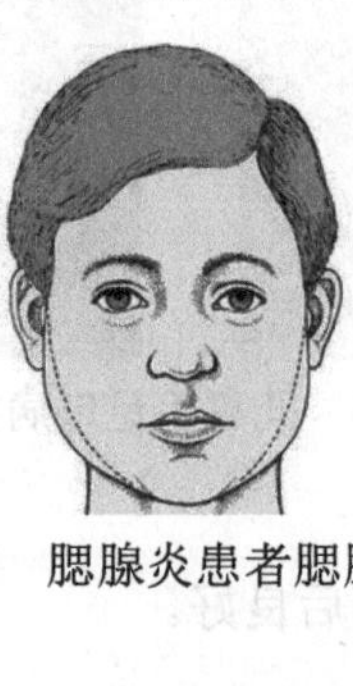

图4-5　腮腺炎患者腮腺肿大

3) 预后

腮腺炎大多预后良好，一般病程为7～12天，感染后可获得终身免疫。

4) 护理

患儿应有安静的休息环境，发热期及有并发症者均应卧床休息，防止过度疲劳。鼓励患儿多饮水，以利汗液蒸发散热。成人应做好饮食护理，患儿常因张口及咀嚼食物使局部疼痛加重，应提供富有营养、易消化的半流质食物和软食，不可提供酸、辣、甜及干燥的食物，否则可引起唾液分泌增多、排出受阻，使腺体肿痛加剧。患儿应多饮水或用温盐水漱口，预防继发细菌感染。腮肿局部可用药物外敷，同时要注意让患儿保持愉快的心情，这对于病情的治疗会起到良好的辅助作用。

5) 预防

患儿应隔离至腮腺肿胀消失，密切接触者检疫21天，托幼机构需检疫3周。确保患儿居室空气流通，用具应煮沸或暴晒消毒。此外，适龄儿童应及时接种腮腺炎疫苗。

4. 猩红热

1) 流行特点

猩红热是一种由链球菌引起的发疹疾病。猩红热病人、直接与病人或带菌者接触、带菌飞沫经呼吸道都可传染给易感者。此病多发生在冬、春季，患者多为2～10岁的儿童。

2) 症状

猩红热的潜伏期通常为2～5天，起病急骤，发热、咽痛、呕吐为早期主要症状。儿童可见抽筋，扁桃体肿大，舌部味蕾肿大呈粗刺状(杨梅舌)，发病当晚或次日出现红疹，四五天后见消退，1～2周后开始脱皮。

猩红热的重症者可因血中毒高烧死亡；轻者出疹较少，或不出疹。此病护理不当，易并发肺炎、中耳炎、心肌炎、关节炎等。

3) 预后

早发现、早用青霉素治疗能很快治愈。重症病人及伴有严重化脓病灶者已经很少见到，但猩红热恢复后，变态反应性肾炎或风湿热仍有发生。

4) 护理

患儿居室应通风，有条件时，尽量让患儿隔离独居，避免传染给他人，也可防止其他感染。在急性期要卧床休息，以免发生并发症。应给予患儿营养丰富、富含维生素的流质或半流质食物。在发热出疹时，应让患儿多饮水。注意口腔卫生，可以用淡盐水漱口，一日3～4次，及时清除鼻腔分泌物，用青霉素软膏涂口唇和鼻腔。皮疹退后，可能出现皮肤脱屑，有痒感，注意不要用手剥脱皮屑，以免引起感染，痒感强烈时可涂炉甘石洗剂。

5) 预防

(1) 隔离病人，对于密切接触者，应医学观察7天。

(2) 本病流行时，应避免让儿童到公共场所，同时做好晨检工作，如发现有咽炎、扁桃体患儿，均应及时隔离。

5. 细菌性痢疾

1) 流行特点

细菌性痢疾是由痢疾杆菌引起的肠道传染病。此病的传染源为病人及带菌者，病原菌自粪便排出后，通过日常接触、食物、水、苍蝇及污染的手经口传染。此病全年均可散发，高峰期在夏、秋季。

2) 症状

细菌性痢疾的潜伏期为1～4天，发病突然，患儿发烧39℃左右，头痛，伴有肠道感染症状，如腹痛、腹泻、里急后重(肛门坠痛，想大便而排不出的感觉)。患病初期，大便为稀便，待肠内容物排尽后，变为黏液脓血便，排量少，次数多，每天可排10～20次甚至更多次。如不及时抢救治疗，会有生命危险。

3) 预后

大部分急性菌痢病人可于1～2周内痊愈，少数病人转为慢性或带菌者。中毒性菌痢预后差，病死率极高。预后情况与全身免疫状态、感染菌型、临床类型及病后治疗是否及时合理等因素密切相关。

4) 护理

急性期患儿要卧床休息，饮食应以流食为主，开始一两天最好只喝水，可以饮用淡糖水、浓茶水、米汤、蛋花汤等，喝牛奶腹胀者，应暂停进食牛奶。病情好转后，可逐渐增加稀饭、面条等，切忌过早给予刺激性、多渣、多纤维的食物，不要吃生冷食品，可鼓励患儿多吃点儿生大蒜。患儿不要过于劳累，腹部要注意保暖，防止着凉感冒，要进行适当的体育锻炼，以增强体质。

5) 预防

(1) 将患儿隔离，直至症状消失、大便培养两次呈阴性为止。

(2) 加强环境、饮食及个人卫生，注意不吃生冷蔬菜、不洁瓜果和腐败变质的食物。

(3) 饭前便后用肥皂和流动水洗手。

6. 麻疹

1) 流行特点

麻疹是一种由麻疹病毒引起的急性出疹性传染病，有高度传染性，病人是唯一的传染源。带病毒的飞沫通过喷嚏、咳嗽、说话等，直接传播到人的呼吸道，也可通过污染日用品、玩具、衣服等间接传播。

2) 症状

麻疹的潜伏期为8～14天，一般为10～12天。

(1) 前驱期。初期症状类似感冒，表现为发烧(体温38℃～39℃)、咳嗽、流涕、打喷嚏、眼红多泪、畏光。起病2～3天后，颊黏膜近磨牙处可见白色小点，周围绕以红晕，即科氏斑，逐渐增多可蔓延至牙龈及唇黏膜，这是早期诊断的依据。

(2) 出疹期。起病后第4～5天，前驱期症状加重，并出现皮疹，起初皮疹分布稀疏，呈淡红色，逐渐密集融合成暗红色，疹间可见正常皮肤。

(3) 恢复期。皮疹出齐后，体温渐降，其他症状随之减轻至消失，患儿精神好转。

3) 预后

单纯麻疹预后良好，重型麻疹病死率极高。

4) 护理

患儿居室应经常通风，但要避免患儿被风直接吹到。为避免强光对患儿眼睛的刺激，可用深色窗帘遮盖。室内应保持一定的温湿度，地面可泼洒一些清水。由于患儿高热时能量消耗较大，应鼓励患儿少食多餐，进食一些流质、半流质饮食，多喝温开水。患儿的口腔应保持湿润、清洁，可采用盐水漱口，每天重复几次。注意补充营养，尤其是维生素A。

5) 预防

(1) 做好预防接种工作。

(2) 将患儿隔离至出疹后5天，如有并发症，延长至10天。

(3) 接触麻疹病儿者，5天内可进行被动免疫，如注射父亲或母亲的全血或血清。

(4) 麻疹流行期间，幼儿园应加强晨检，将上呼吸道感染和发热的易感儿及时隔离，并嘱咐家长在此期间不带幼儿到公共场所。

7. 风疹

1) 流行特点

风疹是由一种风疹病毒引起的急性出疹性传染病。病毒主要通过空气飞沫传播。此病在冬、春两季流行，5岁以下幼儿较多。

2) 症状

风疹的潜伏期为12～23天，平均为18天。前驱期的症状为低热、身体不适，轻微上呼吸道炎症，如咳嗽、流涕、咽红等。患儿通常于发热第1～2天就开始出疹，2～4天后退疹。

3) 预后

风疹预后良好，有极少数病例因并发脑膜炎、血小板减少导致颅内出血而引起死亡。

4) 护理

患儿居室应注意通风。发热期间，患儿应卧床休息，多饮用水、果汁、新鲜菜汁，以进流食为宜，确保清淡、适口、利于消化。应防止患儿因瘙痒抓破皮肤，以免引起感染。

5) 预防

(1) 对患儿进行隔离。

(2) 此病流行期间，不带儿童到公共场所。

(3) 与患儿接触过的儿童要密切观察10天，如有发烧症状，应及时隔离。

8. 流行性感冒

1) 流行特点

流行性感冒简称流感，是由流感病毒引起的急性呼吸道传染病。流感病人是主要传染源，通过咳嗽、喷嚏等排出病毒，经呼吸道传染给他人。人对流感普遍易感，四季均可流行，一般多流行于冬、春季。该病的流行特点是突发、蔓延迅速，患者人数众多，但流行时间较短。

2) 症状

流感的潜伏期为1～2天。常见症状为畏寒、发热、急性起病，伴有头痛、腰部和四肢酸痛，眼球结膜及咽部充血、打喷嚏、呕吐等，个别患儿可出现暂时性皮疹，或有脑膜炎、腹泻症状，经3～5天可退热，重症约10天。此病死亡多因并发性肺炎所致，另外常可并发中耳炎、鼻窦炎等，个别体弱者可引起脑膜炎。

3) 预后

本病预后与当年疫情轻重、患者年龄、免疫状况及有无并发症等有密切关系。疫情传播广而重，则病死率较高，流行早期多见重症。老人、年幼儿童、孕妇及体弱多病者易发生下呼吸道并发症，若继发细菌性肺炎，则病情重，病程迁延，易危及生命，因此这类人群应作为防治重点。

4) 护理

患儿的卧室应保持空气清新、阳光充足。发热期应卧床休息，多饮开水，给予流质或半流质饮食，保证摄入足够的水分。每次进食后可用温盐水或温开水漱口，保持鼻咽、口腔清洁，预防细菌继发感染。

5) 预防

此病发病快，患儿应立即与健康者隔离，做好空气消毒和食具消毒工作。流感流行期间，尽量少带儿童去人群拥挤的公共场所，少去医院门诊部等病人集中的地方，必要时甚至要停课、停去托幼机构，提倡儿童外出戴口罩。居室每日开窗数次通风换气，注意居室清洁。注意公共卫生，不随地吐痰。

9. 流行性乙型脑炎

1) 流行特点

流行性乙型脑炎是由乙型脑炎病毒引起的以脑室炎症为主要病变的中枢神经系统急性传染病。本病经蚊媒传播，常流行于夏、秋季，主要分布于亚洲。临床上以高热、意识障碍、抽搐、病理反射及脑膜刺激征为特征，病死率高，部分病例可留有严重后遗症。

乙脑是人畜共患的自然疫源性疾病，人与许多动物(如猪、牛、马、羊、鸡、鸭、鹅等)都可成为本病的传染源。乙脑主要通过蚊虫叮咬而传播。人对乙脑病毒普遍易感，感染后可获得持久的免疫力。发病人群主要集中在10岁以下儿童，以2～6岁组发病率最高。乙脑在热带地区全年均可发生，在亚热带和温带地区有严格的季节性，多集中在7—9月份发作。

2) 症状

典型病例分为4期，即初期、极期、恢复期和后遗症期。

(1) 初期。初期为病发的1～3天。该病起病急，患者体温在1～2天内上升至39℃～40℃，常伴有头痛、神经倦息、食欲差、恶心、呕吐和嗜睡，易被误认为上呼吸道感染，少数患者可出现神志淡漠和颈项强直。

(2) 极期。极期为病程的第4～10天，除初期症状加重外，突出表现为脑实质受损，出现高热，体温常高达40℃，一般持续7～10天。有意识障碍的表现，如嗜睡、谵妄、昏迷、定向力障碍等。神志不清多发生于病程的3～8天，通常持续1周左右。惊厥和抽搐的发生是病情严重的表现，主要由高热、脑实质炎症及脑水肿所致。重型患者可出现呼吸衰竭。

(3) 恢复期。患者体温逐渐下降，神经系统症状和体征日趋好转，一般于2周左右可完全恢复，但重型患者需1～6个月才能逐渐恢复。

(4) 后遗症期。部分重型乙脑病人留有后遗症，主要有失语、肢体瘫痪、意识障碍、精神失常及痴呆等，经积极治疗后可有不同程度的恢复。癫痫后遗症可能持续终身。

3) 预后

乙脑的临床分期分为4种类型，即轻型、普通型、重型和极重型(暴发型)。轻型和普通型大多可顺利恢复，重型和极重型患者的病死率可高达20%甚至更高，主要为中枢性呼吸衰竭所致，存活者可能留有不同程度的后遗症。

4) 护理

患儿应隔离于有防蚊和降温设施的房间，室温控制在30℃以下。注意口腔和皮肤清洁，昏迷的患儿要定时翻身、侧卧、拍背、吸痰，以防肺部感染和褥疮的发生。对于昏迷、抽搐患儿，还应设护栏以防坠床。

5) 预防

乙脑的预防应采取以防蚊、灭蚊及预防接种为主的综合措施。

(1) 控制传染源。及时隔离和治疗病人，将病人隔离至体温正常。

(2) 切断传播途径。防蚊和灭蚊是预防乙脑病毒传播的重要措施。

(3) 保护易感人群。预防接种是保护易感人群的根本措施。

10. 急性结膜炎

1) 流行特点

急性结膜炎俗称“红眼病”，多发于春季，为季节性传染病，它的传播途径主要是通过接触传染，具体包括接触病人的眼分泌物、与红眼病人握手、用脏手揉眼睛等。

2) 症状

(1) 细菌性结膜炎。以结膜充血明显并伴有脓性分泌物为特征，同时有异物感、烧灼刺痛、轻度畏光等症状，但视力不受影响。分泌物可带血色，睑结膜上可见灰白色膜，此膜能用棉签擦掉，但易再生。患者在夜晚睡觉时，分泌物易粘住上下眼皮，早上起床后双眼难以睁开。

(2) 病毒性结膜炎。以结膜充血、水肿、有出血点并伴有水样和黏性分泌物为特征，同时伴有流泪、异物感。角膜可因细小白点混浊而影响视力，或引起同侧耳前淋巴结肿大，有压痛感。

3) 预后

预后一般良好，不会引起角膜后遗症，仅极少数病例并发瘫痪性疾患，导致长期性瘫痪与肌萎缩等后遗症。

4) 护理

患儿须进行隔离治疗。滴眼液须一人一瓶，按医嘱及时用药。单眼患者需采用侧卧位，使患眼处于最低位，以防止污染健眼。勿用手揉眼，以防止交叉感染。注意保持眼部的清洁卫生，及时擦去眼部分泌物。避免不必要的串门和聚会，少去公共场所。忌食辛辣食物及牛羊肉等。

5) 预防

患儿应隔离至症状消失为止。患儿用过的毛巾、手帕要煮沸消毒，接触过患者的手要用肥皂和流动水洗干净。加强眼科器械消毒工作，防止医源性传播。此病流行期间，应避免去公共浴室和游泳池。注意用眼卫生，如毛巾应常用开水煮烫，不用手和脏手帕揉眼。

4.1.3 预防接种

按季节和程序完成免疫接种，是增强免疫力、保护易感人群、阻断传染病的重要措施。

1. 疫苗的种类

根据《疫苗流通和预防接种管理条例》的规定，疫苗分为两类，即第一类疫苗和第二类疫苗。

第一类疫苗是指政府免费向公民提供，公民应当依照政府的规定受种的疫苗，具体包括国家免疫规划确定的疫苗，省级人民政府在执行国家免疫规划时增加的疫苗，以及县级以上人民政府或者其卫生行政部门组织的应急接种或者群体性预防接种所使用的疫苗。第一类疫苗接种信息如表4-1所示。

表4-1 第一类疫苗接种信息

疫苗名称	作用	免疫程序	接种途径及剂量	禁忌人群	不良反应	注意事项
乙肝疫苗	预防乙型肝炎	出生后24小时内接种第1剂，1、6月龄分别接种第2、3剂	肌肉注射0.5mL	发热、患急性或慢性严重疾病患者，对疫苗成分过敏者	少数可出现局部疼痛红肿、中低度发热，可自行缓解，必要时可对症处理	注射前充分摇匀，本品严禁冻结，注射后现场观察30分钟
卡介苗	预防结核性脑膜炎、粟粒性肺结核等	出生后尽快接种，12月龄内完成1剂	皮内注射0.1mL	患结核病、急性传染病、肾炎、心脏病、湿疹或其他皮肤病患者，免疫缺陷者	接种后2周局部出现红肿浸润，8～12周后形成小溃疡，随后结痂，为正常反应，如局部淋巴结肿大形成脓包，应及时诊治	严禁皮下或肌肉注射，严禁冻结，过敏体质、哺乳期妇女、慢性疾病患者、家族和个人有惊厥史者应慎用
脊髓灰质炎疫苗	预防和消灭脊髓灰质炎	2月龄时注射一剂脊灰灭活疫苗(IPV)，3月、4月及4岁各口服一剂脊髓灰质炎减毒活疫苗(OPV)	2月龄皮下注射一剂；3月、4月、4岁口服一剂	已知对该疫苗所含辅料以及抗生素过敏者，患急性疾病、严重慢性疾病、慢性疾病的急性发作期、发热者	有轻度发热反应、恶心、呕吐、腹泻和皮疹。一般不需特殊处理，必要时可对症治疗	不得用热水送服，服苗后半小时内停止吸吮母乳。使用不同的减毒活疫苗进行预防接种时，应间隔1个月以上
百白破疫苗	预防百日咳、白喉、破伤风	出生后3、4、5月龄初免，1岁半至2岁前加强，共4剂	肌肉注射0.5mL	发热及急性传染病(包括恢复期)患者（暂缓注射)，有癫痫、神经系统疾病、惊厥史及过敏史者	局部可有红肿、疼痛、发痒、硬结，低热、疲倦、头痛等无须特殊处理，如有严重反应应及时诊治	使用时应充分摇匀，疫苗开启后应立即使用，注射百白破疫苗第1针后出现高热、惊厥等异常情况，不再注射第2针
麻风疫苗	预防麻疹、风疹	8月龄1剂	皮下注射0.5mL	发热、患严重疾病、急慢性感染、免疫缺陷者，对新霉素过敏者	一般无反应，少数可出现一过性发热或皮疹，一般2天内自行缓解，必要时可对症处理	疫苗瓶开启后应立即使用，开启疫苗瓶和注射时，切勿使消毒剂接触疫苗
麻腮风疫苗	预防麻疹、流行性腮腺炎、风疹	18～24月龄1剂				

(续表)

疫苗名称	作用	免疫程序	接种途径及剂量	禁忌人群	不良反应	注意事项
乙脑减毒活疫苗	预防乙型病毒性脑炎	8月龄、2周岁，共2剂	皮下注射0.5mL	发热、患急性传染病者，心、肾、肝疾病患者，有过敏史或癫痫史及免疫缺陷者	可出现一过性发热，一般2天内自行缓解，必要时可对症处理	疫苗瓶开启后应立即使用，开启疫苗瓶和注射时，切勿使消毒剂接触疫苗
A群流脑疫苗	预防A群流行性脑脊髓膜炎	6～18月龄共2剂(间隔3个月)	皮下注射30μg/0.5mL	发热、患急性传染病、脑部疾病、肾脏病、心脏病及活动性肺结核者，有癫痫、惊厥及过敏史者	可出现短暂发热、局部压痛，多可自行缓解，如有严重反应应及时诊治	注射器针头不可刺破血管，严禁静脉或动脉内注射
A+C流脑疫苗	预防A群、C群流行性脑脊髓膜炎	3周岁、6周岁，共2剂	皮下注射100μg/0.5mL			
甲肝减毒活疫苗	预防甲型肝炎	18月龄1剂	皮下注射0.5mL	发热、患急性传染病或严重疾病患者，免疫缺陷及过敏体质者	少数可出现局部疼痛红肿，72小时内可自行缓解，无须特殊处理，必要时可对症治疗	开启疫苗瓶和注射时，切勿使消毒剂接触疫苗，开启疫苗瓶后应立即使用

第二类疫苗是由公民自费并且自愿受种的其他疫苗。第二类疫苗接种信息如表4-2所示。

表4-2　第二类疫苗接种信息表

疫苗名称	作用	免疫程序	接种途径及剂量	禁忌人群	不良反应	注意事项
B型流感嗜血杆菌疫苗	预防B型流感嗜血杆菌引起的疾病，如脑膜炎、肺炎、败血症、关节炎等	2、3、4月龄各接种1剂，12～18月龄接种第4剂	疫苗复溶后，肌肉注射或深度皮下注射0.5mL	对疫苗中任何成分过敏者及既往接种B型流感嗜血杆菌疫苗后有过敏症状者禁用，患急性严重发热性疾病推迟接种	接种后48小时内局部有发红、肿胀和疼痛，发热、食欲不振、烦躁不安、呕吐及异常哭闹，一般无须特殊处理，必要时可对症治疗	严禁静脉注射
轮状病毒疫苗	预防轮状病毒肠炎及A群轮状病毒引起的腹泻	主要接种对象为2月龄～3周岁儿童，每年接种1剂	直接喂服3mL	身体不适、发热、腋温37.5℃以上者，急性传染病或其他严重疾病患者，免疫缺陷和接受免疫抑制治疗者禁用，对庆大霉素过敏者禁用	偶有低热、呕吐、腹泻等轻微反应，多为一过性，一般无须特殊处理，必要时可对症治疗	口服疫苗，严禁注射，勿用热水送服，以免影响效果；疫苗瓶开启后，应在30分钟内用完

(续表)

疫苗名称	作用	免疫程序	接种途径及剂量	禁忌人群	不良反应	注意事项
水痘疫苗(上海市从2018年8月1日起纳入免疫规划)	预防水痘、带状疱疹	1～12岁的健康儿童接种1剂；13岁及以上的个体接种2剂，间隔6～10周	上臂三角肌皮下注射0.5mL	对新霉素全身超敏反应者、鸡蛋过敏者、妊娠期妇女禁用，严重急性感染、发热暂缓接种	可出现一过性发热或轻微皮疹、局部红肿等	开启疫苗瓶和注射时，切勿使用消毒剂接触疫苗；本品用于皮下注射，不应皮内注射，严禁用于静脉注射
23价肺炎球菌多糖疫苗	预防23种肺炎球菌血清型引起的系统性肺炎球菌感染	2岁以上高危人群	皮下或肌肉注射0.5mL	对疫苗中某种成分过敏者禁用，发热、急性感染、慢性病、急性病急性发作期推迟接种	注射部位一过性疼痛，可出现红斑、硬结、水肿，偶有发热	禁用于皮内和静脉注射，有严重心肺疾病患者应慎用
流感疫苗	预防流行性感冒	6～36月龄儿童接种2剂(0.25mL)，间隔4周；成人和3岁以上儿童接种1剂(0.5mL)	肌肉或深度皮下注射	已知对疫苗任一成分、辅料、鸡蛋、禽蛋白、福尔马林、新霉素过敏者禁用，发热或急性感染期推迟接种	局部出现红肿、疼痛、硬结，偶有发热、头晕、出汗、关节痛，1～2天自然消失，少见瘙痒、风疹或皮疹	严禁直接注射入血管内，发现悬浮液内有异常颗粒，严禁使用
脊髓灰质炎灭活疫苗	预防脊髓灰质炎	2、3、4月初免	肌肉注射0.5mL	对疫苗中任一成分，如新霉素、链霉素、多黏菌素B过敏者禁用，发热或急性感染期推迟接种	局部出现疼痛、红斑、硬结，可出现一过性发热，少见肿胀、过敏、关节痛和肌痛、惊厥、皮疹等	注射时确保针头没有进入血管
乙肝疫苗(3岁后无抗，再次接种)	预防乙型病毒性肝炎	3周岁后，在医院做乙肝二对半检验，如发现体内没有抗体或抗体含量很低，需要再次接种	上臂三角肌肌肉注射	患有发热、急性或慢性严重疾病者禁用，过敏体质者禁用，对酵母成分过敏者禁用重组酵母乙肝疫苗	个别人可出现中、低度或注射部位微痛及红肿，可自行缓解	使用时应充分摇匀，疫苗瓶开启后应立即使用

(续表)

疫苗名称	作用	免疫程序	接种途径及剂量	禁忌人群	不良反应	注意事项
甲型肝炎灭活疫苗	预防甲型病毒性肝炎	18月龄～15岁使用儿童剂量，16岁以上使用成人剂量，初免接种1剂，间隔6个月加强免疫1剂	上臂三角肌肌肉注射0.5mL(儿童)或1.0mL(成人)	患有肝炎或其他严重疾病者禁用，已知对本疫苗任何一种成分过敏者禁用，发热性疾病患者推迟接种	注射后偶有局部疼痛、红斑、硬结，可出现头疼、发热、恶心等症状，一般可自行缓解	使用前充分摇匀，疫苗瓶开启后应立即使用
冻干A、C群脑膜炎球菌结合疫苗	预防A群、C群脑膜炎球菌引起的流行性脑脊髓膜炎	6月龄～2岁婴幼儿接种2剂，间隔1月	上臂三角肌肌肉注射0.5mL	癫痫、惊厥、脑部疾患及有过敏史者，肾脏病、心脏病及活动性肺结核或其他严重疾患者，急性传染病及发热者禁用	接种后偶有短暂发热，局部稍有压痛感，一般可自行缓解，如有严重反应应及时诊治	注射器针头不可刺破血管，严禁静脉或动脉注射；接种后若出现过敏反应，应迅速采取有效措施
狂犬疫苗	预防狂犬病	咬伤者于受伤当天在左右上臂三角肌各注射1剂，7(第8天)、21天各注射1剂	上臂三角肌注射0.5mL，幼儿可在大腿肌外侧区肌内注射	暴露后接种无禁忌症	一般接种后24小时内，注射部位可出现红肿、疼痛、发痒症状，一般无须处理，可自行缓解；全身性接种反应可有轻度发热、无力、头痛、眩晕、关节痛、肌肉痛、呕吐等，一般无须处理，可自行消退	注射后忌饮酒、浓茶等刺激性食物，禁止剧烈运动，禁止臀部注射，禁止血管内注射
手足口疫苗	预防EV71感染所致的手足口病	基础免疫2剂次，间隔1个月。是否需要加强免疫，暂未确定	上臂三角肌肌内注射，每次接种剂量为0.5mL	已知对EV71型手足口病疫苗任何一种成分过敏者，发热、急性疾病期患者及慢性疾病急性发作患者不得接种	接种部位红、硬结、疼痛、肿胀、瘙痒等，以轻度为主。全身反应主要表现为发热、腹泻、食欲不振、恶心、呕吐、易激惹等	接种EV71疫苗与注射人免疫球蛋白应至少间隔1个月以上。疫苗应于2℃～8℃避光保存、运输，严禁冻结，开启后应立即使用。注射时，切勿使消毒剂接触疫苗。严禁血管内注射

2. 疫苗接种后的常见不良反应

1) 局部反应

(1) 一部分人在接种后几小时至24小时内，接种部位可能出现红、肿、热、痛、炎症等现象。

(2) 局部反应一般持续3～5天。

(3) 相较于接种其他生物制品，接种活苗的局部反应出现时间晚或持续时间长。个别儿童接种麻疹疫苗后5～7天会出现皮疹。

2) 全身反应

(1) 一部分人在接种疫苗后5～6小时或24小时体温会升高，持续1～2天；个别人接种麻疹疫苗后5～7天也可能出现短暂发热。

(2) 除体温上升外，还可能伴有头痛、头晕、怕冷、乏力和全身不适等症状；个别人可能出现恶心、呕吐、腹痛、腹泻等症状。这些症状一般会在24小时内消失，很少持续2～3天及以上。

4.2 常见病的预防与护理

儿童常见病包括呼吸系统疾病，消化系统疾病，缺铁性贫血、营养不良、单纯性肥胖等营养性疾病，以及屈光不正、龋齿等日渐多发的五官疾病。幼儿园应将这些疾病作为预防重点，经常反复呼吸道感染、腹泻的儿童，以及患缺铁性贫血、中度以上营养不良、单纯性肥胖、先天性心脏病、支气管哮喘的儿童，应作为重点管理对象，建立专门档案，加强日常健康观察和保育护理工作，并督促家长及时带患儿诊治。

4.2.1 呼吸系统疾病

1. 上呼吸道感染

人体的上呼吸道包括鼻、咽及喉。上呼吸道感染简称上感，主要由病毒感染所致，是小儿较为常见的疾病，具体包括急性鼻咽炎、急性咽炎、急性扁桃体炎和急性喉炎等临床诊断。

1) 症状

小儿因年龄、体质和感染的病原体不同，病情的轻重和发病缓急程度也是不同的，具体分为全身症状和局部症状。

(1) 全身症状。大多有发热(体温超过37.5℃)症状，体温高达39℃～40℃，部分患儿会出现高热惊厥。此外，还可能出现畏寒、精神不振、烦躁不安、食欲下降、呕吐、腹泻及腹痛等症状。通常，患有急性扁桃体炎的小儿全身症状较多。

(2) 局部症状。常见的局部症状有流涕、鼻塞、喷嚏、咽部不适(如发痒、咽痛)，可能伴有咳嗽。对于咳嗽的小儿，要特别注意咳嗽的声音。若咳嗽费力，如同犬吠，伴有声音嘶哑，应高度怀疑急性喉炎，应及时送医院诊治，因为喉炎可引起喉部阻塞，造成缺氧，严重时还可导致窒息，甚至突然死亡。

2) 预防

(1) 合理安排幼儿的日常生活，提供平衡的膳食，保证幼儿多喝水。

(2) 加强体格锻炼，每天有适当的户外活动时间，多晒太阳。

(3) 季节变换时，合理增减衣服，穿衣服不必过多，避免幼儿因玩耍出汗、内衣潮湿，再遇到风吹而着凉。

(4) 保持幼儿活动室、卧室空气新鲜，定时开窗通风。

(5) 冬、春季为感冒多发季节，尽量少带幼儿去公共场所。幼儿园工作人员若患上感，要避免与幼儿接触。

3) 护理

(1) 保持室内温度恒定(最好在20℃左右)、湿度适宜(60%)、空气新鲜。

(2) 给幼儿多喝水，增加排尿和皮肤蒸发水分的机会，通过增加散热降低幼儿的体温。饮食要富于营养，清淡易消化。

(3) 如果幼儿体温超过38.5℃，可以口服退热药物，用药的剂量、服药次数、间隔应遵医嘱。退热药物可以作用于体温调节中枢，达到退热的效果。需注意，降温可通过增加人体散热来完成，具体方法有皮肤发汗、增加排尿、增加呼吸等。如果幼儿没有摄入足够的水分，退热药物就不能发挥退热作用。

(4) 咽痛和咳嗽的小儿应遵医嘱使用缓解疼痛和祛痰的药物。

2. 肺炎

肺炎属于下呼吸道感染，是5岁以下儿童较常见的感染性疾病，多因感染病毒、细菌、支原体等病原体发病。

1) 症状

肺炎一般有发热、咳嗽和气喘等症状。发热可表现为低热或高热；咳嗽较频繁，早期为没有痰的刺激性干咳，之后咳嗽有痰；气喘多发生在发热、咳嗽症状之后。

世界卫生组织建议以呼吸增快作为5岁以下儿童肺炎的诊断指征，具体做法为：在小儿安静时，观察其胸部和腹部的起伏，计数1分钟呼吸的次数，2～12个月婴儿1分钟呼吸次数≥50次、1～4岁儿童1分钟呼吸次数≥40次均为呼吸增快。患儿常伴有精神不振、烦躁不安、食欲下降、轻度腹泻和呕吐等全身症状。重度肺炎常有呼吸困难、面色苍白或发灰、鼻翼翕动、下胸壁凹陷等表现。

2) 预防

肺炎的预防方法与上呼吸道感染相同。

3) 护理

对于肺炎的护理，除了应用上呼吸道感染的护理方法外，还要经常给患儿翻身、变换体位，以减少肺部淤血，利于痰液排出。家长应注意观察病情变化，如果病情加重，应及时送医院诊治。

3. 支气管哮喘

支气管哮喘是由多种炎性细胞参与的呼吸道慢性炎症。这种呼吸道炎症易使感染者对各种敏感因素产生呼吸道的强烈反应，并可出现呼吸道狭窄等相应的临床表现。近年来，哮喘的发病率呈持续上升趋势。遗传和环境是支气管哮喘发病的重要原因，过敏体质和哮喘家族史是引发哮喘的高危因素。

1) 诱发哮喘发作的因素

(1) 室内因素，包括烟草烟雾，气炉、柴炉、加热器、壁炉、家具和装修材料释放的呼吸道刺激物，香料、动物皮毛、昆虫以及霉菌等。

(2) 室外因素，包括臭氧和灰尘颗粒物造成的空气污染，以及室外空气中来自植物花粉和霉菌孢子的过敏源。

2) 症状

哮喘的症状为与呼吸道感染无关的发作性夜间喘息、咳嗽、呼吸困难。发病初期，主要表现为刺激性干咳，随后出现喘息症状，喘息轻重不一。轻者无气急，重者出现严重的呼吸困难、烦躁不安，甚至有面色苍白，唇、指甲端发绀以及意识模糊等病情危重表现。

3) 护理

(1) 常备药物缓解发作。家长应给患儿常备一瓶缓解哮喘发作的使用雾剂，教会患儿在哮喘发作时自己使用喷雾，以及时快速缓解哮喘发作；还要与老师沟通和交流，请老师给予关注。

(2) 保持室内环境清洁和空气流通，减少过敏源。哮喘病人应特别注意室内的清洁和空气流通，经常打扫室内卫生，地毯、沙发、墙角千万不可漏掉，而且要彻底清洁，居室定期通风换气，这样可以减少室内尘螨等过敏源对儿童哮喘发作的影响。

(3) 控制环境中的烟草。禁止在居室内吸烟，尤其不要在儿童面前和儿童房间吸烟，消除患儿与香烟的接触。

(4) 避免接触致敏原。哮喘患儿的家长应该认清哪些物质可能会刺激孩子的呼吸道，尽量避免接触。例如，对动物毛发敏感的患儿，家里不应该饲养宠物；其他容易引起发病的致敏原，如毛毯、毛绒玩具等，也应该尽量避免接触，或者每星期以热水清洗，提倡使用不含有机化合物或香料的各种日常用品。

(5) 科学调整饮食。如果病人经尝试发现自己对某种食品过敏，就应尽量避免食用，麦类、蛋、奶、番茄、新鲜海鱼、虾、蟹等都可能引起哮喘。高蛋白饮食也是诱发哮喘反复发作的一个重要原因，婴幼儿正处在生长期，肠黏膜异常丰富，如果经常大量饮食高蛋白，也会导致人体形成过敏反应，诱使过敏性哮喘复发。要多吃蔬菜、水果，保持排便通畅，尤其是萝卜、丝瓜等蔬菜具有化痰、清肺的作用，对哮喘患儿十分有益。此外，多饮水对哮喘患儿十分重要。

4.2.2　消化系统疾病

腹泻是儿童较为常见的消化系统疾病，它是以频繁排泄稀水样大便为特征的一种疾病现象，每日大便的次数在3次以上。腹泻按病程长短可分为急性(病程连续2周之内)、迁延性(病程连续2周～2个月)和慢性(病程连续2个月以上)。引起急性腹泻的原因主要是感染。细菌性感染多发生于炎热的夏季；常见的病毒性感染主要由轮状病毒引起，多见于秋、冬季。腹泻时，人体容易流失大量的水分和电解质(钠、钾和碳酸氢盐)，如果不能及时补充，就会发生脱水，严重脱水可致生命危险。腹泻时，进食及营养吸收减少，容易引起体重减轻和生长发育迟缓。

1. 症状

大便次数少则每日几次，多则十余次或更多。大便中可见不消化物，还可能见到血性、黏液性甚至脓性物质。大便气味往往恶臭。发生于秋、冬季节的腹泻，前期多表现为上呼吸道感染的症状(流涕、鼻塞等)，多以高热和呕吐起病，继而出现严重的水样腹泻，大便如同“蛋花汤”。脱水的表现是尿少、烦渴、口唇干裂、皮肤弹性消失、眼窝凹陷等。

2. 预防

(1) 培养幼儿养成良好的卫生习惯，做到饭前便后用肥皂洗手。

(2) 注意饮食卫生。饮用水一定要干净；不吃变质食物，生吃瓜果要洗净；做好食品、食具、便器、玩具等的日常消毒；定期灭蝇、灭蛆，食物存放要加罩，防止再污染。

(3) 接种轮状病毒疫苗。近年来，我国研制成功的口服轮状病毒减毒活疫苗是预防婴幼儿轮状病毒肠炎唯一安全、有效的免疫疫苗，预防效果明显，接种后的保护率为73.72%，对重症腹泻的保护率达到90%以上。

3. 护理

(1) 额外补充液体，以预防脱水。即使没有脱水，也应该鼓励患儿比平时喝更多的水，尤其是要摄入含有电解质的液体，以预防脱水和电解质紊乱。世界卫生组织推荐使用口服补液盐(ORS)，口服补液盐含有钠、钾盐及葡萄糖，可按照药物说明书加入一定量的液体，遵照要求给患儿多喂，也可在米汤中加入少许的白糖和食盐给患儿饮用。

(2) 继续喂养。患病期间，继续喂养能够减轻腹泻对儿童营养状况的不良作用，也能加速正常肠功能(包括消化和吸收多种营养素的能力)的恢复；相反，限制饮食或稀释饮食的儿童体重会减轻，腹泻病程会加长，并且肠功能恢复较缓慢。所以，腹泻期间和之后，要继续给予儿童常吃的食物，绝不可以减少食物，也不可以稀释食物。具体给予什么食物应根据患儿的年龄、食物喜好和患病前进食习惯来定。一般而言，适合腹泻患儿的饮食和健康儿童所需的一样，推荐与患儿年龄相匹配、容易得到、能量高并且能提供足够基本微量元素的食物，再经过精心烹调、捣碎和磨碎以便消化。此时食用富含钾的食物，如香蕉、新鲜椰子汁和新鲜果汁是有益的。患儿对少量多次喂养比大量少次喂养的耐受性更佳，应每3小时或4小时进食一次(一天6次)。腹泻停止后，继续给予能量丰富的食物，每天进食次数应该比平常多，至少持续2个星期。

4.2.3 营养性疾病

1. *超重或肥胖*

1) 原因

遗传和环境是导致儿童肥胖的两大因素。

(1) 遗传因素。肥胖的发生有很强的遗传倾向。父母都肥胖的家庭，孩子发生肥胖的可能性为80%；父母中有一人肥胖，孩子发生肥胖的可能性为40%。

(2) 环境因素。引起肥胖的环境因素包括饮食、运动和家庭等。

吃得多和不爱运动是导致肥胖的主要原因，要想保持正常体型，必须使能量摄入和消耗达到平衡。我们每天要摄入大量的食物，这些食物进入人体后会转变成能量，满足人体新陈代谢、生长发育的需要，同时也使人体能进行各种活动。如果摄入的食物多，而活动少，也就是能量摄入多、消耗少，那么多余的能量就会转变成脂肪存积在体内，久而久之便形成了肥胖。一般情况下，家长评价孩子吃得多或少、爱动或不爱动，受主观意愿的影响很大。对于同一个孩子，有的家长认为他吃得多，有的家长也许觉得他吃得少；也许母亲认为他爱动，父亲认为他不爱动。有的孩子在户外活动不少，但回到家里就坐着看书、写作业、看电视，这样一天下来，总的能量消耗不多。还有些孩子可能一日三餐吃得不多，但零食不断，总的能量摄入也许过多了。总之，饮食过多和运动过少是引起肥胖的两个重要因素，值得家长注意。

此外，家庭因素在儿童肥胖的产生中起的作用也不小。孩子一般是从家庭中学会进食的方式，从家庭中懂得食物的作用。家长的情感和动机对孩子的肥胖是有很大影响的，有的家长认为孩子胖是自己没有亏待孩子的表现，有的家长则喜欢用食物来奖励、安抚孩子。另外，孩子的生活习惯受家庭的影响也很大，有的父母一有空就带孩子去户外运动，有的父母则希望孩子少出门。不同的生活习惯影响着孩子的能量摄入和消耗，因此胖孩子的家长应该想想孩子胖是否和自己的行为习惯有关。

2) 判断标准

判断肥胖的常用指标是身高别体重，也就是以一定身高对应的正常体重值为标准，儿童的体重超过正常值的20%就是肥胖。超过20%～29%，属于轻度肥胖；超过30%～49%，属于中度肥胖；超过标准体重的50%，就是重度肥胖。如果儿童的体重只超过身高标准体重的10%～19%，则属于超重。世界卫生组织提出的身高标准体重值是目前我国儿童保健领域普遍采用的儿童肥胖的筛查标准，也在世界各国广泛应用。近年来，国际上越来越多的国家使用BMI(身体质量指数)作为儿童肥胖的判断标准，也相应确立了适合不同种族、年龄和性别的肥胖界值点。我国专家建议的幼儿肥胖界值点为22，不区分性别和年龄的差异。

身高是判断儿童肥胖与否的影响因素之一，身高不足而体重正常的儿童容易被判断为肥胖。在婴儿肥胖的干预过程中，建议使用生长速率值衡量身高和体重增长状况，如果身高和体重的生长速率在正常范围，即便体重超标，也不必过于干预。

3) 健康损害

肥胖的儿童如果在儿童期不予以控制，很容易发展为成人肥胖。成人肥胖常伴有许多严重的疾病，如糖尿病、脑血管意外、冠心病、高血压等，还容易患胆石症、关节炎、呼吸道疾病、静脉曲张等。

以往的观点认为，在儿童期，肥胖不构成对身体的危害。但现在越来越多的研究证明，肥胖不仅损害成年人的身体健康，同样也危害儿童的健康，这些危害具体表现在以下几个方面。

(1) 心血管疾病。研究表明，儿童肥胖会增加患心血管疾病的风险。在5～11岁的肥胖儿童中，收缩压和舒张压高于正常值的比例为20%～30%。

(2) 呼吸道疾病。肥胖的儿童容易患呼吸道疾病，如上呼吸道感染、肺炎等。重度肥胖的儿童，由于胸腹部、咽喉部脂肪增多，妨碍正常呼吸，容易造成缺氧，一旦患呼吸道疾病，往往不容易治愈，甚至会因发生呼吸衰竭而死亡。此外，肥胖的儿童还会出现夜间呼吸暂停的现象，严重时会导致缺氧和二氧化碳堆积，危及生命。

(3) 心肺功能降低。肥胖儿童的运动能力一般比较差，尤其在进行跑步一类的耐力运动时，往往没跑多久就开始喘，有时被家长、老师当作“偷懒”，其实这是心肺功能降低的表现。在年龄、身高相同的情况下，肥胖儿童与正常体重儿童相比，需增加循环和呼吸才能满足身体的需要，这就相当于给心肺额外增加了负担。肥胖程度越重，心肺的负担也越重，心肺长期超负荷工作，必然会导致功能的下降。运动时，心肺的负荷更重，很容易出现疲劳而使运动能力下降。肥胖导致的心肺功能降低在开始时是可逆的，如果肥胖被控制，心肺功能会恢复正常；如果肥胖状况持续下去，将会出现心室肥大等器质性病变，且无法恢复正常。

(4) 糖尿病。肥胖儿童血糖值比正常儿童高，糖耐量试验也会出现异常改变，这些都为将来患糖尿病埋下了危险的种子。肥胖已被证实和胰岛素抵抗有关。非胰岛素依赖型糖尿病一直被认为是一种成人病，但目前在儿童中的发病率不断上升。成年人中耐糖量异常降低和糖尿病的发生与肥胖有关，对肥胖儿童也应提出警戒，不断增加的儿童肥胖发病率很可能明显增加将来成年人糖尿病的发病率。

(5) 心理损害。除了对儿童身体健康的损害以外，肥胖还会影响儿童的心理发展。在追求身材苗条的社会中，肥胖儿童面临巨大的心理压力，也很容易成为同伴取笑的对象，并由此引发一系列心理问题。肥胖对儿童心理造成的损害常常被忽视，但心理创伤比身体上的伤害对孩子的打击更大、更持久。它严重影响儿童的自我评价，也将影响肥胖儿童个性、气质和性格的形成，甚至影响将来的升学、就业和生活。

肥胖儿童由于体型的缘故，常常被同伴取侮辱性的外号，并成为同伴嘲笑、排斥的对象。曾经有人在幼儿园做过这样的实验，拿许多人物画像给孩子们看，请他们按自己喜欢的程度挑选。结果很多孩子宁可挑选有身体残疾的人物画像，也不愿挑选肥胖儿童的画像。儿童群体对肥胖孩子的嘲弄和排斥随着年龄的增长会表现得更加明显。

爱美是人的天性，尤其是女孩子，总希望自己穿着漂亮，能获得别人的夸奖。然而肥胖儿童面临小伙伴匀称的身材和漂亮的衣服，只能羡慕；看着商店里琳琅满目的儿童服装，只能“望衣兴叹”。

孩子在幼儿园里，要参与各种各样的活动，如唱歌、跳舞、体操表演等。大部分孩子都有表演的欲望，希望在众人面前表现自己，但是在排演节目时，肥胖儿童常常没有表现的机会，即使上台演出，也多半是扮演逗人发笑的角色，一些肥胖儿童只能在家人面前表演来展示自己的才华、满足表现的欲望。

肥胖儿童长期生活在这样的环境里，必然会产生孤独、自卑的心理，内心觉得“我不行，我比别人差”，缺乏自信。这种心理状态将阻碍儿童智力潜能的发挥，对儿童的人际关系和社交能力也将产生不良影响，还可能会使儿童形成孤僻、内向、退缩的个性。随着年龄的增长，儿童有可能对自我形象越来越不满意，对自我价值产生怀疑，这种心理状态可能会长期伴随儿童，甚至影响一生。

4) 预防方法

儿童从正常体重发展到肥胖必然经过超重阶段。超重是肥胖的警戒期，如果不加控制，很容易发展为肥胖，因此，超重阶段是预防肥胖的重要时期。此外，正常体重的儿童也应养成良好的饮食和运动习惯，避免向超重、肥胖的方向发展。

(1) 超重阶段预防肥胖。已经进入超重阶段的儿童，应该在控制饮食、增加运动和矫正不良行为三方面加以注意。如果控制得当并养成良好的生活习惯，体重将长期维持在超重阶段或者恢复正常。

儿童每日所吃的食物超过正常生理需要量是导致超重的主要原因，超重的儿童应适当减少每天的饮食量，包括主食、副食和零食，可以在现有基础上减少食物总量的1/5～1/4。另外，在食物选择方面，要少吃含糖、淀粉、脂肪多的食物。

家长应鼓励儿童多运动，给超重儿童每天安排一定的体育运动时间，平时能走路的场合尽量不坐车，尽可能步行上下楼梯，利用一切机会增加运动。

改变不良的生活习惯也是预防超重儿童发展成肥胖儿童的重要步骤，如不要边看电视边吃东西；餐桌上尽量少谈论和吃有关的事情，以免增加儿童对吃的兴趣；家里少存放零食，不要把食物堆放在儿童一眼能看见的地方；培养儿童爱劳动的习惯，在家里让儿童多干力所能及的家务活；多带儿童去户外活动。家长还要定期给儿童称体重、量身高，了解儿童体重的发展趋势。

如果上述几个方面做得好，孩子就不会成为肥胖儿童。

(2) 正常体重儿童预防肥胖。儿童体重正常的时候也要预防偏肥胖。一方面，要注意饮食，母亲怀孕的最后3个月不要超量进食，否则可能会使儿童出生时体重过高，容易发展为肥胖。孩子出生后6个月内提倡母乳喂养，不要过早添加固体食物。1岁以内的儿童如果体重已偏胖，应该适当减少奶和主、副食的摄入量，用蔬菜、水果代替。儿童均衡生长是健康的象征，不要认为儿童养得越胖越好。儿童1岁后，家长要帮助儿童养成良好的进食习惯，让儿童懂得饿了才吃东西，不要偏食高糖、高脂肪和高淀粉类的食物，少给儿童吃西式快餐，尽量不要用食物来奖励或惩罚儿童。另一方面，家长要促使儿童养成爱劳动、勤运动的习惯，多带儿童参加各种体育锻炼。良好的生活习惯不仅能预防肥胖，还有利于儿童一生的健康。

2. 缺铁性贫血

缺铁会影响儿童生长发育、运动和免疫等各种功能。缺铁性贫血是由于体内铁缺乏，最终导致血红蛋白合成减少所致的一类贫血，是铁缺乏发展最为严重的阶段，是我国儿童常见的营养缺乏性疾病，多见于6～24个月的婴幼儿。

1) 贫血原因

(1) 先天储铁不足。胎儿于出生前3个月内从母体获得较多的铁，储存在体内，可以满足婴儿出生后4～6个月的需要。早产、双胎或多胎、胎儿失血和孕母严重缺铁均可导致胎儿先天储铁减少。

(2) 铁摄入量不足。长期单纯母乳喂养而未及时添加富含铁的食物，或未使用铁强化配方乳是儿童铁缺乏的重要原因。

(3) 肠道铁吸收障碍。不合理的饮食搭配和胃肠疾病均可影响铁的吸收，导致铁缺乏。

(4) 生长发育旺盛，铁的需求量增加。婴儿和青春期儿童生长发育快，对铁的需求量大，未及时添加富铁食物，易发生铁缺乏。

(5) 铁丢失增多。体内任何部位长期慢性失血均可导致缺铁，临床较为常见的是各种原因所致的消化道出血。

2) 判断标准

血红蛋白浓度测定是目前较常用的、简便实用的筛查儿童贫血的实验室指标。血红蛋白浓度<110克/升(g/L)为6月龄～6岁儿童贫血的诊断标准。海拔每升高1000米，血红蛋白浓度上升约4%。6月龄～6岁儿童贫血程度分为轻、中和重度，血红蛋白浓度90～109克/升(g/L)为轻度；血红蛋白浓度60～89克/升(g/L)为中度；血红蛋白浓度<60克/升(g/L)为重度。

3) 健康损害

(1) 损害儿童脑发育。3岁以内的婴幼儿正处于脑发育关键期，即使是不伴贫血的轻微铁缺乏也能对他们的认知、学习能力和心理行为发育等造成不可逆转的损害。铁缺乏对智能的危害和潜在的远期危害非常显著，且常常是不可逆转的终身性损害。据联合国儿童基金会的报告，缺铁性贫血的儿童智商较正常儿童平均低9个百分点，我国研究发现贫血儿童的运动和智能发展指数较正常儿童低得多，对学习以及成年后就业都有着重大和深远的影响。

(2) 影响儿童生长发育。儿童铁缺乏时常伴有体格发育迟缓、健康水平降低。

(3) 影响运动能力发展。铁缺乏症患儿肌肉软弱、运动能力下降、易疲劳。2岁以下儿童缺铁还将影响未来的体能发育，甚至导致成年后劳动生产力的低下。

(4) 影响免疫和抗感染能力。铁缺乏影响机体免疫功能，造成婴幼儿反复感染，主要表现为反复上呼吸道感染迁延不愈。

(5) 影响其他微量元素的功能。碘缺乏与铁缺乏同时存在时，甲状腺肿患儿补碘疗效欠佳，考虑与血红素依赖酶——甲状腺过氧化物酶的活性下降有关；铁缺乏症患儿补充铁剂能增加血中已减少的维生素A的含量。

(6) 增加铅的吸收。铁缺乏儿童不仅对铁的吸收能力增强，对有毒重金属铅的吸收也增加。当贫血儿童处在污染的环境中时，铅中毒的发生率较无铁缺乏的儿童高3～4倍。

(7) 影响体温调节能力。缺铁性贫血可使人体在寒冷环境中保持体温的能力受损。

4) 症状

由于起病缓慢，症状无特殊性，常被家长忽视，一般在体检或因其他疾病就诊时才被发现。具体表现有皮肤、黏膜逐渐苍白，舌、手掌、眼睑颜色苍白较明显；毛发干燥；易疲乏，不爱活动，精神不振，烦躁不安；食欲下降；易反复发生各种感染。

5) 预防

(1) 加强母亲孕期营养保健，加强营养，多摄入富铁食物。从妊娠第3个月开始口服补铁，必要时可以延续至产后，同时补充小剂量叶酸及其他维生素和矿物质。

(2) 合理膳食。鼓励母乳喂养，及时添加辅食，补充含铁丰富的食物，动物肝脏、血、瘦肉、鱼是含铁丰富又容易吸收的食物。蛋黄、豆类、坚果、深绿色蔬菜尽管含铁量高，但为非血红素铁，不易吸收，与维生素C含量高的蔬菜、水果同吃，可以促进上述食物中铁的吸收，所以要鼓励儿童多进食蔬菜和水果，纠正儿童厌食和偏食等不良习惯。

(3) 补充铁剂。对于纯母乳喂养的早产儿和低出生体重儿应从4周龄开始补铁，直至1周岁；纯母乳喂养或以母乳喂养为主的足月儿从4月龄开始补铁；人工喂养婴儿应采用铁强化配方奶粉喂养。

(4) 防治疾病。预防寄生虫感染，及时治疗慢性或感染性疾病。

(5) 定期体格检查。近年来，我国基本公共卫生服务部门为0～6岁儿童提供定期体格检查，每年检测一次血红蛋白，可及早发现贫血。

3. 生长迟缓

生长迟缓是指在相似环境下，身高(长)小于同种族、同年龄、同性别儿童身高(长)正常参照值的中位数减2个标准差(<-2SD)，或低于正常生长曲线第3百分位的症状。

近20年来，我国城乡儿童生长发育处于快速增长期。目前，城市儿童的平均生长发育水平已经达到甚至超过世界卫生组织推荐的儿童生长标准，接近西方发达国家同龄儿童的平均水平；但农村儿童仍有一定差距，其生长发育水平还有较大升高潜力。据卫生部发布的《中国0～6岁儿童营养发展报告(2012年)》的数据，2010年，我国5岁以下儿童生长发育迟缓率为9.9%，比1990年下降了70%；贫困地区农村儿童的生长迟缓率从2000年开始降低，2010年全国贫困地区农村儿童生长迟缓率为20.3%，比1998年下降了44%。学龄前儿童生长迟缓较多见于营养不良，继发于反复呼吸道感染和腹泻、消化道畸形、内分泌疾病、遗传代谢性疾病及影响生长发育的其他慢性疾病。

1) 原因

(1) 营养缺乏性生长迟缓。因贫困和长期挑食、偏食等不良饮食习惯造成营养素摄入不足，导致生长落后。这类患儿不仅身材矮小，体重也相对较同龄儿低。

(2) 宫内发育迟缓。因早产或母亲孕期患病造成胎儿期未得到足够的营养所致，表现为匀称性矮小，消瘦、纤弱、腹部脂肪堆积，食欲一般，三角脸、小下颌、前额宽大，骨龄往往异常。

(3) 生长激素缺乏症。患儿在婴儿期即表现出生长缓慢，外观稍胖。1岁以后与同龄儿童的身高差距越来越显著，每年身高的增长幅度在4厘米以下。牙齿发育延迟，骨龄明显落后。患儿外观身体各部比例正常，呈匀称性矮小，面容显得幼稚，呈“娃娃脸”，手脚相对较小，智力一般正常。

(4) 继发于慢性器质型疾病。由反复呼吸道感染和腹泻、消化道畸形、慢性肝病、先天性心脏病和慢性肾病等慢性疾病而导致，可伴有相应疾病的表现。

2) 判断标准

儿童身高(长)低于同种族、同年龄、同性别儿童身高(长)正常参照值的中位数减2个标准差(<-2SD)，或低于正常生长曲线第3百分位。

3) 健康损害

营养缺乏性生长迟缓和宫内发育迟缓导致的生长迟缓不仅影响儿童体格发育，同时也影响脑发育、智力发育和心理健康，与以后的学习能力、活动能力甚至成年后的劳动生产力低下都有直接关系。生长激素缺乏症虽然不影响智力，但因身高明显低于同龄人，会造成自卑心理障碍，成年后劳动生产力明显落后或丧失。

4) 预防方法

(1) 开展健康教育，宣传科学喂养的知识和方法，指导家长合理喂养婴幼儿。积极倡导母乳喂养，正确添加辅食。指导早产和低出生体重儿采用特殊喂养法，定期评估，积极治疗可矫治的严重先天畸形。

(2) 改善儿童生活环境，保证食物和饮用水卫生，培养儿童讲卫生的生活习惯。加强预防接种，预防各种传染病及感染性疾病，保证胃肠道的正常消化吸收功能，防止疾病导致的过度消耗。

(3) 若儿童反复患消化道、呼吸道感染及影响生长发育的慢性疾病，应及时治疗。对存在喂养和进食行为问题的儿童，家长应注意合理喂养和行为矫治。

(4) 定期进行体格检查，重视儿童生长发育监测，及早发现生长迟缓，以便及早干预。

4.2.4　五官疾病

1. 眼疾病

1) 沙眼

沙眼是由沙眼衣原体所引起的慢性感染性结膜炎。患儿的眼分泌物是传染的媒介。初次感染病程较短，可自愈；重复感染，炎症明显加重；随感染次数的增多，后遗症增多。

(1) 症状。通常侵犯双眼。轻者可无自觉症状，也可有眼干感、瘙痒感、异物感和视力疲劳。重者可出现流泪、畏光、灼痛和视力减退等症状。

(2) 预防，具体包括以下几方面。

① 预防接触传染，养成不用手揉眼、勤洗手、用流水洗脸、不共用脸盆和毛巾、不用脏手和不干净的手绢擦眼睛的习惯。

② 改善环境卫生，培养儿童卫生习惯。

③ 加强卫生宣传教育。

④ 有条件时应定期体检，以便早发现、早治疗。

(3) 护理，具体包括以下几方面。

① 遵医嘱使用抗生素滴眼液滴眼或药膏涂眼，应坚持用药1～2个月。

② 眼表面卫生清洗。

③ 改善环境卫生。

2) 弱视

弱视是指眼球无器质病变且矫正视力不能达正常者，是儿童发育过程中的常见病，发病率为2%～4%。3岁以内为儿童视觉发育的关键期，8岁前为敏感期，故婴幼儿为弱视的高危人群。弱视的原因包括单眼斜视、未矫正的屈光参差、高度屈光不正及形觉剥夺引起的单眼或双眼最佳矫正视力低于相应年龄。

(1) 症状。弱视儿童表现有：不会与家人对视；对外界反应差，对前方障碍避让迟缓，暗处行走困难；视物明显歪头、眯眼或距离近、眼球震颤等。视力检查可发现弱视眼的视力低常。

(2) 预防，具体包括以下几方面。

① 广泛开展宣传教育，使家长及幼儿园保教人员了解和掌握有关弱视防治知识，以便早期发现，及时治疗。

② 定期为儿童检查视力，一般6个月检查一次。对有弱视、斜视和屈光不正家族史的婴幼儿更应及早进行检查。发现斜视或注视姿势异常者，要及时检查治疗。

③ 儿童视觉发育敏感期在8岁前，3岁前为关键期。1岁半以前用选择观看法；1岁半～3岁儿童用电子视力检查仪检查；3岁以上儿童用图形视力表或标准对数视力表检查。如发现双眼视力差异达2行、双眼视力均低于正常值时，应及时就医。

(3) 护理。应尽早治疗，疗效与发病年龄和治疗开始年龄有关。6岁前开始治疗，疗效最好。通常采用戴矫正眼镜再进行综合治疗的办法，具体的治疗方案由眼科医生制定。家长应按照医生制定的治疗方案，积极配合医院治疗，并在家庭中监督患儿进行弱视训练，保证准时复诊。弱视治愈后可能复发，治愈后还需观察2～3年。

① 配镜矫正。多数病人需要戴矫正眼镜。每半年至1年需验光一次，根据屈光度的变化更换眼镜。

② 遮盖疗法。常规遮盖是治疗弱视的首选方法。具体方法是遮盖健眼，强迫弱视眼注视。4岁及以上儿童每月复查一次，4岁以下儿童每2周复查一次。为避免遮盖眼视力下降，可每4天放开一天，2岁以下儿童每3天放开一天。弱视眼治愈后应巩固3～6个月，然后改为部分遮盖，逐渐去除遮盖。根据年龄和弱视眼视力，让患儿用弱视眼做精细工作，如描图、穿珠子、穿线、刻剪纸等，以促进视力提高。遮盖后患儿常有心理压力，应向其周围的人解释清楚，帮助患儿认真完成治疗。在遮盖治疗过程中，必须定期复查，警惕健眼由于遮盖出现视力下降。如果健眼视力下降应及时停止遮盖，一般1～2周后即可恢复。

③ 手术矫正眼。有斜视的弱视患儿应在弱视治愈后及时做手术矫正眼位。若在弱视治愈前矫正斜视，矫正效果不稳定，斜视易复发；若在手术后再继续治疗弱视，常易影响已矫正的眼位。

3) 斜视

斜视是指两眼不能同时注视一个目标，两眼球处于分离状态。

(1) 症状。当两眼向前平视时，两眼的黑眼珠位置不对称，一只眼的黑眼珠在正中，另一只眼的黑眼珠可能向外、向内、向上或向下偏斜。发生在出生或出生后早期的为先天性斜视；发生在视觉发育敏感期的为后天性斜视。

(2) 预防。定期进行视力检查是预防儿童斜视的关键，如发现幼儿经常用歪头偏脸的姿势视物，应及时就医。

(3) 护理。根据斜视的类型和病因进行治疗，包括戴矫正眼镜、同时治疗弱视及手术矫正。

4) 远视

远视是指眼在屈光状态下，平行光线经过眼的屈光系统折射后，成像在视网膜后面的一种屈光状态。

(1) 症状。婴幼儿多数为远视，随着年龄的增长，逐渐变为正视。因眼发育不良所致的病理性远视眼，其视力通过调节可在一定范围内表现正常，从而容易掩盖病理缺陷。调节功能不足时，视力均可表现为低常。当视近物负荷增加时，动用的调节功能过强，可呈现典型的假性近视眼状态，表现为患儿视物常将目标持近，头位很低。此时采用放松调节措施，远视力即可恢复正常，而远近视力低常经常存在者，有弱视的可能。

(2) 预防。家长应注意观察幼儿的视物表现，定期进行眼及视力检查，尽早发现，予以矫正。

(3) 护理。伴有远视的内斜视，或因远视造成视力低常或致头痛者，均应配戴眼镜矫正。矫正的关键是尽早测知远近视力和准确测定屈光度，视力及屈光要定期复查。

5) 近视

近视是指眼在屈光不正状态下，平行光线经过眼的屈光系统折射后，成像在视网膜前方的一种屈光状态。近视是远视力低常、近视力正常的一种现象，近视眼为近视性屈光不正。近视眼可表现有近视，但有近视不等于都是近视眼。近视为视力概念，近视眼为屈光概念。

(1) 症状。远视力低常，近视力正常，患儿为看清物像，常眯眼视物。多用眼时可引起疲劳现象，常伴有外斜视。

(2) 预防，具体包括以下方面。

① 培养良好的用眼卫生习惯，包括保持正确的看书、写字姿势，使用正确的握笔方法，在良好的照明环境下读书、游戏，不要在走路、乘车和躺着时看书。

② 儿童持续近距离注视时间每次不宜超过30分钟，操作各种电子产品每次不宜超过20分钟，每天累积时间不超过1小时。2岁以下儿童尽量避免操作各种电子产品。眼睛与各种电子产品荧光屏的距离一般为屏面对角线的5～7倍，屏面略低于眼高。

③ 补充营养，平衡膳食，避免偏食。经常到户外活动，每天不少于2小时。

④ 注意观察儿童视物表现，若有视物距离过近或眯眼、暗处行走困难等情况，应及时就医，平时应定期进行视力和屈光检查。

⑤ 不要盲目使用眼保健产品，要在专业医师指导下合理、适度使用。

(3) 护理。已经诊断为近视眼的儿童应佩戴眼镜。眼镜要经常戴，可以减轻眼睛的疲劳，并防止发生斜视。应遵医嘱定期复查，酌情更换镜片，“戴眼镜，度数会越来越高”的说法是错误的。

2. 耳病——急性化脓性中耳炎

急性化脓性中耳炎是细菌进入中耳所引起的急性化脓性感染，好发于婴幼儿，多发生在急性上呼吸道感染或急性传染病致全身抵抗力减弱时期。

1) 症状

发热、耳痛、流脓，常伴有腹泻、呕吐等全身症状，部分患儿可出现高热惊厥、呕吐、颈项强直等类似脑膜炎的症状。因婴幼儿对病史诉说不清楚，加上全身症状众多，极易误诊或漏诊。

2) 预防

(1) 注意合理膳食，加强锻炼，根据气候及时更换衣服，多喝水，预防急性上呼吸道感染或急性传染病。

(2) 及时清除耳周围的感染病灶，如鼻炎、鼻窦炎、咽炎、扁桃体炎等。

3) 护理

积极使用有效的抗生素进行全身治疗，同时用滴耳液进行局部治疗，避免发展成慢性化脓性中耳炎而导致听力损失。其他护理同呼吸道感染。

3. 口腔疾病

1) 龋齿

龋齿俗称“虫牙”或“蛀牙”，是一种由细菌感染引起的牙齿硬组织的溶解脱矿、崩解，造成牙齿硬组织实质性缺损，形成龋洞(牙洞)，龋齿形成过程如图4-6所示。龋齿是在多因素共同作用下导致的疾病，主要因素包括以下几项：附着在牙齿表面的致龋细菌及其毒素，可以为细菌利用的糖和含糖食品，机体的抵抗能力(牙齿本身的矿化程度和结构、唾液的质和量、机体的免疫力等)。

龋齿是危害儿童口腔健康的“头号杀手”。2017年公布的第四次全国口腔健康流行病学调查报告显示，我国5岁儿童乳牙龋患率为70.9%，可见我国儿童乳牙患龋状况十分严重。因此，加强对儿童龋病的预防，应引起社会和家长的高度重视。

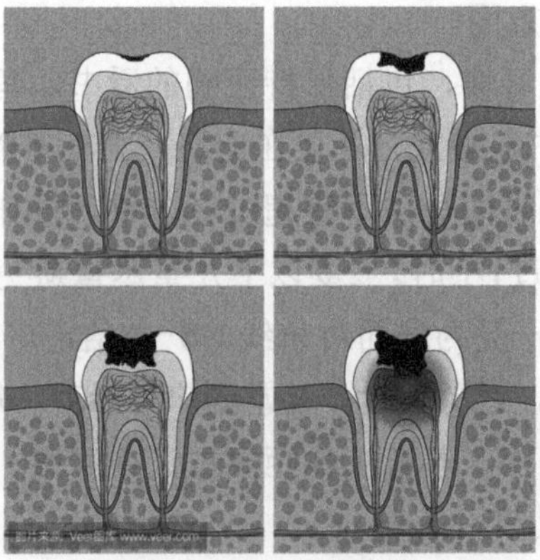

图4-6 龋齿形成过程

(1) 乳牙龋齿的主要危害，具体包括以下几方面。

① 乳牙龋坏可破坏牙齿的组织结构，使牙面上尖窝形态丧失，牙齿咀嚼能力下降，食物不易被切断和研磨，不利于消化吸收。当龋齿导致的牙体缺损涉及大部分乳磨牙时，咀嚼功能会显著降低，导致儿童不喜欢吃含纤维多的蔬菜和肉食等不易咀嚼的食物，造成偏食的不良后果，影响儿童的营养摄入及颌面部和全身的正常生长发育。

② 乳牙的牙根下方就有正在发育的恒牙，乳牙龋齿未经及时治疗，进一步发展到牙根组织时，就会影响恒牙牙胚的发育或恒牙萌出顺序及位置，造成牙齿发育异常或错颌。

③ 若乳前牙因龋齿早期缺失，将影响发音的清晰程度，同时影响外观，对孩子的心理发育和自信心的发展都有影响。

(2) 症状。乳牙龋齿开始表现为表层的硬组织脱矿，呈白垩色斑块，而没有实质性缺损，这个时候可以通过涂氟和增强口腔卫生等措施来阻止龋齿进一步发展。白垩斑若未得到控制，则会进一步发展，随着牙体硬组织中无机成分的溶解和有机成分的崩解，牙体组织就会形成实质性缺损，即龋齿洞。

此后，随着外来色素的附着及龋损的加重，龋齿病变的颜色可逐渐加深。由于乳牙牙齿硬组织矿化程度较差，且伴随儿童特殊的饮食结构和口腔卫生习惯，乳牙龋齿往往发生于牙齿的多个牙面甚至多颗牙齿，龋蚀的范围广，进展速度快，在短期内就能够转化为牙髓炎症甚至根尖周炎症，具体表现为牙疼，甚至面部肿痛和全身发热。

不同年龄的儿童，龋齿发生的部位不同。1～2岁时，龋齿主要发生于上颌乳前牙；3～4岁时，多发的是乳磨牙咬合面龋，表现为牙齿表面有小黑点甚至小洞；4～5岁时，龋齿好发于乳磨牙之间的相邻面，常常是1个龋洞波及相邻2颗牙齿，儿童经常抱怨吃饭塞牙。

(3) 预防，具体包括以下几方面。

① 合理喂养，均衡膳食。儿童，尤其是婴幼儿，摄入充足的蛋白质、维生素和富含钙、铁、磷等营养成分的食物，有利于牙齿的正常发育。健康的饮食结构和良好的饮食习惯是口腔健康和全身健康的基础，养成良好的饮食习惯会使儿童终身受益。

a. 提倡母乳喂养。相对于人工喂养，母乳喂养下的乳牙患龋病的危险性较低。牙齿萌出之后应规律喂养，逐渐减少夜间喂养次数，夜间睡眠前可喂服一两口温开水，以清洁口腔。

b. 采用奶瓶进行人工喂养的婴幼儿，任何时候都不应该含着装有甜奶或其他甜饮料的奶瓶作为安慰，尤其是睡觉时。儿童1岁后，父母应该鼓励其用杯子喝水；1岁半后，应停止使用奶瓶，特别是喝甜饮料时，更不应使用奶瓶。

c. 注意喂养卫生。致龋细菌越早传给孩子，孩子越易患龋病，所以看护人应注意喂养卫生，纠正不良的喂养方式。例如，把食物嚼碎喂孩子，把奶嘴儿或勺子放到自己的口中试温度等。同时关注自身的口腔卫生，避免把致病菌传播给孩子。

d. 合理添加辅食有助于形成对牙齿和颌骨的正常生理刺激，促进颌面部发育和建立良好的饮食习惯。婴儿牙齿萌出后，可进行咀嚼训练；在多数牙齿萌出以后，可逐渐进食富含纤维、有一定硬度的固体食物。儿童应注意平衡膳食，培养有规律的饮食习惯，做到不挑食，特别要多吃蔬菜和新鲜水果等纤维素含量高、营养又丰富的食物，既有利于牙齿的自洁，不易患龋齿，又有利于口腔颌面的生长发育，促进牙齿排列整齐，增强咀嚼功能。家长应限制儿童摄入甜食和碳酸饮料，更要控制含糖食品的摄入频率，因为频繁地摄入含糖食物，即使每次摄入量有限，也会使口腔环境长期处于酸性状态，导致龋齿的发生。

e. 刷牙后，睡前不再进食。人在睡眠期间口腔运动少，唾液分泌量低，口腔的自洁作用差，如果刷牙后，睡前再进食，易患龋病和牙龈炎。

此外，儿童应养成规律饮食的习惯，除每日三餐外，尽量少吃零食。如果吃零食也应有规律，可在两正餐之间加零食。

② 清洁口腔。注意儿童的口腔清洁，尤其在每次进食以后。清洁口腔，有利于牙齿和牙龈的健康，早期有规律地清洁口腔，有助于培养良好的口腔保健习惯。

a. 从出生开始，每天有规律地为婴儿清洁口腔1～2次。牙齿萌出后，家长应用温开水浸湿消毒纱布、棉签或指套牙刷轻轻擦洗婴儿牙齿，每天2次。当多颗牙齿萌出后，家长可选用婴幼儿牙刷为孩子每天刷牙2次。3岁以后，家长和幼儿园老师应开始教儿童用简单的“画圈法”刷牙，其要领是将刷毛放置在牙面上，轻压使刷毛屈曲，在牙面上画圈，每部位反复画圈5次以上，前牙舌侧需将牙刷竖放，牙齿的各个面(包括唇颊侧、舌侧及咬合面)均匀刷到。直到孩子上小学前，家长还应每日帮助孩子刷牙1次(最好是晚上)，这样才能保证刷牙的效果。

b. 家长应选用适合儿童年龄的牙刷。当儿童学会含漱后，建议使用儿童含氟牙膏。

c. 随着所有牙齿的萌出，乳磨牙的相邻面开始出现间隙，容易嵌塞食物残渣。由于牙刷的刷毛不可能完全进入乳牙牙间隙，所以尽管做到有效刷牙，也仅能清除70%的牙菌斑，剩下30%的牙菌斑残留在牙间隙，可用牙线来清洁，由看护人为幼儿做清洁，正确使用方法如图4-7所示。

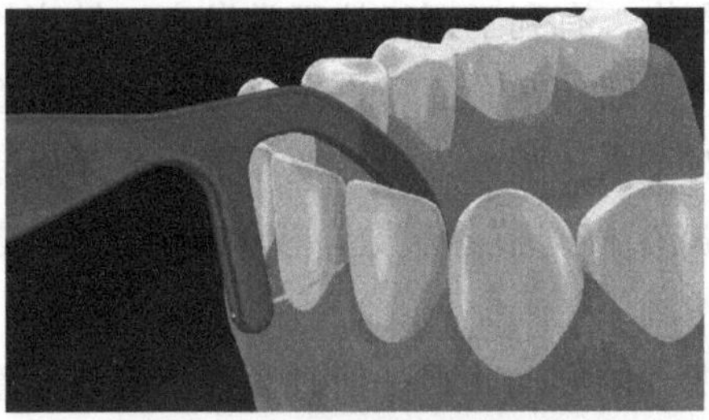

图4-7 牙线的正确使用方法

③ 定期进行口腔检查。3～6岁是儿童患龋的高峰期。该阶段牙弓开始发生变化，出现牙间隙，为换牙做准备，但易造成食物嵌塞，引发邻面龋。龋病早期治疗时间短、痛苦小、效果好、花费少，所以提倡学龄前儿童每6个月接受一次口腔健康检查。

④ 局部应用氟化物。3岁以上儿童可接受由专业人员实施的局部应用氟化物防龋措施，每年2次。对龋病高危儿童，可适当增加局部用氟的次数。

⑤ 窝沟封闭预防。窝沟封闭是预防磨牙窝沟龋的有效方法。由专业人员对儿童窝沟较深的乳磨牙及第一恒磨牙实施窝沟封闭，用高分子材料把牙齿的窝沟填平，使牙面变得

光滑易清洁，这样细菌不易存留，能达到预防窝沟龋的作用。

(4) 护理。儿童乳牙患龋之后自觉症状不明显，早期容易被忽视而贻误最佳治疗时机。很多家长误以为孩子的乳牙迟早是要替换的，根本没有治疗的必要，这种想法是非常错误的。患乳牙龋齿的儿童应及时到具备执业资质的口腔医疗机构进行治疗，同时加强口腔卫生保健，注意口腔清洁。

2) 牙颌畸形

牙颌畸形是指在儿童生长发育过程中，由先天或后天因素所致的牙齿排列不齐、上下牙弓关系异常、颌骨大小形态位置异常和软硬组织部不协调。该病在儿童发育期间比较常见。

(1) 发病原因包括以下几个方面。

① 遗传因素。父母有牙颌畸形，母亲在妊娠期间营养不良或服用某些药物等，都可能导致儿童牙颌畸形。

② 功能因素。儿童吃的食物过于细软，咀嚼功能得不到充分发挥，会导致牙颌畸形。

③ 口腔不良习惯。吮指、咬下唇、吐舌、偏侧咀嚼、咬物和口呼吸等是常见的儿童口腔不良习惯，都可能导致牙颌畸形。

④ 乳牙期及替牙期的局部障碍。乳牙早失、乳牙滞留、恒牙早失、恒牙早萌、恒牙萌出顺序紊乱、多数乳牙早期缺失、乳尖牙磨耗不足和下沉乳牙等局部障碍，都可能导致牙颌畸形。

(2) 预防措施包括以下几个方面。

① 注意儿童食物的结构和合理搭配。食物应含丰富的钙、铁、磷等矿物质和各种维生素，应给儿童吃一些有相当硬度以及富含纤维的食物(如蔬菜和新鲜水果等)，让儿童得到充分的咀嚼训练，高强度的咀嚼是预防牙颌畸形的有效方法之一。

② 注意喂养方法。提倡母乳喂养，母亲最好以坐姿抱着孩子，左右轮换喂奶，以免影响婴幼儿颌面部的生长发育。如需采用人工喂养，应选用合适的奶嘴，避免因洞孔太大，奶液不需吸吮就流出，而使婴幼儿的咀嚼肌得不到应有的锻炼，不利于口颌的正常发育。喂奶时，应注意奶瓶不要放置过高或过低，避免由此造成牙颌畸形。

③ 纠正不良的口腔习惯。及时戒除吸吮、咬下唇、吐舌、偏侧咀嚼、咬物和口呼吸等不良习惯，幼儿期尽量不用安抚奶嘴。教育儿童用两侧牙齿轮流咀嚼，以免一侧发生偏废畸形。

④ 定期进行口腔检查，及时发现异常，及早干预。

【思考与练习】

1. 简述传染病的概念、特点及流行条件。

2. 简述水痘的流行特点、症状及护理和预防方法。
3. 简述手足口病的流行特点、症状及护理和预防方法。
4. 简述细菌性痢疾的流行特点、症状及护理和预防方法。
5. 简述流行性感冒的流行特点、症状及护理和预防方法。
6. 简述急性结膜炎的流行特点、症状及护理和预防方法。
7. 简述上呼吸道感染的流行特点、症状及护理和预防方法。
8. 简述肺炎的流行特点、症状及护理和预防方法。
9. 简述婴幼儿近视的预防方法。
10. 简述乳牙龋齿的主要危害、症状及预防和护理方法。

第5章 学前儿童心理发育与保健

【学习目标】

了解学前儿童心理健康的标志与影响因素，幼儿心理健康的维护与促进，学前儿童问题行为表现与矫正等理论知识；

掌握学前儿童问题行为的矫正策略，如情绪障碍的表现与矫正、行为障碍的表现与矫正、品行障碍的表现与矫正、学习障碍的表现与矫正以及其他行为异常与精神疾病的表现与矫正，宏观认识和了解儿童行为矫正的各种技术和方法。

【问题情境】

某幼儿园中班的教室里，新来的小刘老师在给孩子们讲5以内的加法。10分钟过去了，有的小朋友在认真听，有的小朋友在东张西望，还有个别小朋友在座位上扭来扭去，或是扰乱旁边的小朋友。又过了10分钟，更多的小朋友心不在焉、坐不住了，小刘老师再三提醒他们要坐正、手背后，虽然小朋友马上坐正，但过一会儿又不认真听讲。为了不让孩子输在起跑线上，幼儿园特意提前教授小学一年级的知识，有珠心算、写字和英文，写字写不好还要回家练习，当然也有讲故事和做游戏。小刘老师有些着急，不知如何才能让小朋友们安静地听课。

请结合以上资料，思考如下问题：

1. 上述文字资料呈现了什么问题？

2. 请你帮小刘老师想想办法，怎样才能让孩子们安静下来呢？

5.1 学前儿童心理行为发展特点

学前儿童的心理健康与身体健康同等重要。了解学前儿童心理健康的标志与影响因素，有助于教师掌握学前儿童心理发展的特点，为他们的心理发展创造良好的人际环境。学前儿童心理正处在发展阶段，对他们心理健康状况的评价应从发展的、整体的观点出发，切忌轻易地给他们戴上心理发展异常的“帽子”。

学前儿童的语言、情感和思维发育尚处于不成熟但又飞速发展的阶段，刚毕业的幼教老师在和幼儿实际接触之前，难免会对幼儿的心理行为感到难以把握。只有了解学前儿童的心理行为发育的一般规律和各个年龄阶段的特征，才能对幼教工作做好心理准备和知识储备，工作过程中不至于茫然摸索。教师应该遵循幼儿心理发展规律，制订教育计划，以做到有的放矢、科学施教。

人类特有的心理活动、感觉、知觉、记忆、表象和想象、思维和言语、情感和意志以及个性心理特征等，都是在出生后的早期阶段产生的。婴儿出生时只有简单的感知活动，难以与生理活动区分。此后，心理行为发育分阶段进行，渐进而有序，每一个阶段既是前一阶段发育的结果，又是后一阶段发育的前提和基础，是既相互联系又相对独立、既相对恒定又可变的过程。学前儿童心理发展存在个体差异，但其过程都是从简单、具体、被动、凌乱，朝着较复杂、抽象、主动和成体系的方向发展，其发展趋势和顺序大致相同，而且相同年龄儿童的心理一般具有相似的特征。

5.1.1 认知和语言的发展

1. 感觉

人的感觉功能按一定的顺序发展。通过各种感觉，儿童逐渐认识了周围环境。所以，在早期教育中给予儿童丰富的感觉刺激，有助于儿童的心理发展。

1) 视觉

部分2岁的幼儿已会识别并能匹配几种颜色；到2岁半时，90%以上的幼儿能匹配红、白、黄、黑、绿等颜色；3岁左右，幼儿能说出颜色名称。许多6～8岁的儿童有轻度远视的症状，到8～10岁时才能自然矫正，完成双眼的发展。

2) 味觉和嗅觉

新生儿的味觉已经发育良好。灵敏的嗅觉有其重要的生物学意义，它可以保护婴儿免受有害物质的伤害，发达的嗅觉还可以指导儿童了解周围的人和事物。

3) 听觉

婴儿一出生就对说话声音反应敏感，整个幼儿期的听觉都发展得很好，对音乐的感知也很早就表现起来，喜欢听愉快的、旋律优美的音乐。言语和音乐感知的早期发展为早期教育提供了前提条件，如有听力障碍，将导致言语发展障碍。

需注意，每个婴儿对刺激的敏感性不同，感觉的敏感性可以影响情绪和行为表现。

2. 知觉

1) 空间知觉

新生儿已具备空间知觉能力。

(1) 对于形状的知觉。幼儿3岁时能辨别圆形、方形和三角形；4岁时能将两个三角形拼成一个大三角形，把两个半圆拼成一个圆形；5岁时能认识椭圆形、菱形、五角形等。

(2) 对大小的知觉。接近2岁半的幼儿，80%以上能够判断物体的大小，并能用语言表达出来。但学前儿童对大小的判断需依图形本身的形状而定，如判断圆形、正方形和等边三角形的大小较容易，而判断椭圆形、长方形、菱形和五角形的大小较困难。

(3) 对方位的识别。3岁儿童能辨别上下方位；4岁儿童能辨别前后方位；5岁儿童能辨别以自身为中心的右方位；到6岁时，虽然能完全正确地辨别上下前后4个方位，但以自身为中心的左右方位尚不能准确辨别，也不会辨别对面人或物体的左右方位。

空间知觉对阅读和书写有重要作用，学前儿童对字符的识别经常左右颠倒，正常儿童一般在9岁以后就不会常出现这种错误。

2) 时间知觉

4岁儿童开始发展时间概念，但不够准确。由于时间无法直接感知，需要借助直接反映时间流程的媒介物才能认识它，如早晨起床、晚上睡觉。对一周内的时序、一年内的四个季节和相对时间的概念的认知，要到五六岁时才逐渐开始。

早期教育有助于儿童更早掌握时间概念，如儿童五六岁时就可以认识时钟。

3. 语言与言语的发展

1) 学前语言发展的规律

从广义来说，文字、声音、视觉信号、手势均属于语言的范畴。儿童言语语言和言语的发展是指对语言的获得，包括感知(或理解)语言和说出语言。说话的过程是言语的发生、发展的过程。听觉系统、发音器官和大脑神经系统三者功能的成熟是获得语言的生理基础。

儿童言语的发生是理解先于表达，在掌握语言之前，有一个较长的准备阶段，称为前言语阶段，随后才是言语发生和发展阶段。

总体来说，1～1.5岁是理解言语的时期，儿童理解言语的能力发展迅速，说话从单词到单词句；1.5～3岁是言语发生和发展阶段，3岁时词汇量达1000个左右。汉语儿童的语言发展过程、特点和规律与英语儿童的语言发展大致相同，最初词汇的获得在1岁左右，在三四岁时能掌握本民族的基本语言。

学龄前阶段是言语能力迅速发展的时期。中国儿童对词汇的掌握，4岁时为1700多个，5岁时为2500多个，6岁时为3500多个。幼儿学习语句的特点是对句子的理解先于句子的产生。4岁时已经会说较多复杂的语句，同时逐渐学会了用代词、形容词、副词等修饰语，已基本掌握本民族语言，但常有病语，言语开始连贯，但连贯语句的比例较小。4～5岁时，语言发展较快，表达的内容也比较丰富，基本掌握各类词汇和各种语法结构，词义逐渐明确并有一定的概括性，言语越来越连贯，会讲故事、复述简单事情，表达自己的思想和愿望，可自由地与他人交谈、争辩，能够评论事件，甚至说谎。

2) 语言发展的相关问题

幼儿语言的发展与先天的大脑皮质语言中枢的发育有关，也与后天的环境有密切关系。家庭经济条件好、早接触幼儿读物和电视对幼儿的语言发育均有促进作用。语言发展得不成熟或发育迟缓，常会引起一些行为问题，如发脾气、社交退缩等。因此，家长应重视创造良好的语言环境和表达机会，多与儿童对话、多讲故事都可以丰富儿童的词汇量和言语内容。此外，还要给予儿童轻松的发言机会，以练习表达能力。

4. 注意

1～2岁婴幼儿的注意时间为5～10分钟；3～4岁幼儿的注意时间为10～15分钟，最多能集中注意20分钟；5岁幼儿的注意时间为15～20分钟。

学前儿童一般是无意注意占优势，注意时间短、容易分散、注意的范围小，任何新奇的刺激都会引起他们的兴奋并分散他们的注意。3岁时有意注意开始出现，如果重视学前教育和培养，有意注意可提前迅速发展起来。3岁时一般只注意事物外部较鲜明的特征，4岁时开始注意到事物不明显的特征、事物间的关系，5岁后能够注意事物的内部状况、因果关系等，5岁左右开始能独立控制自己的注意。

幼儿的注意分配能力很差，3岁前幼儿只能注意一件事物，四五岁时可以同时注意来自不同感觉通路的信息，可以一边听指令一边操作，但不超过2件。因此，教学时不能同时让儿童注意太多的东西。

影响幼儿注意的因素：脑发育的成熟水平和自我控制能力；注意的目的和动机，要求明确时就能专注较长时间；被注意对象的具体特点，色彩鲜明的物体容易被注意；注意活动的内容或形式，参加操作活动时注意就能保持更长的时间；注意的兴趣和情绪，对有兴趣的事情注意时间更长；对注意对象的理解程度。

5. 记忆

一般而言，2岁的幼儿能再认识几周以前感知的事物；3岁幼儿可以再认识几个月以前感知的事物，记忆中可再现几周前发生的事情；有意识的记忆在三四岁出现并逐渐发展起来；4岁幼儿的记忆和回忆能力良好，可再现几个月前的事情。一般情况下，三四岁的幼儿可以开始用复述、联想、组织等记忆方法，但不会主动运用；5岁以后能运用简单的记忆方法来帮助记忆，如重复、联想。

3岁前儿童的记忆带有很大的无意性，他们容易记住感兴趣、印象鲜明的事物。学前儿童机械识记占主要地位，容易学也容易忘，但在这时加强记忆训练，以后记忆东西则不会感到十分困难。例如，这时可学习背诵一些儿歌、诗词，背诵时要注意形象化和趣味性，发挥儿童的想象力。尽管儿童不能完全领会意思，但这种训练对提高记忆能力并奠定今后的知识基础有一定的益处。

6. 思维

婴幼儿的思维是具象思维，具有直觉行动性，与对事物的感知和儿童自身的行动分不开，缺乏计划性和预见性。五六岁后，儿童的思维逐步从以具象思维为主要形式过渡到以抽象概念思维为主要形式，如比较大小、进行归类。在思维发展过程中，激发儿童的想象力、观察力是学前儿童思维发展的重要任务。

1) 想象力

2～3岁是儿童想象力发展的最初阶段，但想象是没有目的的即兴发挥；3～4岁时，儿童的想象力开始迅速发展，想象基本是自由联想，内容贫乏，数量少；5～6岁儿童的有意想象和创造想象的内容进一步丰富，有情节，新颖程度增加，更符合客观逻辑。儿童的想象在学前期最为活跃，几乎贯穿幼儿的各种活动中。但儿童想象的特点是喜欢夸张，并混淆假想与现实，常被成人误认为说谎。

2) 观察力

儿童在学前早期初步形成了观察力，但观察的时间较短，只注意事物表面的、明显的、面积较大的部分，在成人的引导和教育的作用下，观察时间逐渐延长并细致化，开始思考并发现事物内部之间的关系。

7. 学习

学习的基本过程包括习惯化、经典条件反射、操作条件反射、观察模仿。幼儿的很多行为是通过经典条件反射和操作条件反射获得的，不良行为的产生和培养良好的行为常与条件反射密切相关。强化在塑造儿童的行为中起关键作用，当儿童哭闹着要玩具的行为得到满足，以后就会以更加强烈的哭闹来达到目的，在这个过程中，玩具成为奖励哭闹的强化物。要减少消极行为、建立积极行为，同样需要依据操作条件反射的机制进行干预，可运用奖励、惩罚或冷处理的方法。

在儿童学习的过程中，还有很多行为是通过观察模仿获得的，如幼儿模仿成人扫地、有礼貌。因此，为幼儿树立好榜样是幼儿学习良好行为的重要途径。

好奇是一种渴望学习的情绪表达，是学习的内在动力。在好奇心的驱使下，幼儿积极地向周围世界探索。幼儿在三四岁后开始针对一些现象询问原因，如“人为什么要吃饭”。儿童的好奇标志着儿童的思维能力正在发展。

儿童有主动性和探究能力，而非被动的接受者，但需要成人的恰当引导。成人应根据儿童发展的水平、各种能力以及个体差异实施引导，通过提问、演示和解释等方法，教给儿童学习的策略，帮助儿童去发现、探索、学习知识。

5.1.2 情绪的发展

2岁之前，幼儿的各种基本情绪陆续出现。2岁之后，幼儿在成人的帮助下，开始采用策略控制情绪，如在不安的时候拿玩具使自己平静下来。婴幼儿在与成人的交往中、在社会环境中，情绪逐渐社会化。

学前儿童的情绪体验已相当丰富，体验过一般成人体验到的情绪、情感，经历过发怒、焦虑、羞怯、嫉妒、兴奋、愉快、挫折、悲伤和快乐等情绪，还发展出信任、同情、美感、道德等较高级的情感。幼儿保持情绪的时间比婴儿要长，但仍以不稳定、多变为主要发育特点。常见的害怕和焦虑内容为对想象中的事物以及动物、黑暗、嘲笑、有伤害性的威胁等的害怕增加了，在社会化的过程中，经常要面临信任与不信任、自主与依赖、与亲人接近和分离等矛盾性的情感问题。

在情感理解方面，3岁幼儿开始能说出自己的感受，并能根据别人的表情和语调说出别人的感受；能理解至少一种情感的产生原因，如“珊珊很伤心，她的娃娃坏了”；看到别人伤心能给予简单的安慰或帮助。

求知欲是对知识的渴求，是一种与思维发展密切相关的高级情感。3岁以后，智慧发展越迅速的儿童，其求知欲越强，思维能力的发展也越强。

儿童情绪发展的差异取决于先天的气质特点、后天的文化影响、成人的榜样作用、与成人安全依恋的程度以及社会交往的机会。

5.1.3 个性和社会性的发展

个性是具有一定倾向性的各种心理特点或品质的独特结合，包括一个人的气质、性格、能力、动机、兴趣、自我和信念等。当儿童的各种心理过程全部形成，个性也开始发展起来。气质是个性形成的基础，2岁时个性逐渐萌芽，3～6岁时个性开始形成。幼儿时期形成的个性倾向常常是一个人个性的核心部分，学前期的生活经历对长大后乃至一生的个性特点具有举足轻重的影响。

1. 个性的基本发展

两三岁是儿童形成个性的初始时期，独立性、自信心、自尊心、道德意识等人类高级的情感和行为特征开始发展起来。三四岁时，在独立意识增强的同时，幼儿的违拗行为也更强烈，达到高峰，被称为“第一反抗期”。在幼儿独立性和自尊开始发展的这个时期，成人应耐心指导幼儿完成任务、形成习惯，使其感到有能力、有信心。成人既需要按社会的要求或习俗来控制幼儿的行为，又要注意不伤害幼儿的自我控制感和自主性，这样幼儿才能既学会独立又能服从一定的规则。过分溺爱或不公正地批评、惩罚幼儿，都会使幼儿怀疑自己的能力，变得胆小、不自信，导致长大后的退缩、过分依赖或反抗。

4～6岁是建立主动性的时期，成人应鼓励儿童的独创性行为和想象，积极支持儿童开展游戏和智力活动，这样有助于儿童建立健康的独创性意识，形成想象力；相反，如果讥笑或指责儿童的独创性行为和想象，儿童就会对自己的活动缺乏信心和自主性，以后做事缺乏主动性，导致其独创性和想象力的发展受到限制。

2. 自我概念的发展

自我概念是对自身和行为的稳定的知觉，包括自我意识、自尊、自信等个性特征。自我概念在学前阶段迅速形成，这时自我认同感更强烈；需要通过别人对自己的态度和反应来了解和界定自己并形成相应的自我概念，从而影响儿童时期自我概念的形成和发展。

1) 自我认识和自我意识

儿童的自我意识发展表现为能够独立意识到自己的外部行为和内心活动，并能恰当地评价和支配自己的认识活动、情感态度和动作行为，由此逐渐形成自我满足、自尊、自信等性格特征。

2～3岁时，儿童开始把自己当作主体来认识，从称呼自己名字变为称“我”，这是自我意识发展的一个重要转折。3岁时儿童“自我中心”的特点突出，看待事物完全是从自己的角度出发，不愿意分享。这时候，成人应尊重儿童，给予鼓励、支持的态度，助长儿童的自信心，而对儿童过分保护、严加控制或采取忽视、冷漠的态度，都会促使他们形成不好的自我意识，如消极和自卑。

2) 自尊和自我评价

自尊是对自我评价的情绪体验，自我评价从2～3岁时开始出现，此时儿童的自我评价依赖于成人对他们的评价，所以成人对儿童的评价是否恰当对儿童自我评价的发展有重要影响。

3～6岁的幼儿逐渐对自己形成一定的看法，一直受到周围人积极评价的幼儿往往能建立良好的自尊，而经常受到否定评价的儿童则易产生自卑感和孤独感。

4岁左右，儿童在评价“我是个好(或坏)孩子”时便会产生积极(或消极)的感受。这时，教育方式在儿童自尊的形成中至关重要，成人若采取温和、支持的态度对待儿童，则儿童的自尊比较高。

5～6岁时，儿童能进行自我评价，并能有意识地把自己同其他孩子作比较，不仅能进行独立的自我评价，还会评价他人，例如“我跑得比××快”。如果成人经常将孩子与其他人比较并说别人好，孩子容易产生自己不如别人的感觉。

3) 自我调控

儿童在与其他人的交往中，必须学会控制自己的情绪，调控自己的情感和行为，这就是自我调控。要发展情绪和行为的自我调控能力，首先需要发展自我调控策略。自我调控能力发展的总体规律如下所述。

3岁时，儿童开始能自觉地调控自己的情绪、行为，以达到某种目的或适应环境的需要，如克制冲动而服从成人要求，但遇事时情绪仍容易失控。在这一时期，幼儿开始能抗拒引诱和延迟满足，但需要在成人的帮助下，用唱歌、做游戏等分散注意的方法延长等候时间。幼儿入幼儿园后，要遵从集体的各种规章制度，遵守各种游戏规则，要与其他小朋友和睦相处，建立平等的伙伴关系。在这一过程中，调控情绪和行为的能力得到了更好发展，幼儿逐渐学会忍耐、坚持。

4～5岁，儿童逐渐能采用一些方法帮助自己等待，如玩玩具、唱歌、看图书、四周走动等，但学前儿童耐心等候的时间难以超过15分钟。

5～6岁时，儿童会用语言表达自己的愿望、感受，用语言与别人商量。在解决问题时，会用简单的谈判技术，会用自我言语调整自己，对强烈情绪的控制能力有很大的进步。不愿服从成人的要求时，也会以更复杂的语言与成人协商。

4) 性别感的发展

性别感包括对性别概念的理解和对性角色的认同。在对性别概念的理解上，2岁多的幼儿能从外表识别男女，四五岁时才能比较准确地理解性别的概念。4岁开始，儿童意识到性别的差异，更懂自己的性别身份，意识到同性别应有的活动方式，认同同性别家长，表现为参与同性别的活动，模仿同性别家长的行为。例如，男孩模仿父亲的勇敢、喜欢运动，女孩模仿母亲梳妆打扮、喜欢玩娃娃。同时，对异性家长产生性好奇。

三四岁时，儿童在玩具选择、活动特点上明显地表现出性别倾向，喜欢与同性别的小朋友玩，女孩喜欢娃娃、玩“过家家”游戏，男孩喜欢玩具汽车和打斗活动。4岁后，儿童知道性别是固定的，即使男孩穿了女孩的衣服也仍然是男孩，开始将性别与人格特点联系起来，如女孩听话、男孩淘气。

五六岁时，儿童更加领会了性别的永恒性，会遵循性别的要求去做男孩应做的事情或女孩应做的事情。

3. 社会关系的发展

1) 亲子关系

儿童的行为特点影响着父母对他们的态度和抚养方式，影响着与环境的相处；反过来，家长的态度和抚养方式又会影响儿童的行为、情绪及个性。

专断型的家长对孩子高度控制，实施命令式教育，过于专制，导致孩子低自尊、低自信，缺乏主动性和独立性，或固执、攻击性强，难以控制。

放纵型的家长对孩子没有限制，导致孩子任性、缺乏规矩、幼稚，攻击性可能偏高，或依赖性强，情绪不稳定。

权威型的家长对孩子有恰当的要求和控制，经常参与孩子的活动，愿意与孩子交流，并能及时与老师沟通，促使孩子比较自信，既有较高的自尊和较强的独立性，也容易服从家长，有利他精神，善于合作、交往。

忽视型的家长对孩子缺乏爱心、冷漠，不关心孩子的需要，导致孩子难与别人建立良好的关系，情绪不稳定、冷酷，容易冲动，攻击性强，甚至反社会。

过度保护的家长对孩子的行为限制多或采取包办态度，导致孩子做事被动、幼稚，依赖性强，缺乏社交能力。

2) 同伴交往

2岁以后，幼儿愿意与同伴在一起游戏，表现为平行游戏，与同伴在一起时，以自己玩为主，也喜欢看别人玩，分享别人的乐趣。这时，合作游戏开始出现。

3岁以后，儿童与同伴的交往增多，开始更多的合作游戏，出现关心同伴、帮助同伴的行为；在成人的引导下开始与同伴做出交朋友的行为，对社会性游戏的兴趣增加；在别人有需要的时候，会提供简单的帮助，如拥抱、安慰、鼓励；解决冲突的时候，能在成人的建议下做出让步；与同伴活动时懂得轮换。

4. 道德的发展

儿童社会化的核心内容是成为一个有道德的人，能遵守社会道德规范和行为准则。道德发展涉及道德认知、道德情感和道德行为3个部分。

1) 道德认知

儿童的道德认知主要是指对是非、善恶行为准则及其执行意义的认识。在幼儿期，儿童学会用语言来调节自己的行为，例如当想要打人时，会说“不能打人”，并逐渐将这些语言内化为道德意识；3岁后，儿童逐渐对规则感兴趣，并越来越懂得遵守规则。

2) 道德情感

情感共鸣是道德情感发展的基础。3岁前，幼儿在觉察他人的情绪反应时，有理解和共享别人感情的能力；3岁后，儿童对伤害到他人或明显引起他人不满的行为比较敏感，并能体会到内疚的感觉。

3) 道德行为

儿童道德行为的获得受周围环境以及个体的认知、动机等其他因素的影响，这三方面之间共同起作用。同时，道德行为也能通过替代强化与观察模仿而获得。

4) 道德的影响因素和培养

成人和社会的价值观、家长的人格特征和对儿童的态度都会影响儿童的行为规范和价值标准的形成。儿童受认知发展所限，难以接受抽象的道理，因此对儿童的道德培养“身教”胜于“言传”。

5. 游戏

游戏也是学前儿童的主要活动，有助于培养儿童基本的生活和学习技能以及学习兴趣，能为个性的形成打下良好的基础。

游戏有多种多样。在活动性游戏中，儿童的运动能力通过跑、跳、攀、爬得到发展；在创造性游戏中，如搭积木、泥塑，儿童的主动性和创造性得到发展；在寓教于乐的教学性游戏中，可以有计划、有目的地发展儿童的言语、观察、注意、记忆、想象和独立思考等多方面的能力；在角色扮演的游戏中，儿童更了解其他人的感受，能够走出自我中心。通过与同伴一起参加游戏，还可以培养儿童交往及组织和协作的能力。

6. 儿童气质

气质是每个儿童的行为外在表现方式，它与生俱来，贯穿整个童年，是人格发展的基础。气质特征对儿童的身心健康以及未来良好个性的形成有着不可忽视的作用。

1) 气质维度

我们可以从9个方面观察儿童气质，即活动水平、节律性、趋避性、适应度、反应强度、情绪本质、坚持度、注意分散度、反应度。

2) 气质类型

基于气质难度中的节律性、趋避性、适应度、反应强度、情绪本质，可将儿童气质分为易养型、难养型和启动缓慢型。

(1) 易养型。该类型以生物功能的规律性强、容易接受新事物和陌生人、情绪多为积极、情绪反应强度适中、适应快为特点，易于抚养。

(2) 难养型。该类型儿童以生物功能不规律、对新事物和陌生人表现出退缩、适应较慢、经常表现出消极情绪、情绪反应强烈为特点，抚养较为困难。

(3) 启动缓慢型。该类型儿童以对新事物和陌生人的最初反应为退缩、适应慢、反应强度低、消极情绪较多为特点。

介于上述3种典型类型之间的是中间偏易养型和中间偏难养型。

3) 调适良好与调适不良

当儿童的气质与周围环境相协调时，则产生“调适良好”，处于这种状态的儿童会获得最佳发展；反之，当产生“调适不良”时，儿童易出现行为问题。协调好的儿童易发挥出最佳潜能，不易出现行为问题；协调不好的儿童则会出现相反的结果。易养型儿童与环境的协调最好，不易发生行为问题；而难养型儿童的行为容易与他人产生摩擦，在成长过程中易出现焦虑、忧郁、攻击性强、易违纪、社交不良等行为问题。

幼教老师应了解儿童的气质特点，根据儿童的特点设定预期目标和要求，如果教养方式符合儿童的特点，就能尽量减少与儿童的冲突，使儿童得到较好的发展。

5.2 影响学前儿童心理健康的因素

5.2.1 心理行为的神经生理学基础

人类的任何心理活动，包括认知、情绪和行为都以脑神经系统的活动为基础，脑神经系统的正常发育是心理健康的基本条件。

1. 脑的发展

人的大脑在婴幼儿时期迅速发展。新生儿的脑细胞数量接近成人，但大脑重量仅为成人的25%；3岁时脑重接近成人；到学龄阶段，神经系统的结构发育基本完成，其功能则继续发展。

神经细胞之间通过伸展出来的树突和轴突相互联系，完成刺激信号的传导。丰富的环境(包括听觉、视觉、味觉、嗅觉等)可以增加神经突触连接的数量，突触结构如图5-1所示。在神经纤维增长的同时，髓鞘化开始，神经信号通过髓鞘呈跳跃式传导。在神经纤维呈藤蔓样生长的同时，婴儿出生后第2年神经纤维开始出现“修剪”现象，使树突和突触得到“塑造”，以形成有效的工作网络。神经纤维的髓鞘化和“修剪”使神经兴奋的传导更加精确、迅速，这两种现象在幼儿时期的发展最为迅速，以后放缓，一直持续至青春期，甚至成年早期才完善。运动和感觉区域神经元的髓鞘化直到儿童6岁才完成，因此学前儿童的眼手协调能力仍然较低，动作也比较笨拙。

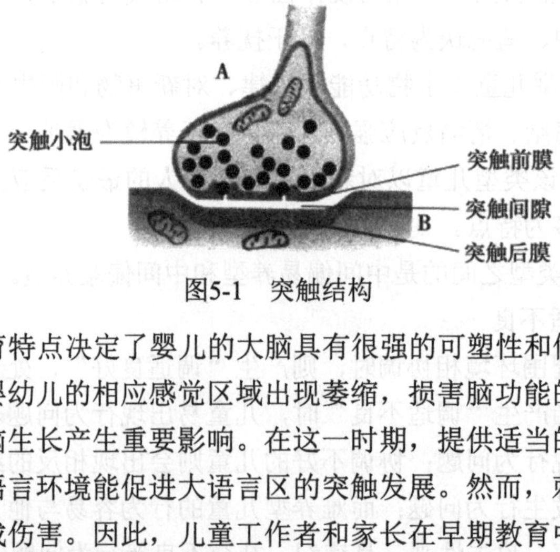

图5-1　突触结构

脑神经系统的发育特点决定了婴儿的大脑具有很强的可塑性和修复性。早期的感觉剥夺或经验剥夺，会使婴幼儿的相应感觉区域出现萎缩，损害脑功能的发育，早期的营养状况也同样会对婴幼儿脑生长产生重要影响。在这一时期，提供适当的刺激可以促进大脑的发育。例如，丰富的语言环境能促进大语言区的突触发展。然而，刺激过度不利于脑的正常发展，甚至可能造成伤害。因此，儿童工作者和家长在早期教育中切勿盲目，提供过多的玩具、过早地让儿童学习可能弊大于利。

2. 脑功能的优势化

大脑功能有左右优势的差异，手脚功能的优势侧化从婴幼儿出生后就开始分化。五六个月时，多数婴儿用右手够物；2岁时，几乎所有幼儿都在一定程度上显出优势手，但不少3岁儿童踢球或拿东西时可能同时使用左右侧；6岁时，儿童的手脚优势在很大程度上开始定型，约90%的学龄儿童与成人一样明确地使用右手，有些左利手的儿童在入学时被强迫改为使用右手，这不符合脑功能的发展，会让儿童感到辛苦并影响相应能力的发展。

人脑的两半球在功能上的差异还表现在认知和情感方面。左脑的能力优势在于语言、分析、计算方面；右脑的能力优势表现在具体思维能力、空间认知能力、对复杂关系的理解能力、对音乐的理解能力、情绪表达等方面。女孩大脑左半球神经细胞的生长和髓鞘化的完成比男孩早些，故女孩说话比男孩早，语言能力也较强；男孩大脑右半球神经细胞的生长和髓鞘化的完成比女孩早些，右脑功能比左脑强，故男孩的空间认知能力比女孩强，如辨认方向的能力较强、几何数学成绩较好。

3. 脑结构与心理功能

1) 脑区域与心理功能

大脑的不同部位负责不同的心理功能，主要涉及以下部位。

额叶负责控制注意、思维、计划、目的、短时记忆，并与需求和情感有关。

前额叶是功能水平最高的脑区，负责对信息进行最后阶段的处理。

颞叶负责处理听觉信息，还有嗅觉区和味觉区，也与记忆和情感有关。

边缘系统负责管理学习经验、整合新近与既往经验。

海马体主管人类的近期主要记忆，儿童时期的情绪记忆会储存于此，对儿童以后的心理造成影响。

杏仁核能产生恐惧感，负责学习躲避伤害性刺激带来的疼痛，也能参与构成短时记忆回路，还是不同感觉记忆的结合部位。

前扣带回皮质参与执行功能，对正在进行的目标定向行为实施监控，在出现反应冲突或错误时提供信号，是一个负责行为规划与执行的高级调控结构。

基底神经节具有控制肌肉运动的功能，也与认知和记忆功能有关，在行为及认知的无意识过程、非言语交际的产生及理解方面都起着重要作用。

大脑区域分布如图5-2所示。

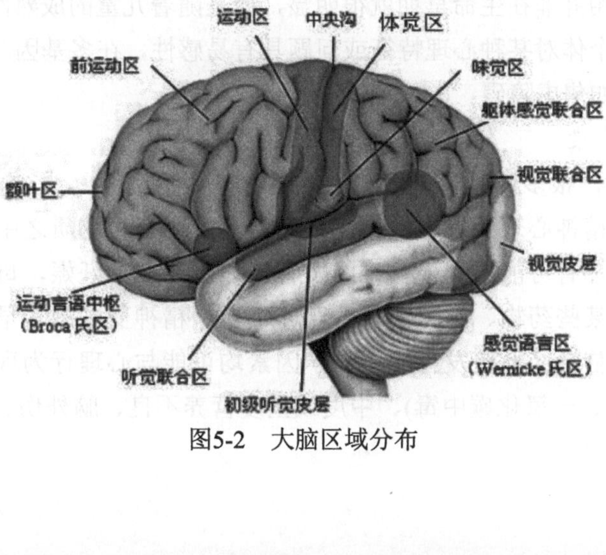

图5-2　大脑区域分布

2) 脑区域之间的联合作用

在人的心理功能方面，大脑的不同部位往往并非单独工作，而是相互之间发生联系，协同完成整体的心理加工过程。例如，情绪加工涉及中枢神经系统的多个部位和结构，主要有前额叶皮质，包括眶额叶皮质、扣带回皮质。情绪和行为异常与脑活动异常密切相关，如多动、冲动的儿童，其前额叶、扣带回、基底神经节等部位的活动多存在异常。

3) 神经递质与心理行为完成

心理活动的进行，需要脑神经之间的信息传递，而这些信息传递主要依靠脑神经细胞之间的神经递质来完成，包括胆碱类、单胺类、吲哚胺、氨基酸类、神经肽等。其中，参与调节情绪行为的神经递质主要有多巴胺(DA)、去甲肾上腺素(NE)、5-羟色胺(5-HT)，儿童的攻击性行为可能与多巴胺、5-羟色胺、肾上腺皮质激素的功能有关。在心理应激状态下，乙酰胆碱(ACh)、Y-氨基丁酸等可以影响雄性激素的分泌及代谢，体内睾酮的水平与攻击性行为也有密切的关系。

5.2.2 儿童心理健康发展的影响因素

儿童的心理发展是生物遗传因素和社会环境因素交互作用的结果。对于不同的心理或行为、不同的年龄阶段，遗传和环境的作用大小不同。所有比较复杂的人类心理特质，如智能、气质和人格等，都是生物学因素和环境因素相互作用的结果。

1. 生物遗传因素

生物遗传因素是儿童心理发展的内因，智能遗传学研究发现，智商(IQ)的遗传度为0.52，遗传自父母的基因在较大程度上决定了儿童与生俱来的认知能力和个性特征，多基因的作用主导着儿童的发展规律以及儿童之间的差异。此外，一些不良因素会导致基因或染色体的变异，从而对儿童发展造成不良影响。例如，父母或家族近亲中有遗传疾病，某些有遗传倾向的精神障碍，父母近亲结婚，父母接触有毒有害物质或饮酒、吸毒造成染色体突变，母亲为高龄产妇等。

遗传的决定作用并非在生命早期就很明显，而是随着儿童的成熟而愈加明显。不少心理行为问题是由于个体对某种心理特征或问题具有易感性，在多基因与环境因素的相互作用下表现出来的，如焦虑障碍。

2. 理化因素和感染

即使遗传正常，很多物理、化学、生物学等有害因素也会影响胎儿或儿童的脑神经系统发育，造成精神心理的发展异常。代谢、暴露于有害物质之中、出生方式等生物学方面的不良因素都有可能不利于脑神经发育，如母亲高龄妊娠，母亲妊娠期间接触有毒有害物质、服用某些药物、感染病毒、营养不良、精神受刺激、早产、窒息等。婴儿出生后，凡能影响脑神经系统发育的生物学因素均可能与心理行为现象有关，如高热惊厥、中毒(如铅中毒、一氧化碳中毒)、中度或重度营养不良、脑外伤、病毒脑炎、癫痫等疾病。

3. 母亲孕期和分娩后的情绪压力

母亲在怀孕期间如果遭到较严重的应激事件，长期存在心理压力，会导致情绪低落、焦虑等情绪问题，这类问题可能与新生儿的神经行为缺陷、运动能力发育不成熟、前庭功能问题以及注意缺陷的发生有关系。

4. 社会环境因素

社会环境因素包括家庭文化层次、经济状况、家庭结构、家庭关系、大人对孩子的抚养态度、幼儿园和学校的环境、老师的教育态度、社会文化背景、居住地区的环境等。良好的环境有助于儿童心理的健康发展。3岁前，家庭的影响占首要地位，父母陪伴较少、母亲抑郁、家庭暴力、缺乏家庭支持以及不恰当的养育方式都是婴幼儿心理发展的不利因素。3岁后，幼儿园和学校的教育也起着同样重要的作用。在民主、和睦、生活丰富多彩的环境中长大的孩子，大多自信、活泼、独立；而在专断、关系紧张、缺乏爱的环境中长大的孩子，容易形成胆小、自卑、孤僻或叛逆的性格。

此外，大众媒体等社会环境的影响不可忽视。例如，儿童喜欢看电视，善于模仿电视中的形象，电视人物的言行和道德观念很容易传播给儿童，学龄期儿童的攻击性在很大程度上与暴力影片关系密切。幼儿长时间看电视、电脑弊大于利，动画片、电脑游戏带来的快乐和知识是有限的，缺少与家长和其他儿童的交往互动游戏、户外活动，将损害儿童人际交往、语言交流、运动、社会适应等多方面心理功能的发展。

5. 躯体疾病

有体质缺陷或躯体疾病的儿童，容易出现心理障碍。有些是由于躯体疾病直接影响脑功能而导致的，比如急、慢性脑器质性疾病都可能导致心理和行为异常，如抑郁、焦虑、易激惹等；长期患慢性疾病的儿童不能像正常儿童那样生活、学习，易导致孤僻、激惹、过分依赖、适应能力差、多动、攻击性行为等；过敏体质的儿童、肥胖儿童由于躯体缺陷或经常患病使能力的发展受到影响，易出现自我评价低、不自信；长期患躯体疾病的儿童经常不能正常上幼儿园接受教育，也会影响早期教育和学习能力。

6. 儿童营养

儿童发育过程中的营养状况不仅对体格生长至关重要，对精神神经发育也起着举足轻重的作用。促进大脑发育和维持其功能的神经递质都需要各种营养物质，尤其在儿童早期发生的严重营养不良或缺乏某些营养素，会明显影响神经系统的发育及脑功能，造成智能发育障碍，并能出现多种心理行为异常。

例如，蛋白质-能量营养不良、铁缺乏、碘缺乏以及B族维生素缺乏会导致婴幼儿的认知受损，从而影响儿童的智能发展，并持续到成年期。有些损伤是可逆的，如果营养得到及时补充并提供适当的教育，就能减轻营养不良造成的智力损害，但大多数是不可逆的。

胎儿期以及出生后的2年内是儿童脑神经迅速发育的时期，出现营养问题的时期越早、时间越长，对儿童神经系统产生的危害就越大。很多研究证实，精神神经发育与营养有密切关系，由于营养问题所造成的智力发育落后、心理行为问题很可能长期持续甚至伴随终身，因此要特别注意孕妇和婴幼儿的营养补充。

5.3 学前儿童心理健康发展的标志及教养要求

5.3.1 学前儿童心理健康发展的标志

1. 智力发展正常

智力正常是人正常生活的基本心理条件，是心理健康的首要条件。智力一般是观察力、注意力、思维力和想象力的综合，它以思维力为核心。

智力正常的幼儿在认知方面一般表现为想象力丰富、好奇心强、求知欲旺盛、动手能力和动作协调能力较强。

《韦氏学前儿童智力量表》将儿童的平均智商(IQ)定为100分，IQ在140以上的称为天才，IQ低于70的可能存在智力低下问题。智力低下儿童往往伴有适应能力障碍，因此，如果IQ波动在70上下而社会适应良好，则不能贸然诊断为智力低下。

2. 情绪稳定愉快

情绪是人对客观事物的一种内在体验，它既是一种心理过程，又是心理活动赖以进行的背景。人人都有快乐、悲伤等情绪反应，每个人的思考和行动也都会受到情绪的影响。心理健康的幼儿表现为情绪稳定、积极向上，具有对他人的爱和同情心。在他们身上，愉快、乐观、满意等积极情感多于消极情感，能较长时间保持良好的心境，没有不必要的紧张感和不安感。

3. 人际关系融洽

个体的心理健康状态是在与他人的交往中表现出来的。和谐的人际关系既是心理健康不可缺少的条件，也是获得心理健康的重要途径。

心理健康的幼儿，在与环境相互作用的过程中，能逐渐学会与现实环境建立起和谐的关系。虽然他们人际交往的技能较差，但他们乐于与人交往、合群、能与他人友好相处，他们希望通过交往获得别人的理解、信任和尊重。

心理不健康的幼儿不能与人合作，对他人漠不关心，缺乏同情心，斤斤计较，猜疑，嫉妒，退缩，不能置身于集体，与他人格格不入。

4. 行为统一协调

随着年龄的增长，幼儿的思维逐渐变得有条理，情绪情感的表达方式日趋合理和成熟。心理健康的幼儿行为表现通常为既不过敏，又不迟钝，面对新的刺激情境能做出合理的反应，具有与大多数同龄幼儿基本相符的行为特征。一个人的行为经常偏离自己的年龄特征，如幼儿具有攻击性行为、遗尿等，则是不健康的表现。

5. 性格特征良好

性格是个性的核心、本质的表现，它反映在对客观现实的稳定态度和习惯化的行为方式之中。学前儿童的性格正处于不断发展中，可塑性较强。心理健康的儿童性格活泼、自信、主动、乐于助人，态度和行为方式比较符合社会规范；相反，心理不健康的儿童则表现出冷漠、依赖、执拗、自卑等不良性格特征。

值得注意的是，当教师在判断学前儿童心理健康状况时，一定要把他们的年龄、所处环境等因素考虑进去。当一名3岁的儿童出现攻击性行为、无端哭闹、吃手指等现象时，这可能是一种正常表现；但是如果5岁的幼儿还经常表现出这些行为，那就要引起教师注意。此外，教师还应该在多种环境场合下观察幼儿的行为表现，才会得出比较客观的结论。

6. 自我意识良好

自我意识是主体对自己及自己与客观世界关系的意识。自我意识在性格的形成中起着关键的作用。当幼儿在语言中出现“我”时，就可以说他已经开始有了自我意识。具有良好自我意识的幼儿，能了解自己，悦纳自己，体验到自己存在的价值。在他们身上，积极的、肯定的自我观念占优势，表现出自爱、自尊，并拥有自豪感；对他人则表现出友善、同情、尊敬和信任。

5.3.2　学前儿童心理健康发展的教养要求

托幼机构是影响学前儿童心理健康的重要社会因素，教师的尊重、温暖的回应，不仅能使幼儿感觉到安全，而且能通过游戏、行动、交流等方式，让幼儿自由地表达自己的内在感受，感受到自己的内心需要得到他人的尊重和满足。教师的态度和行为，不但能够对幼儿当时的心理健康起到促进作用，还能够帮助幼儿解决过去的问题，使幼儿学会如何更好地面对今后的各种挑战。

3～6岁学前期是儿童身心发展的快速时期，要根据儿童的心理行为发育特点进行抚养和教育。这个时期的心理健康促进目标是：良好的语言表达；建立能力感；促进想象性思维和创造性思维的发展；促进独立性和坚持性的形成；促进同伴交往；促进积极的情绪和提升情绪调控能力；促进社会适应能力的发展；形成正确的角色认同和性别认同。

1. 创设良好的心理健康环境

1) 建立幼儿的安全感

安全感是形成健康人格的基本要素，许多研究发现，有安全感的幼儿在探索外部世界时更加自信。例如，有安全感的3岁幼儿会主动对他不熟悉的同伴表示友好，而缺乏安全感的幼儿会表现出对他人的极度依赖，容易发怒或常常制造混乱。

要培养幼儿的安全感，教师应该满足幼儿的基本需求。首先，幼儿需要一个温馨稳定的物质和心理环境，教室的区域应该有合理的安排，既有安静的区域也有相对热闹的区域；玩具及材料应数量充足，以避免幼儿之间争抢；日常活动和常规要求应安排合理，使幼儿知道什么时候要做什么事情，或者遇到问题时应该如何处理，尽量减少不必要的过渡环节。其次，幼儿需要教师的接纳和回应，教师可以通过微笑、温暖的注视、肢体的亲近、温柔的接触以及支持性的语言让幼儿感到舒服和被接纳；教师应当对幼儿的反应给予回应，让幼儿感觉到自己对于他人和环境是有影响力的；当幼儿犯错时教师要冷静处理，切不可严厉指责。最后，不在幼儿之间进行横向比较，教师和家长之间应彼此尊重等，也能够为幼儿创造安全感。

2) 营造良好的师幼关系

师幼关系是班级中的基本人际关系之一，在幼儿园里，师幼间形成良好的信任关系对于幼儿的心理健康十分重要。教师应营造一个充满关爱的人际氛围，用民主而不是专制权威的态度对待幼儿，让幼儿感受到自己是被爱的和被需要的。教师对幼儿采取接纳的态度，并且积极关注和支持幼儿感兴趣的事情，对于增强幼儿的自信、形成良好的师幼关系十分有利。幼儿只有在温暖、积极的人际关系氛围中才能更好地学习与发展，否则会导致幼儿情绪焦虑不安。

西方研究者提倡，在幼儿园班级中，每位幼儿都应配有一位主要的教师，负责与其建立亲密的师幼关系。对于那些家庭环境不佳、心理健康状况亟待改善的幼儿而言，这种做法可以起到补偿作用，能帮助幼儿将与教师建立起来的积极的人际关系模式应用到日后的生活中去。如果条件允许，当幼儿随着年龄的增长而升班时，班上的教师也尽量不要更换，这样能够为幼儿创设一个稳定的、持续的人际环境，有助于幼儿的心理健康发展。

2. 培养幼儿良好的情绪

1) 帮助幼儿了解自己和他人的情绪

“自我中心”是婴幼儿时期表现出的一种自然的心理特征，随着年龄的增长，这种“自我中心”倾向也逐渐减弱甚至消失，幼儿能够逐渐站在他人的角度理解其情绪情感。在这个时期，教师应帮助幼儿认识到每个人都有自己的情绪，不同的情况会带给人不同的情绪体验。例如，教师告诉幼儿：“你今天很开心，但是妞妞不高兴，因为她妈妈出差了。”当幼儿与他人发生冲突时，如果教师能够采取适当的处理方式，帮助幼儿理解情绪产生的原因和结果，对于幼儿理解自己和他人的情绪会有很大的帮助。例如，教师询问幼儿：“你怎么了？生气了吗？是不是因为乐乐不让你跟他们一起玩儿？”

如果幼儿同伴之间能够发展出亲密的伙伴关系，那么将十分有利于幼儿情绪理解的发展。幼儿在同伴交往的过程中能够表露出各种情绪，这为幼儿理解他人正面或负面的真实情绪提供了学习机会。在此基础上，教师还可以帮助幼儿了解能做哪些事情改变自己和他人的情绪感受。比如，当自己心情不好时，可以一个人坐一会儿；当发现有人不开心的时候，可以去安慰他。

2) 鼓励幼儿表达自己的情绪

幼儿的情绪感受应得到教师的理解与尊重，当幼儿的情绪反应得到成人的接纳时，幼儿对情绪情感的自我意识就是积极正面的。当年龄较小的幼儿还没有足够的语言能力表达自己的内心感受时，教师应仔细观察幼儿的表情、肢体动作等信息，帮助幼儿用正确的词汇来形容当下的情绪，如高兴、生气、伤心等。但如果教师用自己的主观判断代替幼儿表达情绪情感则是不适宜的。例如，用“没什么大不了”“不疼”“只是摔了一跤而已”来评价幼儿的感受。

幼儿往往会在游戏中自发学习表达与控制情绪，因此教师应该安排丰富的游戏活动，使幼儿有多种途径去表达他们的感受，采取积极的方式调节情绪。想象游戏、操作活动、绘画、体育活动等都蕴含较多的情绪表达与调解的机会。例如，一个孩子最近很热衷于玩医生游戏，总是给娃娃打针，那么教师就应该意识到这个孩子可以在这个游戏中发泄对于打针的恐惧感，并能逐渐克服这种恐惧。

3) 幼儿情绪失控时的介入

幼儿的情绪感受应该得到最大限度的尊重，但教师要帮助幼儿理解情绪表达应该是适宜、适度的。情绪表达的原则是：在表达情绪的时候，不可以伤害自己或他人，不可以破坏物品，也不能侵犯他人的权利。

当幼儿的情绪表达过度或失控的时候，教师应该适时介入，帮助幼儿控制冲动，并向幼儿解释这样做为什么是不适宜的。例如，当幼儿互相打闹的情绪逐渐升级的时候，教师应该制止幼儿的行为，并帮助幼儿逐渐平息激动和愤怒的情绪："你们这样打闹很危险，如果你不小心打到他，他会很疼的，所以不能这么玩儿。"如果教师对于幼儿的情绪失控表现出愤怒，不但不会支持幼儿的情感表达，还会阻碍幼儿健康的情绪发展。

3. 培养幼儿的人际交往能力

1) 培养幼儿同伴之间的友谊

随着年龄的增长，幼儿之间会逐渐发展起友谊关系。培养友谊的有效途径是多创造幼儿共同游戏的机会，如角色扮演、合作搭积木等，这对于培养幼儿的社会交往能力大有裨益。

教师应特别关注比较害羞、退缩的幼儿，帮助他们创造与同伴一对一交往的机会，并在必要的时候为幼儿示范一些沟通交往的技能。例如，可引导幼儿："你可以问问他能不能一起玩儿，现在娃娃已经有爸爸妈妈了，你可以当娃娃的姐姐。"

有些时候，幼儿不能理解自己的行为对他人造成的影响，教师可以帮助幼儿理解自己行为的后果，并及时修正自己的行为。例如，可引导幼儿："你总是把他的积木弄倒，搭了半天的漂亮房子一下子没有了，他能高兴吗？下次你一定要小心一些。"但是教师的干预不要过度，否则会阻碍幼儿从与同龄人的交往中得到直接经验。

2) 引导幼儿学习分享、合作等亲社会行为

引导幼儿学习分享、合作等亲社会行为，对于提高幼儿的人际交往能力非常重要。除分享、合作以外，亲社会行为还包括帮助、给予、安慰等。有研究指出，同伴对学前儿童习得亲社会行为和攻击性行为有特别重要的作用。在幼儿园中，学前儿童的攻击性行为绝大多数是背着教师进行的，受攻击的幼儿常常被迫退缩和放弃，攻击他人的幼儿由此得到强化，并继续重复这种行为。因此，教师应控制攻击性行为的发生，注意观察每个幼儿的同伴关系，培养幼儿的移情能力，使幼儿能够学会设身处地地换位思考，乐于关心和帮助他人，强化合作、分享与互助等亲社会行为。

维护和促进幼儿身心健康，是幼儿园教育的首要任务。以上论及的环境创设、幼儿人际关系、情绪管理是影响幼儿心理健康的重要因素，但不是全部因素，教师应着眼幼儿园生活的方方面面，促进幼儿身心健康。

5.4 学前儿童问题行为表现与矫正

儿童心理行为问题主要指发生在儿童期的心理行为偏异和障碍，具体是指儿童在身心发展过程中，由于其生理功能失调、环境适应不良或心理冲突等导致的心理障碍和不适当行为。很多儿童在发育过程中都会经历某种心理行为的暂时性适应不良，如影响课堂秩序、集体活动时的小动作、不遵守纪律等现象，或由于情绪和社交方面的不成熟所引起的怯懦退缩、攻击性行为等表现。随着儿童生理的成熟、心理水平的发展、认知能力的提高、自控能力的增强，这些现象或表现可能会逐渐减少；有些不符合社会行为规范的行为，在成人的正确引导和教育下，也可以逐步纠正。

不同年龄段、不同社会经济状态和不同文化背景的儿童均可能出现心理行为问题，但其表现特征和类型有所不同。学前儿童在发展过程中的常见心理问题是发育性障碍、睡眠障碍、进食障碍、排泄障碍和违抗行为；而进入学龄期后，主要的问题是注意缺陷与多动障碍、学习障碍、抽动障碍和品行问题。

与成人心理问题不同，儿童心理问题的表现与年龄及发育水平密切相关。一些在特定年龄阶段被视为正常的行为，在另一个年龄段则可能被视为异常，如3岁儿童夜间经常遗尿属于正常，而对一个8岁的儿童而言则是异常。此外，同样的心理问题在不同年龄的表现也不同，学前儿童的抑郁表现为对游戏没兴趣、活动减少、退缩、食欲下降、易哭、易激惹；而大龄儿童则表现为情绪低落、自罪自责、思维迟滞、自伤自杀。

5.4.1 情绪障碍的表现与矫正

1. 幼儿期恐惧

表现：幼儿对特定的动物、人、物品或情境产生过分或不合理的恐惧和回避反应。幼儿期主要的恐惧对象有生疏的动物和情境、陌生人、闪光、阴影、噪声、黑暗、孤独、梦境等。

原因：幼儿的恐惧多数产生于父母和成人的恐吓和幼儿自身的直接感受。随着年龄的增长可以自行消退，如果恐惧感长期不消退，就有可能导致幼儿的退缩或回避行为。

矫正：家长和教师不可采用恐吓、威胁的方法教育幼儿，应积极鼓励幼儿投入所恐惧的情境中，学会如何应对而不是消极回避；必要时可采用系统脱敏法，使幼儿分阶段逐步接近恐惧的事物，从而减轻对特定事物的恐惧；也可采用示范法予以矫正。

2. 幼儿强迫症

表现：在日常生活中表现出强迫观念或强迫行为，或两者兼有。

原因：幼儿的个性特征，家长对幼儿的教养方式不当，教师惩罚，父母不和，幼儿突然遭遇精神创伤，患严重的躯体疾病等。

矫正：给予幼儿心理支持，帮助幼儿建立信心，鼓励幼儿参加集体活动；家长应积极参与合作，不能采取强制手段制止症状或体罚幼儿；对幼儿进行良好性格的培养，为他们创设宽松、融洽的生活氛围。

3. 屏气发作

屏气发作是指学前儿童在剧烈哭闹时突然出现呼吸暂停的现象，一般发生于婴儿和学步儿阶段。

表现：情绪受挫时突然出现急剧的感情爆发，剧烈哭叫，随即呼吸暂停，伴有口唇发绀和全身强直，甚至意识丧失、抽搐发作，随后才哭出声来，持续时间为30秒～1分钟。

原因：自身与环境和父母之间存在明显的矛盾冲突，通常因初次发作后受到父母不适当的抚育方式的强化而持续存在；气质特点对该行为的出现也起重要作用，往往困难抚育型的幼儿，更容易出现屏气发作。

矫正：重点解决幼儿与父母及环境之间的冲突，帮助父母分析发作的原因，并有效地消除，避免各种诱发因素；纠正不良的抚育方式，发作时注意防止发生意外，要让幼儿平躺，保持呼吸通畅，防止异物吸入和头部受伤。

5.4.2　行为障碍的表现与矫正

1. 夜惊

夜惊是一种睡眠障碍，它的发生与白天情绪紧张有密切关系。男孩发生夜惊多于女孩。随着年龄的增长，大多数幼儿的夜惊会自行消失。

表现：在睡眠中惊醒，突然哭喊出声，两眼直视，并从床上坐起，表情恐惧，且伴有心跳加快、呼吸急促、全身出汗等症状。通常难以唤醒，对于他人的安抚，幼儿一般不予理会。夜惊的发作可持续数分钟，过后可再度入睡，醒后对此事基本上没有记忆。

原因：多由心理因素引起，如离开亲人进入陌生环境，受到成人的严厉责备，睡前看了惊险电影或听了情节紧张的故事，卧室空气污浊，手压迫前胸，晚餐过饱，鼻咽部疾病致睡眠时呼吸不畅，肠寄生虫病和癫痫发作等。

矫正：一般不需药物治疗，主要从解除产生夜惊的心理诱因和改变不良环境因素入手，及早治疗躯体疾病，培养幼儿良好的睡眠习惯。

2. 梦游

表现：在睡眠状态中起床行走，做一些穿衣、开门、来回走动、搬动杂物等简单或复杂动作，可持续几分钟至半小时，然后上床入睡或睡于它处。梦游发作时，人的面部表情呆滞，神态迷惘，难以唤醒，醒后对夜间行为多不能回忆。

原因：常与幼儿大脑皮质抑制过程不完善有关，身体疲劳、精神紧张或过度兴奋是其主要诱因，与机体疾病亦有关系。

矫正：查明原因，排除机体因素和药物诱发因素。属功能性的，多数会随着年龄的增长而自愈，不需特殊处理；对非功能性患者的矫治，应先消除引起幼儿紧张、恐惧的各种因素，避免过度疲劳，不要在幼儿面前谈论梦游情况。发作时应予以保护，管理好房间内的危险物品，防止幼儿从窗户等处跌落。

3. 遗尿症

遗尿症多发生于5岁以上幼儿，通常男孩多于女孩。因不能控制自己排尿，经常夜间尿床、白天尿裤。由于遗尿多发生于夜间，故也称夜尿症。

表现：遗尿分原发性遗尿和继发性遗尿两种。前者指从小到大一直遗尿，从未建立起膀胱控制；后者指曾一度建立起膀胱控制，后又丧失控制。每周至少2次，至少持续3个月，具体问题所导致的除外。原发性遗尿占大多数，尤以夜间遗尿较为常见。随着年龄的增长，遗尿次数逐渐减少，多数可自愈。

原因：由生理因素导致的遗尿约占10%，如蛲虫症、膀胱疾病等，均可使幼儿不能控制排尿；大部分遗尿症与心理因素有关，家庭教育不当、没有养成良好的排尿习惯是其主要原因；幼儿白天疲劳过度，引起夜间睡眠过深或精神紧张；初次入学、环境骤变、家庭破裂，均有可能导致遗尿；家长对幼儿不适当地惩罚，有可能使遗尿延续。

矫正：建立合理的作息制度，养成良好的生活习惯，加强对幼儿自觉排尿的训练，是基本的矫正方法；培养白天控制排尿的习惯，夜间定时叫醒蹲盆和如厕，入睡前防止剧烈运动，晚上尽量限制饮水及各种饮料；可采用经典的条件反射治疗，将蜂鸣警报器放在患儿褥子下，如有遗尿，尿湿的褥子接通电路发出声响，叫醒患儿下床小便，多次反复即可形成条件反射，能够有效治疗遗尿。

4. 神经性呕吐

神经性呕吐是由非器质性疾病所引起的反复性呕吐，是一种进食障碍。

表现：大多数发生于幼儿进食后或在某种特定情境下突然呕吐，吐前对食物缺乏兴趣，没有食欲，呕吐时并无痛苦。80% 以上的患儿起病于6岁以前。

原因：最初可能由于饮食不当或过饱而发生呕吐，如家长过分注意幼儿的进食量，强迫幼儿进食；精神紧张，如受到强烈的惊吓、对新环境不适应、离开亲人等也会引起幼儿呕吐。

矫正：幼儿往往具有敏感、情绪不稳定、不开朗等特点，因此，当出现呕吐时，家长和教师要保持镇定，避免用语言、表情等暗示和强化；消除引起幼儿精神紧张的各种因素，积极为幼儿营造一种轻松、愉快的进餐环境；鼓励幼儿参加体育活动，增强体质。

需注意，呕吐严重者，会因脱水、电解质不平衡、缺钾导致肌肉瘫痪和腹痛，应及早送医院诊治。

5. 多动症

多动症又称为缺陷多动障碍，是较为常见的幼儿行为问题，只发生于幼儿时期。该症状呈慢性过程，主要影响幼儿的学习行为调控、社会适应和自尊，有70%的症状可持续到青春期，30%的症状影响到成年期。多动症的患病率一般为3%～5%，男女比例为4∶1至9∶1。

表现：存在注意障碍，活动过度，冲动任性，并常伴随学习困难、情绪和行为方面的障碍。

原因：幼儿多动症产生的原因很复杂，一般认为，它是由多种因素共同作用的结果，如遗传因素、脑损伤、代谢障碍、铅中毒以及不良的教育方式等。

矫正：遵循综合治疗的原则，根据患儿的病情和具体需要综合运用药物治疗、心理行为治疗和个体化教育项目等方法，对患儿进行全面干预；成人要给予多动症幼儿帮助和指导，多鼓励表扬他们，不断增强他们的自尊心和自信心；引导幼儿在集体活动中遵守一定的行为规范，加强动作练习；配合使用其他治疗方法，如行为治疗等。

5.4.3　品行障碍的表现与矫正

品行障碍是指幼儿违反与其年龄相应的社会道德准则和纪律，侵犯他人或公共利益，做出说谎、攻击、偷窃、破坏等行为。幼儿的品行问题虽不严重，但6～8岁是出现品行问题的高峰时期，应注意及时防治。

1. 攻击性行为

表现：发作性暴怒、冲撞、打人、咬人、踢人等，有的幼儿还表现出“人来疯”，以引起他人的注意。幼儿的攻击性行为多见于男幼儿。

原因：幼儿感受到挫折、威胁、羞耻或不满情绪，常出现攻击性行为。例如，当家长对幼儿的正当合理要求不能满足时，幼儿好奇心受挫；由于家长平时对幼儿过于溺爱，有求必应，造成幼儿任性霸道；有的幼儿受环境影响也会做出攻击性行为，例如，生活环境中经常有攻击性行为出现，或所看的电视中常有暴力行为镜头，他就会去模仿、学习。

矫正：家长应采用正确的教育方法，对这种行为既不可迁就姑息，也不可体罚。幼儿发作时，可暂不予理睬，待其行为自行消退后给予说服教育。幼儿园也应帮助幼儿学习如何与他人相处，如何调节自己的情绪，如何对待挫折等，其实质就是帮助和促进幼儿社会化的过程。

2. 说谎

表现：说假话，包括无意说谎和有意说谎。

原因：三四岁的幼儿由于认知水平低，在思维、记忆、想象、判断等方面，往往会出现与事实不相符合的情况，如常把想象的东西当作现实存在的东西，把渴望得到的东西说成已经得到，把希望发生的事情当作已经发生的事情来描述；有的幼儿则是为了得到表扬、奖励或逃避责备、惩罚，故意编造谎言。

矫正：对于前者，幼儿说谎是受他们的心理发展水平的限制，成人不该指责他们，只需让幼儿明白该怎么说就行；对于后者，幼儿故意编造谎话，成人要及时揭穿谎言，不使其得逞，可以给幼儿讲“狼来了”的故事，让其明白说谎的后果。此外，在日常生活中，成人应言传身教，为幼儿树立榜样。

5.4.4　学习障碍的表现与矫正

1. 语言发育迟缓

语言发育迟缓是指学前儿童口头语言的发育明显落后于同龄儿童的正常发育水平，如

12个月不会咿呀学语，18个月不会讲单词，30个月不会讲短语，是较为常见的一种语言障碍形式。

表现：有交往需求时只会用手势和眼神来表达意愿，或只能发出一些单音或模糊不清的音节，使人无法听懂；词汇量匮乏、单一，常常因学习语言受挫而不愿张嘴学习讲话。

原因：精神发育迟滞、脑性瘫痪、听力障碍、婴儿孤独症等病理因素；社会不良环境影响，缺少语言刺激；存在特殊的语言障碍。

矫正：对语言发育迟缓的幼儿要强调早期训练，遵循正常的语言发展历程，家长应参与训练过程，家庭和幼儿园同步训练效果更好。可先让幼儿倾听各种声音，并告知名称；再要求幼儿模仿教师口型，发音从简单到复杂；然后让幼儿听语音指物，再指物说名称；接着学习简单的口语对话；最后念儿歌。

2. 口吃

口吃又称结巴，是幼儿时期常见的语言功能障碍，主要表现为言语不自主的重复、发音的延长或停止，大约有50%的患儿于5岁前起病，男孩儿比女孩儿多见。

表现：说话多停顿、重复发音，造成语言不流畅，伴随跺脚、摇头、挤眼、歪嘴等动作，才能费力地将字说出。

原因：口吃的发生并非因发音器官或神经系统的缺陷，而是与心理状态有关。幼儿由于肌肉控制能力的发展落后于情绪和智力活动表达的需要，常表现为说话踌躇和重复。少数幼儿可能因家长对其语言的表达做过多矫正，或采用威吓、强制等方法来训练语言，致使幼儿因精神过度紧张造成口吃。幼儿在突然受到惊吓，或模仿别人口吃，个性急躁，或患有某种疾病如百日咳、流感、麻疹，或脑部受到创伤，大脑皮质的功能减弱等情况下，均有可能形成口吃。幼儿由于口吃受到讥笑、打击，从而产生紧张、自卑、羞怯、焦虑或退缩反应，有可能使症状加重。

矫正：因发育迟缓而发生的口吃，约占口吃患儿的90%，这类幼儿的口吃多随年龄的增长而自行消失。对少数口吃幼儿的矫正，应从解除幼儿的心理紧张入手，避免对幼儿嘲笑、指责或过分矫正。成人与幼儿讲话要心平气和、不慌不忙，使幼儿受到感化，养成从容不迫的讲话习惯，使他们说话时不着急、呼吸平稳、全身放松，特别是不去注意自己是否又口吃了。成人也可以对口吃幼儿进行口型示范和发音矫正的训练，可以多练习朗诵、唱歌，多给予鼓励和表扬，培养其信心和勇气。

5.4.5 其他行为异常与精神疾病的表现与矫正

1. 习惯性口腔动作

表现：吮指头，咬指甲或咬衣物，舔嘴唇等。

原因：婴儿吸吮手指极为常见，但这种行为会逐渐消退。幼儿若保留这种动作，应及时纠正。吸吮指头的幼儿多因婴儿期喂养不当，以及缺乏环境刺激和爱抚，导致婴儿以吸吮手指来抑制饥饿或自我娱乐。养成顽固习惯后，有时终生难改。咬指甲或咬衣物通常是幼儿内心焦虑、反抗的一种表现，如身处紧张的环境或内心焦虑无法表露，以此来缓解心理紧张，幼儿一般在寂寞、不安、思考时，这类行为特别突出。舔嘴唇属生理性缺水反应，如不及时纠正，也可能形成不良习惯。

矫正：主要采取综合性方法，具体包括纠正不良喂养习惯，定时喂养；让幼儿有充分的时间与周围环境接触和游戏，把注意力从不良口腔运动上转移开，从而防止不良行为习惯化，或减少已形成的习惯；消除引起幼儿过度紧张的因素，如家长和教师不要过于严厉，作业难度不宜过大等；丰富幼儿物质和精神生活，消除寂寞感和厌倦情绪；对吸吮手指和咬指甲的幼儿，可用玩具、图片等幼儿喜爱之物，或感兴趣的活动去吸引其注意力，冲淡吸吮手指的欲望，养成按时修剪指甲的卫生习惯。

2. 习惯性阴部摩擦

习惯性摩擦综合征是指婴幼儿摩擦外生殖器会阴部的习惯动作，多发生在2岁以后，发生率约为1%，女童较男童多见。

表现：摩擦外生殖器和阴部。小儿做摩擦动作时两颊泛红，两眼凝视，额部微微出汗，呼唤不理，多发生在入睡前、醒后或单独玩耍时，常被误认为癫痫发作。

原因：生殖器局部不洁或患有疾患，如湿疹、蛲虫、包茎等引起阴部瘙痒，促使幼儿用手去摩擦阴部，以达到止痒的目的；有的幼儿由于精神紧张，或觉得性器官很好玩，经常抚弄，逐渐形成习惯。

矫正：幼儿偶尔抚摸或玩弄自己的性器官，这在生长发育过程中属正常现象，但如果经常抚弄，需加以纠正。家长发现后应冷静地制止，正确引导，分散幼儿对性器官的过分注意，切忌惩罚、羞辱、讥笑和恐吓孩子；注意培养幼儿卫生习惯，勤洗阴部，防止局部疾患和感染；幼儿衣着不要过暖，内裤不要太紧；鼓励幼儿参加集体活动和体育锻炼。

3. 选择性缄默

表现：幼儿在没有言语器官损伤或智力发展障碍的情况下沉默不语，问之不答或毫无反应，常见于某些比较敏感、胆小、羞怯、体弱的幼儿，女孩多于男孩。这类幼儿可以和关系密切的亲友交谈，但在众人聚集的陌生场合或面对陌生人、初到幼儿园后表现出缄默不语。

原因：多数是由受惊、紧张、恐惧、生气等精神因素引起的防卫性反应。

矫正：对于非器质性缄默幼儿，一方面应消除精神紧张因素的影响，使幼儿能在轻松、愉快的环境中生活和活动；另一方面不要对其予以过分注意，避免进一步造成情绪紧张，应鼓励幼儿参加各种游戏活动。对于患此症较严重的幼儿，可以请儿童精神科医生帮助治疗。

4. 孤独症

孤独症是一种以社会交往、语言沟通和认知功能等特定的发育延迟和偏离为特征的精神障碍。据美国疾病控制与防御中心调查，美国幼儿有过孤独症诊断的比例为1∶150，该病一般在30～36月龄起病，但多数病儿在婴儿期即出现早期症状，12～30月龄时症状明显。

表现：①社会交往障碍。病儿对人缺乏兴趣，无动于衷，缺乏相互性社会交往。

②语言交流障碍。它包括非语言交流障碍、语言发育延迟或不发育以及语言内容形式的异常。③病儿兴趣狭窄。易对某些物品产生不寻常的依恋行为，日常生活习惯不愿被改变，同时还会有仪式性和强迫性行为。④感觉和动作障碍。婴儿对疼痛和外界刺激麻木，对某些刺激又会特别敏感，常常多动，姿势怪异，还会莫名其妙地笑或哭。⑤智能和认知障碍。孤独症患儿的智能约有50%处于中度和重度低下水平(IQ低于49)，约25%为轻度低下水平(IQ为50～70)，仅25%可保持正常。目前，我国儿童孤独症患者达60万～70万人，其中不乏幼儿。典型特征是性情孤僻，有的表情淡漠，行为迟钝；有的表现出严重的语言障碍，不愿与人交往；有的怯懦恐惧，整日沉默寡言；还有的则非常敏感，易激动或暴怒、啼哭等。

原因：孤独症重要的病因是生物因素，如遗传、病毒感染，宫内窒息、产伤等也是重要原因。早期生活环境缺乏情感交流，无语言交往，是其发病的常见诱因，因此早期生活环境的影响不容忽视。

矫正：①药物治疗。使用中药和西药缓解症状。②教育训练。通过认知教育培养良好行为。③行为训练。通过正强化固化好的行为，同时要注意面向家长的咨询活动，并鼓励家长积极参与。需注意，对孤独症幼儿的矫正应以最终进入社会为主要目标，要多对幼儿进行生活自理训练、语言训练、购物训练等，为幼儿创造正常的生活环境。孤独症患儿不宜长期住院，最好让幼儿上普通幼儿园。

【思考与练习】

1. 简述学前儿童的认知发展规律及特点。
2. 简述学前儿童语言发展的规律。
3. 简述学前儿童情绪发展的规律。
4. 简述学前儿童个性和社会性的发展特点。
5. 简述学前儿童心理健康发展的影响因素。
6. 简述学前儿童心理行为健康发展的教养要求。
7. 简述创设良好的心理健康环境的方法。
8. 简述学前儿童良好情绪的培养方法。
9. 简述学前儿童情绪障碍的表现与矫正方法。
10. 简述学前儿童行为障碍的表现与矫正方法。
11. 简述学前儿童品行障碍的表现与矫正方法。
12. 简述学前儿童学习障碍的表现与矫正方法。

第6章

学前儿童的营养与膳食

【学习目标】

了解营养学基础知识，如营养素的概念、各类营养素的功能和来源及营养评价策略；

能够从学前儿童身心特点出发按照一定的要求合理安排膳食；

熟悉学前儿童饮食特点及影响因素，能从家庭、幼儿园等多个环境入手营造适宜的饮食环境；了解对儿童开展饮食营养教育活动的方法，学会培养儿童健康饮食习惯的技巧。

【问题情境】

幼儿园吃饭时间到了，小朋友们都搬着小板凳围聚到餐桌旁。妍妍小朋友看着今天的饭菜，眼泪汪汪地说："老师，我肚子疼。"赵老师走过去，摸摸妍妍的小肚子，再看看碗里的菜，顿时明白了，轻轻地问："老师知道你是个诚实的好孩子，告诉老师，哪个菜不想吃？"她指了指碗里的黑木耳说："这个我不喜欢。"

请结合以上资料，思考如下问题：

1. 健康饮食对于儿童发展有什么意义？

2. 如何引导儿童养成良好的饮食习惯？

6.1 营养学基础知识

6.1.1 营养素

1. 定义

营养素，指食物中所含的、能够维持生命和健康并促进机体生长发育的化学物质。

与成人不同，婴幼儿除了需要营养素来维持生命和一切生理活动以及修补组织损耗，还要保证其生长发育之需。生长发育越迅速，所需的营养素越多。

2. 分类

营养素一般分为七类，即碳水化合物、蛋白质、脂类、维生素、矿物质、纤维素和水。其中，蛋白质、脂类和碳水化合物均可在体内产生热能，供给机体的能量需要，故又称为“三大产热营养素”。

6.1.2 各类营养素的生理功能和来源

1. 碳水化合物

1) 生理功能

(1) 提供能量。碳水化合物的主要功能是为机体提供生理活动及体力活动所需要的能量。碳水化合物是绝大多数人从膳食中获取的最经济、最主要的能量来源。碳水化合物释放能量快，能及时满足机体需要，每克碳水化合物在体内可产生4千卡的能量。食物中碳水化合物供给充足时，可免于过多蛋白质作为机体的能量来源而被消耗，从而有利于蛋白质发挥其特殊的构成和修补组织、调节生理功能等作用。

(2) 构成身体组织。碳水化合物又称糖类，是细胞的构成成分之一。肝脏、肌肉中含有肝糖原和肌糖原，体黏液中含有糖蛋白，脑神经中含有糖脂，细胞核中含有核糖，软骨、骨骼、角膜、玻璃体均由糖蛋白参与构成。

(3) 维持神经系统的功能。葡萄糖是维持大脑正常功能的必需成分，神经系统的正常功能需要一定浓度的血糖作为保证。脑对低血糖反应十分敏感，当血糖浓度下降时，人们易出现注意力不集中、晕厥等状况；若血糖继续下降，低于45毫克/100毫升时，可出现低血糖性休克。

(4) 保护肝脏和解毒。肝脏为人体最大的代谢器官和解毒器官，进入机体的毒物主要通过肝脏代谢而降解、失活。糖类保护肝脏和解毒的作用表现在两个方面：丰富的肝糖原在一定程度上可保护肝脏免受有害因素(如化学毒物和肝炎病毒等)的损害，起到保护肝脏的作用；当肝糖原贮备较为充足时，肝脏对某些化学毒物(如四氯化碳、酒精)有较强的解毒作用。

(5) 减少酮体产生。脂肪在体内的氧化主要靠葡萄糖来供能，即摄入适量的碳水化合物有助于体内脂肪的充分氧化。机体所需能量主要由脂肪供给，当碳水化合物摄入不足或患病不能利用碳水化合物时，供给脂肪氧化的能量就会不充分，导致脂肪在体内氧化不全，生成大量酮体，若在机体内蓄积过多会造成酸中毒，导致一系列代谢紊乱。酮体酸中毒的症状包括恶心、呕吐、食欲减退、腹泻、疲乏、嗜睡及呼吸加快等，且呼出的气体有烂苹果味。只有存在一定量的碳水化合物时，脂肪才能氧化彻底，不产生过量的酮体，所以碳水化合物有抵抗酮体产生的作用。

2) 来源

碳水化合物是自然界中存在最多、分布最广的一类有机化合物。葡萄糖、蔗糖、淀粉、纤维素等都属于碳水化合物。碳水化合物的主要食物来源有蔗糖，谷物(如大米、小麦、玉米、大麦、燕麦等)，水果(如苹果、西瓜、香蕉、葡萄等)，蔬菜(如胡萝卜、红薯、马铃薯等)，坚果，等等。富含碳水化合物的食物如图6-1所示。

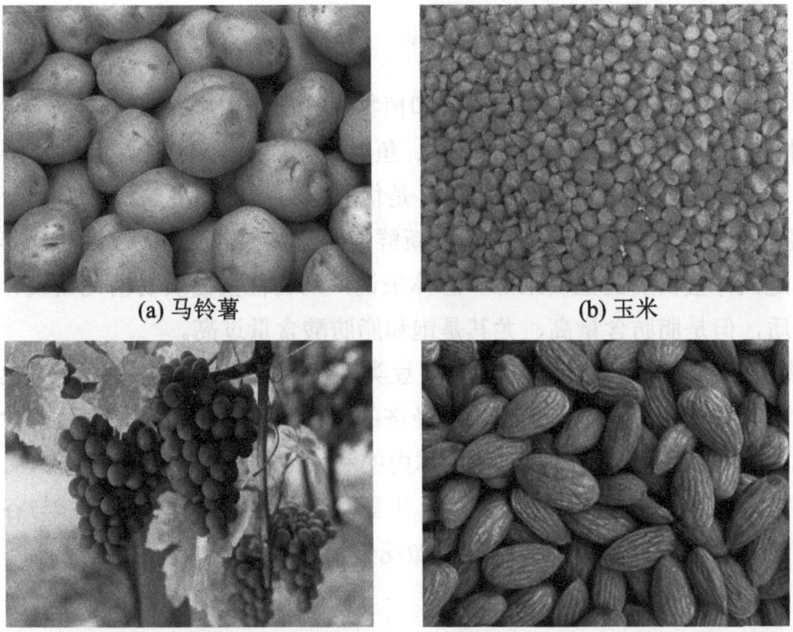

(a) 马铃薯　(b) 玉米

(c) 葡萄　(d) 杏仁

图6-1　富含碳水化合物的食物

2. 蛋白质

1) 生理功能

(1) 维持组织的生长和更新。蛋白质是细胞的主要成分，人体内各种组织细胞的蛋白质不断地更新，成人体内每天约有3%的蛋白质更新，只有摄入足够的蛋白质才能满足组织更新的要求。在组织受创伤时，则需供给更多的蛋白质作为补给原料。为保证儿童的健康成长，对生长发育期的儿童、孕妇提供足够量的、优质的蛋白质尤为重要。

(2) 参与重要的生理功能。蛋白质是生命活动的重要物质基础，机体生命活动之所以有条不紊地进行，有赖于多种生命活性物质的调节，而蛋白质在体内是构成多种重要生理活性物质的成分，参与调节生理功能，如肌肉收缩、血液凝固、物质运输等生理功能都是由蛋白质来实现的。例如，核蛋白构成细胞核并影响细胞功能；酶蛋白具有促进食物消化、吸收和利用的作用；免疫蛋白具有维持机体免疫功能的作用；收缩蛋白如肌球蛋白具有调节肌肉收缩的功能；等等。此外，体内重要的生理活动基本都是由蛋白质来完成的。例如，参与机体防御的抗体和催化代谢反应的酶是蛋白质；调节物质代谢和生理活动的某些激素和神经递质，有的是蛋白质或多肽类物质，有的是氨基酸转变的产物。

(3) 氧化供能。食物蛋白质也是一种能量的来源，每克蛋白质在体内氧化分解产生17.9千焦(4.3卡)的能量，一般成人每日约有18%的能量供给来自蛋白质。但糖与脂肪可以代替蛋白质供给能量，所以氧化供能是蛋白质次要的生理功能。人在饥饿时，组织蛋白分解增加，每摄入100克葡萄糖约节约50克蛋白质消耗，因此，对于不能进食的消耗性疾病患者，应注意葡萄糖的摄入，以减少组织蛋白的消耗。

(4) 构成胶原蛋白。胶原蛋白占人体蛋白质的三分之一，生成结缔组织，构成骨骼、血管、韧带等身体骨架，决定了皮肤的弹性。在大脑脑细胞中，很大一部分是胶原细胞，胶原蛋白在保护大脑方面起着重要作用。

2) 来源

蛋白质的食物来源可分为动物蛋白质和植物蛋白质两大类。

(1) 动物蛋白质。动物性食物(如肉类、鱼类、蛋类、乳类)是膳食中最好的蛋白质来源。其中，蛋类一般含蛋白质11%～14%，是优质蛋白质的主要来源；奶类一般含蛋白质3.0%～3.5%，是婴儿蛋白质的最佳来源；新鲜瘦肉含蛋白质15%～22%，营养价值优于植物蛋白质，是人体蛋白质的重要来源。总体来说，动物性蛋白质易消化吸收、质量好，属于优质蛋白质，但是脂肪含量高，尤其是饱和脂肪酸含量过高。

(2) 植物蛋白质。植物性食物(如谷类、豆类、蔬菜类、菌藻类、坚果类)也是膳食中主要的蛋白质来源。其中，豆类是最佳、最经济的蛋白质来源，特别是大豆，含蛋白质高达36%～40%，氨基酸组成也比较合理，在体内的利用效率较高，是植物蛋白质中非常好的来源；其他干豆类蛋白质含量在20%左右，干豆类食品赖氨酸含量过多，与谷类等食物搭配食用，可达到较好的互补作用；坚果类如花生、核桃、莲子，也含有15%～30%的蛋白质。富含蛋白质的食物如图6-2所示。

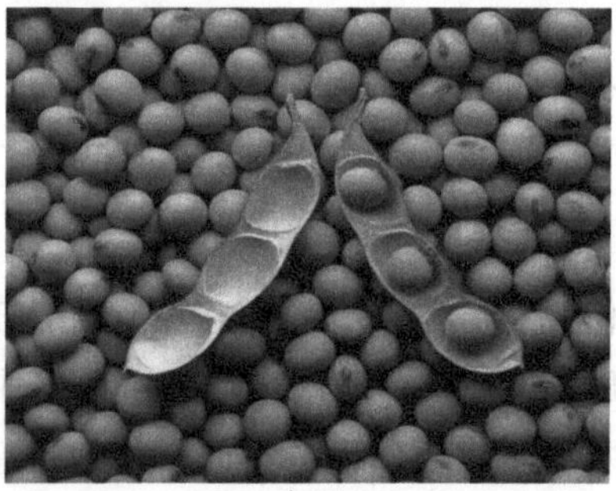

(a) 大豆

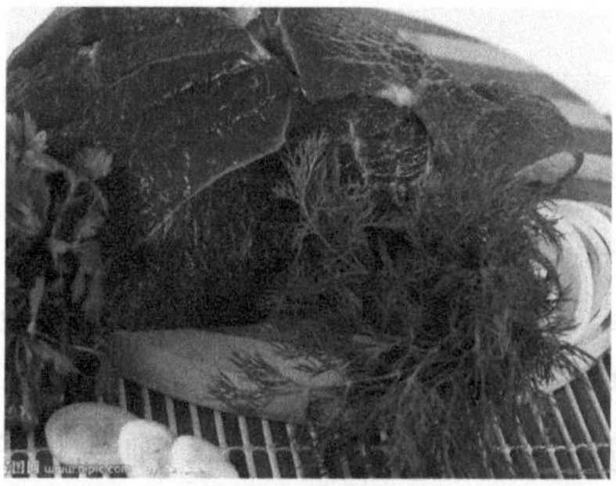

(b) 瘦肉

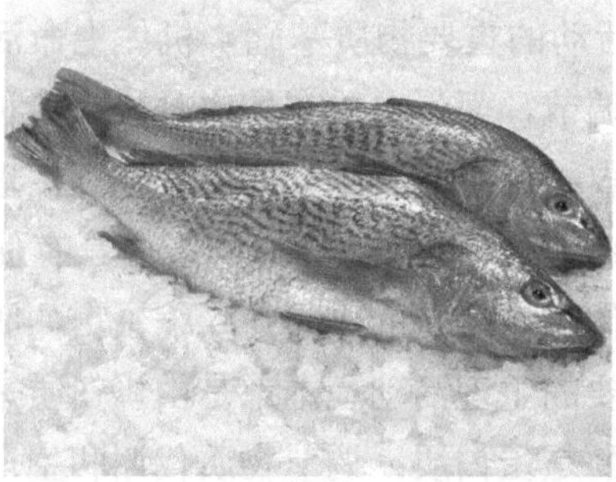

(c) 鱼类

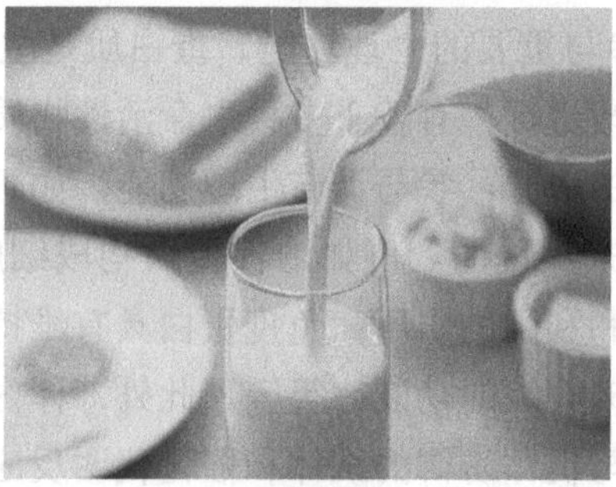

(d) 奶类

图6-2　富含蛋白质的食物

3. 脂类

1) 生理功能

(1) 提供热能。脂肪在人体内氧化后生成二氧化碳和水，释放热量。由脂肪产生的热量约为等量蛋白质或碳水化合物的2.2倍，占人体需要总能量的16%～20%，是身体内热量的重要来源。

(2) 构成身体组织和生物活性物质。脂肪是人体重要的组成部分，约占人体体重的

13%，女性高于男性，分为类脂和中性脂肪。类脂包括磷脂和胆固醇，中性脂肪又称甘油三酯，广泛存在于皮下、腹腔、脏器周围及肌肉间隙中。脂肪是构成人体细胞的重要组成成分之一，尤其是脑神经、肝脏、肾脏等重要器官中含有很多脂肪。

(3) 调节生理机能。脂肪不导热，因此皮下脂肪组织构成了保护身体的隔离层，能防止体温的散失，所以脂肪有维持体温的作用。消耗不完的脂肪还可以存在体内作为“燃料”备用，待身体需要热量时再利用。此外，脂肪还有保护内脏器官、滋润皮肤、防震等作用。

(4) 促进脂溶性维生素的吸收。有些只溶于脂类的维生素，如维生素D、维生素A、维生素K等，只有在脂肪存在时才能被人体吸收和利用。

(5) 促进摄食和消化。多数芳香物质都是脂溶性的，脂肪有利于增加食品的香味，从而增进食欲。脂肪可延长食物在消化道内的停留时间，有利于各种营养素的消化吸收。

2) 两种特殊脂肪

(1) 胆固醇。胆固醇是一种高熔点的醇，是一种饱和脂肪，在人体的胆汁、神经组织和血液中含量较多。当高熔点的动物脂肪在饮食中占据优势时，则形成高熔点的胆固醇，既不易乳化也不易在动脉系统中流动，从而在血管中形成沉淀，导致血管硬化，甚而引发多种心血管疾病。

(2) 亚油酸。亚油酸是人体必需的脂肪酸，在人体内不能合成，需要从膳食中摄取，可促使血液中胆固醇浓度下降，还可以促进体内多余胆固醇变成胆汁酸盐，阻止胆固醇在脉壁沉积，因而具有促进血液循环、防止动脉硬化的功能。

3) 来源

膳食脂肪主要来源于动物脂肪、肉类及植物种子。植物油中的多不饱和脂肪酸以亚油酸为主，亚油酸含量较高的油有豆油、玉米油等。植物油中的不饱和脂肪酸主要是油酸，其含量较高的油有茶油、橄榄油、花生油。富含脂肪的食物如图6-3所示。

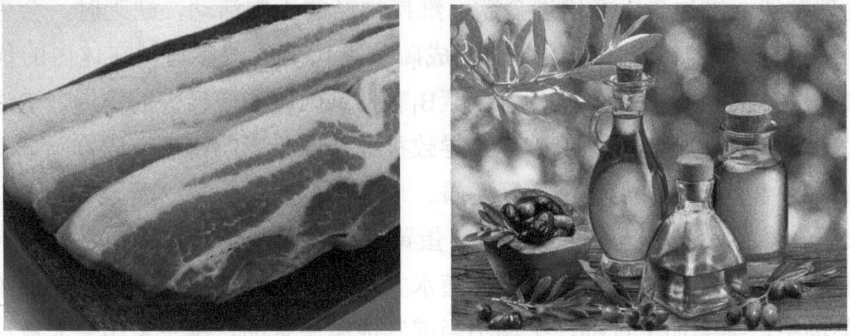

(a) 肥肉　　(b) 橄榄油

图6-3　富含脂肪的食物

4. 维生素

1) 维生素A

(1) 生理功能。维生素A具有如下生理功能。

① 维持正常的视觉功能。维生素A可促进视觉细胞内感光色素的形成。在人的视网膜

上，有两种感光细胞：一种叫视锥细胞；一种叫视杆细胞。前者接受强光刺激，并能辨别颜色；后者接受弱光刺激，其中的感光物质是“视紫红质”，维生素A是视紫红质的重要组成成分。因此，维生素A具有调试眼睛适应外界强弱光线的能力，能够降低夜盲症和视力减退的发生率，维持正常的视觉功能。

② 促进生长发育。维生素A (视黄醇)对基因有调控作用，也具有相当于类固醇激素的作用，可促进糖蛋白的合成，促进生长和发育，还能强壮骨骼，维护头发、牙齿和牙床的健康。

③ 维持上皮的健康。维生素A可以调控基因表达，减弱上皮细胞向鳞片状的分化，增加上皮生长因子受体的数量，从而调节上皮组织细胞的生长，维持上皮组织的正常形态与功能。维生素A可以保持皮肤湿润，防止皮肤黏膜干燥、角质化，不易受细菌侵害，有助于痤疮、皮肤溃疡等病症的治疗，有助于祛除老年斑，保持组织或器官表层的健康。缺乏维生素A，会使上皮细胞的功能减退，导致皮肤弹性下降、干燥粗糙，失去光泽。

④ 增强免疫力。维生素A有助于维持免疫系统功能正常，能加强身体对传染病，特别是呼吸道感染及寄生虫感染的抵抗力；有助于对肺气肿、甲状腺功能亢进症的治疗；维生素A也有一定的抗氧化作用，可以中和有害的自由基。

(2) 来源。人体从食物中获得维生素A主要有两个来源。

① 动物性食品。各种动物的肝脏都含有丰富的维生素A，其次为肾、心；乳类、禽蛋也含有一定量的维生素A。

② 植物性食物中的胡萝卜素，它在体内可以转化成维生素A，所以又称为维生素A原。其他橙黄色、深绿色的蔬菜(如菠菜、豌豆苗、青椒、南瓜、红心甜薯等)含胡萝卜素也比较丰富，芒果、杏等水果也含有较多的胡萝卜素。

2) 维生素B_1(硫胺素)

(1) 生理功能。维生素B_1能增进食欲，维持神经的正常活动，缺乏时，会患脚气病、神经性皮炎等疾病。维生素B_1在体内转变成硫胺素焦磷酸，参与糖在体内的代谢，缺乏时，糖在组织内的氧化会受到影响。维生素B_1有抑制胆碱酯醇活性的作用，缺乏时，胆碱酯酶活性过高，使乙酰胆碱被大量破坏，导致神经传导受影响，可造成胃肠蠕动缓慢、消化道分泌减少、食欲不振、消化不良等疾病。

(2) 来源。维生素B_1广泛存在于米糠、蛋黄、牛奶、番茄等食物中，能由人工合成。维生素B_1易溶于水，在食物清洗过程中可随水大量流失，经加热后，蔬菜中的维生素B_1主要存在于菜汤中。菜类加工过细、烹调不当或制成罐头食品，维生素B_1会大量流失或被破坏。维生素B_1在碱性溶液中加热，极易被破坏。

3) 维生素B_2

(1) 生理功能。维生素B_2又称核黄素，与能量的产生直接有关，可促进生长发育和细胞再生，可增进视力，缺乏时易患口腔炎、皮炎、微血管增生症等疾病。

(2) 来源。维生素B_2大量存在于谷物、蔬菜、牛乳和鱼等食品中，在碱性或光照条件下极易分解。成人每天应摄入2～4毫克维生素B_2。

4) 维生素B_6

(1) 生理功能。维生素B_6在体内可与磷酸结合成为磷酸吡哆醛或磷酸吡哆胺，是多种氨基酸代谢酶的辅酶，对氨基酸代谢十分重要，可帮助分解蛋白质、脂肪和碳水化合物，有抑制呕吐、促进发育等功能。缺乏维生素B_6可引起呕吐、抽搐等症状。

(2) 来源。维生素B_6易溶于水和酒精，稍溶于脂肪溶剂，遇光和碱易被破坏，不耐高温。维生素B_6广泛存在于酵母、肝、瘦肉及谷物、卷心菜等食物中。

5) 维生素B_{12}

(1) 生理功能。维生素B_{12}又称钴胺素，化学性质稳定，含有金属元素钴，是唯一含有金属元素的维生素。维生素B_{12}是人体造血不可缺少的物质，可促进细胞发育成熟和机体代谢，可促进维生素A在肝脏的贮存，阻碍脂肪肝的形成。缺乏维生素B_{12}，可造成巨幼红细胞性贫血。

(2) 来源。一般植物中含量极少，仅由某些细菌生成，须先与胃幽门分泌的一种糖蛋白(亦称内因子)结合，才能被吸收。日光、氧化剂及还原剂均易破坏维生素B_{12}。人体对维生素B_{12}的需要量极少，一般情况下不会缺少。

6) 维生素C

(1) 生理功能。维生素C又名L-抗坏血酸，是一种水溶性维生素，能够治疗坏血病并且具有酸性，所以称为抗坏血酸。维生素C与胶原的正常合成、体内酪氨酸代谢及铁的吸收有直接关系，其主要功能是帮助人体完成氧化还原反应，提高人体灭菌能力和解毒能力，促进脑细胞结构的坚固，防止脑细胞结构松弛与紧缩，并能防止输送养料的神经血管堵塞、变细、弛缓。维生素C能够捕获自由基，可预防癌症、动脉硬化、风湿病等疾病。维生素C还能增强免疫力，对皮肤、牙龈和神经的健康有益。摄入足量的维生素C能增加神经血管的通透性，使中枢神经系统得到足够的营养，促进智力提高。如果食物中缺乏维生素C 3～4个月，会导致坏血病，由于细胞间质生成障碍而出现出血、牙齿松动、伤口不易愈合、易骨折等症状。

(2) 来源。维生素C不能在体内合成，必须从食物中摄取。维生素C在绿色植物中含量很高，多吃水果、蔬菜能满足人体对维生素C的需要。维生素C是最不稳定的一种维生素，容易被氧化，在食物贮藏或烹调等加工制作过程中容易被破坏。食用新鲜的蔬菜、水果或生拌菜是维生素C的主要来源。

7) 维生素D

(1) 生理功能。维生素D为类固醇衍生物，属脂溶性维生素，又称为胆钙化固醇，具有抗佝偻病的作用。维生素D必须在体内进行一系列的代谢转变，才能成为具有活性的物质，具有显著的调节钙、磷代谢的作用，可促进小肠黏膜对磷的吸收和转运，同时能促进肾小管对钙和磷的重吸收。在骨骼中，维生素D既有助于新骨的钙化，又能促进钙的游离，从而使骨质不断更新，维持血钙的平衡。缺乏维生素D可影响骨、牙齿的正常发育，严重缺乏可导致婴幼儿患佝偻病。

(2) 来源。食物中的维生素D含量较少，主要存在于蛋黄、动物肝脏等食物中。人体维生素D的主要来源是通过紫外线照射，以及通过鱼肝油等维生素D增补剂来补充。孕妇、婴儿及青少年对维生素D的需要量较大，每天应补充400～800国际单位的维生素D(1微克维生素D等于40国际单位)，并根据生长情况和症状酌情增加补充剂量。

8) 维生素E

(1) 生理功能。维生素E是一种脂溶性维生素，其各种功能都与其抗氧化作用有关，具有维持正常生育功能、预防肌肉萎缩、预防贫血、抗衰老等作用。

(2) 来源。维生素E主要存在于蔬菜、豆类之中，在麦胚油中含量最丰富。一般食品中，维生素E含量比较充分，较易吸收。维生素E缺乏症仅见于肠道功能障碍、吸收脂类不全时。

5. *矿物质*

1) 钙

(1) 生理功能。钙是重要的矿物质，是构成骨骼和牙齿的主要成分，对人体的新陈代谢、酸碱平衡有很重要的作用，能降低毛细血管和细胞膜的通透性，降低神经、肌肉的兴奋性，维持细胞的正常生理状态，是多种酶的活化剂、辅因子或组成成分，参与肌肉收缩、细胞分泌和凝血等过程。钙离子能与有利于心肌舒张的钾离子相拮抗，从而维持心肌的正常收缩和舒张。钙离子还是维持人体正常血液凝固的重要因素，如果血浆中钙离子含量太少，人体出血后将因不易凝结而大量失血。

(2) 来源。奶和奶制品含钙量很高，并且其中的钙易于吸收。此外，肉类、鱼虾类、豆制品、坚果中含钙也较丰富。

2) 铁

(1) 生理功能，具体包括以下几方面。

① 供氧功能。铁参与血红蛋白、肌红蛋白、细胞色素氧化酶的合成，并能激活琥珀脱氢酸、黄嘌呤氧化霉的活性。每个血红蛋白分子含4个铁原子，是携带和输送氧的重要成分。肌红蛋白是肌肉贮存氧的地方，每个肌红蛋白含有一个亚铁血红素，当肌肉运动时，可以提供或补充血液输氧的不足。细胞色素霉类是体内复杂的氧化还原过程所不可缺少的，在三羧酸循环过程中释放出能量，供给机体需要；在氧化过程中产生的过氧化氢等有害物质，又可因被铁触媒和过氧化物破坏而解毒。

② 造血功能。铁影响蛋白质及去氧核糖核酸的合成及造血维生素代谢，缺铁时，肝脏内合成去氧核糖核酸将被抑制，肝脏发育减慢，肝细胞及其他细胞内的线粒体和微粒体发生异常，细胞色素C含量减少，导致蛋白质的合成及能量运用减少，进而发生贫血及体格生长不良。

③ 免疫功能。由于铁与酶的关系及铁参与造血机能，缺铁可引起机体免疫力降低、微生物繁殖受阻、白细胞的杀菌能力降低、淋巴细胞功能受损，从而增加感染的概率。

(2) 来源。食物中的铁分为血红素铁和非血红素铁，血红素铁的吸收率在30%左右，非血红素铁的吸收率在10%以下。动物性食物中的铁较植物性食物中的铁更易于吸收和利用。含铁丰富的动物性食品有动物肝脏、动物血、瘦肉、蛋黄、鱼虾、禽类等，其中动物血、动物肝脏、瘦肉等食物中的铁为血红素铁，而蛋黄、鱼虾、禽类以及植物性食物中的铁是非血红素铁。菠菜、粗粮中含有较多的植酸，如果和含铁丰富的食物同吃，将减少食物中铁的吸收。

3) 碘

(1) 生理功能。碘是组成甲状腺激素的重要成分。甲状腺激素通过作用于氧化磷酸化过程参与机体新陈代谢的物质代谢和能量代谢，不仅刺激蛋白质、核糖核酸、去氧核糖核酸的合成，而且参与糖、脂肪、维生素、水和盐类代谢。甲状腺激素可促进糖与脂肪的生物氧化，使氧化与磷酸化两者相互协调，并使释放的能量一部分储存于ATP中，另一部分以热的形式散出体外，用以维持体温，有调节人体热能代谢的作用。甲状腺激素对生长发育的影响主要作用于中枢神经、骨骼、心血管以及消化系统，可促进生长发育。缺碘可引起单纯性甲状腺肿、克汀病、智力低下或痴呆。新生儿甲状腺功能低若未及时治疗，可导致智力低下或痴呆、骨骼发育延缓、长骨骨髓发育不全，甚至发展为侏儒。

(2) 来源。一般而言，动物性食物的碘含量大于植物性食物，含碘丰富的食物主要为海产品，如海带、紫菜、海鱼等。

4) 锌

(1) 生理功能，具体包括以下几方面。

① 促进生长发育和组织再生。锌是调节基因表达，即调节DNA复制、转译和转录的DNA聚合酶的必需组成部分，直接参与核酸及蛋白质的合成、细胞的分化和增殖以及许多重要的代谢。锌缺乏是引起儿童骨生长缓慢、骨钙化不良、食欲低下、消化功能降低和发育迟缓的重要原因。

② 促进儿童智力发育。锌是人体内两百多种酶的组成成分，参与体内含锌酶和锌依赖性酶的合成，在组织呼吸及蛋白质、脂肪、糖及核酸代谢中起重要作用，可促进细胞分裂生长和组织再生。锌缺乏可导致儿童智力发育不良，锌含量充足可促进儿童智能发育。

③ 维持味觉和促进食欲。锌通过参加构成含锌蛋白和唾液蛋白，对味觉及食欲起促进作用。锌缺乏时对味觉系统有不良的影响，可导致味觉迟钝，也可引起食欲显著减退。

④ 增强免疫功能。锌可促进与免疫有关的酶的合成，在参加包括免疫反应细胞在内的细胞复制中起着重要作用。锌缺乏时，T细胞功能受损，引起细胞介导免疫改变，使免疫力降低。缺锌还可能抑制有免疫力的细胞增殖，使胸腺因子活性降低、DNA合成减少、细胞表面受体发生变化，从而削弱免疫机制，降低抵抗力，使机体易受感染。适当地补充锌可以改善儿童的免疫功能，增强抗感染能力，改善机能代谢，促进患病儿童康复和提高预防疾病的能力。

(2) 来源。动物性食品比植物性食品的含锌量高。含锌丰富的食物有瘦肉、海产品、坚果、蛋黄等。锌的功能受谷物和豆类中的植酸、菠菜中的草酸、高钙、高纤维的影响，应注意这些食品对锌的不利作用。

6. 纤维素

膳食纤维具有吸水膨胀的特点，在体内具有调节肠道、通便、降血脂、降血糖等多种功能，被归为营养素。

1) 功能

(1) 调节肠道功能。膳食纤维虽不能被人体消化，但在大肠内吸水膨胀，其体积可增加数倍，使粪便体积增大，从而刺激肠壁产生便意，促进肠蠕动，具有通便的作用。这一作用也有利于肠道内压的下降，可以预防便秘以及由于长时间便秘引起的痔疮。

(2) 降血糖与预防糖尿病。膳食纤维在肠道内具有延缓糖分吸收的作用，抑制血糖上升，改善末梢神经组织对胰岛素的感受性，降低对胰岛素的要求，使胰岛素的分泌下降，从而对糖尿病的预防起到一定的效果。

(3) 预防结肠癌。一般认为结肠癌的发生与某种刺激物或毒物在结肠内停留时间过长或肠道菌群紊乱有关。膳食纤维的通便作用能减少粪便在肠道内的停留时间，缩短粪便中致癌物与肠壁的接触时间，从而减少机体对毒物的吸收。膳食纤维的上述作用具有一定的预防结肠癌的功效。

(4) 降血脂与预防冠心病。膳食纤维可抑制或延缓胆固醇与甘油三酯在淋巴中的吸收，有些水溶性膳食纤维能螯合胆汁酸，促进胆固醇分解。可见，膳食纤维具有降低胆固醇和降血脂的作用，可预防冠心病。

(5) 预防胆结石。膳食纤维可增加粪便胆汁酸的排泄，减少胆汁酸的再吸收，改变食物的消化速度和促进消化液的分泌，可预防胆结石。

(6) 减轻体重。膳食纤维进入消化道，在胃中吸水膨胀使人产生饱腹感，从而减少食物的摄入量。进入小肠的膳食纤维不能被消化吸收，是一种零能量的物质。膳食纤维的通便作用还能影响产能营养素的消化与吸收。因此，膳食纤维具有明显的减轻体重作用。

2) 摄入量和来源

为预防肠道癌症，控制血糖及血脂，成人每天摄入膳食纤维30～40克为宜；学龄前儿童的膳食纤维摄入量没有推荐标准，可根据儿童肠道功能情况而定，以每天30克以内为宜。

膳食纤维来源广泛，在蔬菜、水果、粗粮杂粮、豆类及菌藻类食物中含量均十分丰富。

7. 水

1) 生理功能

(1) 构成细胞组织。水是细胞组织的组成成分。生物体内的水大部分与蛋白质结合形成胶体，这种结合使组织细胞具有一定的形态、硬度和弹性。水是构成细胞胶态原生质的重要成分，水分缺失，细胞的胶态即无法维持，各种代谢也无法进行。

(2) 参与物质代谢。水是生物体内代谢物质的主要溶剂。水有很高的电解常数，溶解力强。很多营养物质的吸收和输送及代谢产物的排除，没有水的参与将无法完成。养料和代谢产物的交换、转移以及多种活性物质(酶、激素和维生素)的转运，只有溶解或分散于体液中才能在体内进行。

(3) 促进生化反应。水是促代谢反应的物质，一切生物的氧化和酶促反应都有水参加。水是生物体内生化反应的原料，又是生化反应的产物。体内的消化、吸收、分解、合成、氧化还原以及细胞呼吸过程等都有水的参与。

(4) 维持体液平衡。水是维持体液平衡的重要物质。体液是指存在于动物体内的水和溶解于水中的各种物质(如无机盐、葡萄糖、氨基酸、蛋白质等)所组成的液体。它广泛地存在于细胞内外，构成动物体的内环境。水能稀释细胞内容物和体液，使物质能在细胞内、体液内和消化道内保持相对的自由运动，保持体内矿物质的离子平衡，保持物质在体内的正常代谢。水不仅能在消化道内帮助排出大量不能被消化利用的物质，而且还能通过尿液、汗液排出大量代谢产物。

(5) 调节机体温度。水有调节体温的作用，水的比热容大，蒸发热高，热传导强。因此，水能以呼出潮气或以多汗形式起到调节体温的作用。动物体内的水能储蓄较多热量，即使产热过多，也能被水吸收，从而使机体温度保持平衡。

2) 需求量

学龄前儿童每天需要饮用水1500～2000毫升，如果按照体重计算，大约每千克体重需要水100毫升。饮水需要量还与季节、活动量、进食种类有关，夏天、活动量大、进食高脂和高盐的食物，饮水量会增加。白开水是最适宜的饮用水，不应采用果汁、饮料替代白开水。

6.1.3　营养评价

营养评价是衡量学前儿童膳食摄入和营养状况的基本方法，包括结局评价和过程评价。

1. 结局评价

结局评价是根据各项反映儿童营养状况的评价指标进行评价。具体指标包括体重、身高、胸围、上臂围、皮褶厚度、血红蛋白、骨密度等。根据这些指标，可以了解儿童的生长发育水平、生长速度和身体匀称度。影响儿童体重增长的因素主要为营养和遗传；影响儿童身高增长的主要因素有遗传、营养、睡眠和运动。

2. 过程评价

营养过程评价即对儿童的膳食摄入、饮食行为和饮食环境进行评价。学前儿童的营养评价可遵循中国营养学会推荐的膳食指南进行，即食物多样、谷类为主。

6.2　学前儿童膳食安排

膳食安排包括安排儿童进食品质和进食量、选择为儿童烹调食物的方式、安排餐次等内容。0～3岁婴幼儿的饮食活动主要在家中进行，以被动进食为主。到幼儿阶段，饮食活动主要在幼儿园进行，饮食方式逐渐过渡到以主动进食为主，其特点为儿童参与食物的选择、决定进食量、形成食物喜好、饮食受同伴影响。学前儿童的膳食安排十分重要，应强调科学、合理，并充分考虑学前儿童的生理和心理特点。

6.2.1 学前儿童膳食安排的依据

1. 营养素需求

1) 生长发育速度快，营养素需求全面

在这一时期，儿童各项生理机能的发育速度很快，新陈代谢比较旺盛。体格发育主要受遗传和营养等因素的影响，儿童需要较多的营养，以保障正常的生长发育；神经系统的发育和完善需要良好的营养做基础，尤其需要适量的脂肪、充足的蛋白质和铁、锌等微量元素。

2) 0～3岁婴幼儿与3～6岁儿童营养素来源不同

在学前期，脂肪提供能量的比例逐渐减少。幼儿1岁时，脂肪提供的能量占总能量的35%～40%，之后逐渐减少，至7岁时，该比例为25%～30%，蛋白质提供的能量为14%～15%，碳水化合物供能比为50%～60%。

3) 膳食结构有改变

在幼儿3岁前，膳食结构以奶和奶制品为主。此后，膳食结构基本完成了从以奶和奶制品为主到以谷类为主的过渡，谷类所含有的丰富碳水化合物是主要的能量来源。

4) 逐渐呈现性别差异

通常3岁男童每日需要能量比女童多310千焦耳(kJ)，6岁男童每日需要能量比女童多430千焦耳(kJ)。

2. 学前儿童消化吸收的生理特点

学前儿童虽然已经出齐20颗乳牙，但是咀嚼能力仅为成人的40%，消化能力也有限，尤其对固体食物还需要较长时间才能适应，不宜过早食用家庭中的成人膳食，以免导致消化与吸收紊乱，造成营养不良。随着年龄的增长，学前儿童胃容量不断扩大，消化吸收的能力逐渐向成人过渡，但消化系统尚未发育成熟，黏膜较薄且娇嫩，消化道壁的弹性较差，易于损伤，胃液酸度较低，肠道消化酶的含量较成人少，胃肠道蠕动能力弱，消化食物的能力尚不能完全与成人一样。由于这些特点，应给学前儿童提供营养丰富、易于消化的食物，为学前儿童烹调加工食物时，应尽可能保持食物的原汁原味，让儿童首先品尝和接纳各种食物的自然味道。

3. 学前儿童膳食指南

中国营养学会发布的《中国0～6岁儿童膳食指南(2007版)》，是安排学前儿童膳食的重要依据。

1) 1～3岁儿童喂养指南

1～3岁儿童每日各类膳食的品种进食量，具体可参照该年龄段的喂养指南，具体内容如下所述。

(1) 继续给予母乳喂养或其他乳制品，逐步过渡到食物多样；

(2) 选择营养丰富、易消化的食物；

(3) 采用适宜的烹调方式，单独加工制作膳食；

(4) 在良好环境下规律进餐，重视良好饮食习惯的培养；

(5) 鼓励幼儿多做户外游戏与活动，合理安排零食，避免过瘦与肥胖；

(6) 每天足量饮水，少喝含糖高的饮料；

(7) 定期监测生长发育状况；

(8) 确保饮食卫生，严格餐具消毒。

2) 3～6岁儿童膳食指南

3～6岁儿童每日各类膳食的品种进食量，具体可参照该年龄段膳食指南，具体内容如下所述。

(1) 食物多样，谷类为主；

(2) 多吃新鲜蔬菜和水果；

(3) 经常吃适量的鱼、禽、蛋、瘦肉；

(4) 每天饮奶，常吃大豆及其制品；

(5) 膳食清淡少盐，正确选择零食，少喝含糖高的饮料；

(6) 食量与体力活动要平衡，保证正常体重增长；

(7) 培养不挑食、不偏食的良好饮食习惯；

(8) 吃清洁卫生、未变质的食物。

儿童生长需要的营养素是多种多样的，但有些食品应该多吃，有些食品吃少量即可，3～6岁儿童家长可参照学前儿童膳食宝塔为孩子准备每天的食物，如图6-4所示。

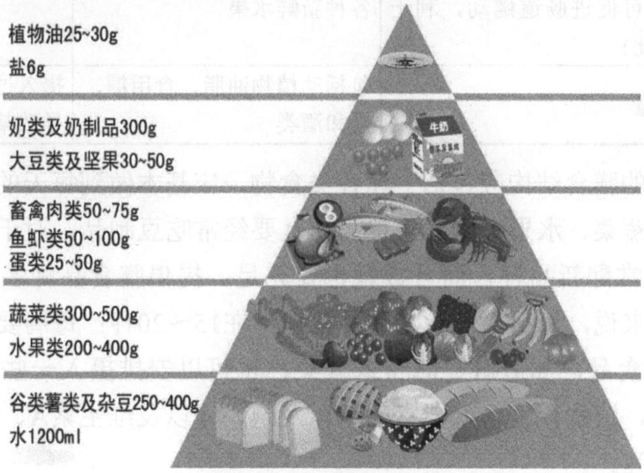

图6-4　平衡膳食宝塔

6.2.2　学前儿童膳食安排的内容和要求

1. 掌握食物品种和进食量，促进膳食多样化

为了保护儿童较敏感的消化系统，避免影响儿童对食物本身的感知和喜好，使儿童能够正确选择食物，预防偏食和挑食等不良饮食习惯，应掌握食物品种和进食量，促进膳食

多样化。

1) 食物品种

具体说来，安排学前儿童每天的食物品种时，可以选择3～5种绿色或者黄色的蔬菜，最好其中一些是生的；2～5种水果，其中至少一半是生的。水果和蔬菜可以交替食用。此外，还要安排两三种豆科植物(菜豆、豌豆等)；2种以上全麦面包、饼干、谷物或者面食及奶类；鸡、鱼、虾、肉及动物肝脏等荤类食物。不同品种食物提供的营养素见表6-1。

表6-1 不同品种食物提供的营养素

食物种类	提供营养素	品种	备注
粮食类食物	碳水化合物(膳食的主要热能来源)、蛋白质、B族维生素、矿物质和膳食纤维	谷物类，除大豆外的干豆类(如赤豆、绿豆、芸豆、白扁豆)，薯类，谷类制品	增加粮食品种，包括细粮、粗粮、杂粮、全麦制品等
动物性食物	蛋白质、脂肪、矿物质和维生素A及B族	畜肉、禽、鱼、蛋、虾、动物内脏及其他海产品	避免总是吃少数几样荤菜，如虾、蟹之类
奶及奶制品，豆奶及大豆制品	蛋白质、不饱和脂肪酸、B族维生素和磷脂等，还提供丰富的钙	新鲜牛羊奶、酸奶、奶酪、奶粉、豆奶及豆制品	
蔬菜类食物	胡萝卜素、维生素C、维生素B_2、叶酸、矿物质(钙、磷、钾、镁、铁)、膳食纤维	绿色、深绿色及橙黄色蔬菜	深色蔬菜营养较为丰富
水果类食物	维生素C、膳食纤维、果胶(可促进肠道蠕动，利于消化)	各种新鲜水果	
油脂和糖类食物	能量	包括动植物油脂、食用糖、盐和酒类	摄入过多会引起肥胖，也是导致某些慢性病的危险因素

儿童每日菜谱的膳食结构应包括上述各类食物，应基本做到每天的食谱中包含牛奶、鸡蛋、数样荤菜和蔬菜、水果、米面杂粮，并且要经常吃豆制品。对于每种营养食品组内的食物，不仅要经常翻新品种，而且数量也要充足。提倡膳食品种多样化，应吃得杂一些、广一些。一般来说，每日摄入食物品种宜保持在15～20种；每周要安排摄入1～2次富含特殊营养成分的食品，如肝脏、海带或紫菜；也可以安排摄入一些硬果类食品，如核桃、瓜子、花生等，这些食物含有丰富的铁以及碘、锌以及维生素A、B_1、B_2、B_{12}，以及人体必需的脂肪酸等。

2) 进食量

儿童每天所需的食物可大致归纳为三大营养素类食物，即蛋白质类食物、脂肪类食物和碳水化合物类食物，热量占总热量的百分比为：蛋白质，12%～15%；脂肪，25%～30%；碳水化合物，50%～60%。3～6岁儿童大部分已经进入幼儿园，在园期间，每天摄入的维生素A、B_1、B_2、C及矿物质钙、铁、锌等应达到“膳食营养素参考摄入量”的80%左右，全日热量分配为早餐25%、午餐35%、午点5%～10%、晚餐25%～30%，具体进食量可以参照表6-2。

表6-2　幼儿每日进食品种及进食量参考

食物种类	量/克/日	备注
米类、面类、谷类	180～260	适量
蔬菜类	200～250	多吃
水果类	100～150	多吃
鱼虾类	40～50	适量
禽、畜肉类	30～40	适量
蛋类	60	适量
牛奶及奶制品	200～300 (或500毫升)	每日吃
豆类及豆制品	25	每日吃
动、植物油	25～30	少吃

2. 关注烹调方式，制作清淡少盐的食物

儿童早期养成健康的饮食习惯是预防成人慢性病发生发展的根本措施。健康的饮食习惯包括以下几个方面。

1) 清淡、少盐和少油

清淡的口味是学前儿童应该学习和适应的健康饮食习惯之一。1岁以内儿童进食的食物，应该无盐、少糖，许多天然食物含有盐的氧化钠成分，婴儿肾脏发育尚不完善，难以负担高钠的饮食，因此给婴儿准备的食物不应额外加盐。

2) 少吃甜食，避免依赖甜食

(1) 少吃糖。儿童需要尽量避免的另一种口味是以糖为代表的甜味。糖除了能量，没有任何营养，儿童应尽量不吃或者少吃糖。婴儿天生就喜欢甜味，让孩子从婴儿期开始尽量少接触甜味是培养清淡饮食习惯的重要方法。

(2) 少喝果汁。儿童应尽量少食果汁，果汁的甜味一般比较重，婴幼儿喝了甜的果汁以后，往往不再爱喝白开水，不仅难以使儿童养成健康的饮食习惯，而且对儿童牙齿的健康也不利。有的家庭用果汁代替水果，这种做法也是不合适的。与果汁相比，水果含纤维素丰富，吃水果可以促进肠道蠕动，预防和缓解便秘；而果汁中含纤维素较少，用果汁代替水果的做法是得不偿失的。

从儿童营养需要和健康的角度出发，也不需要给婴幼儿喝果汁或菜水。对于6个月以内的婴儿，最好的喂养方式是纯母乳喂养；对于人工喂养的婴儿，使用配方奶也可以满足生长发育的需要。婴儿的胃容量大约只有孩子自己的拳头大小，如果给婴儿喂果汁或菜水，势必会替代一部分奶量，这对婴儿的营养是不利的。6个月以上已经添加辅食的婴儿，可以直接吃果泥或菜泥，逐渐过渡到吃水果和蔬菜，这样不仅有利于培养儿童健康的饮食习惯，促进营养均衡，而且可以促进儿童咀嚼功能的发育和完善。

如果儿童经常喝果汁而不喝白开水，家长可以采取循序渐进的方式，将白开水兑入果汁中，逐渐降低果汁的浓度，同时尽量直接给儿童吃水果。有些不良的饮食习惯会伴随儿童进入幼儿园，这一时期，教师可以利用儿童对教师的崇敬心理，引导儿童养成健康的饮食习惯，学前阶段的良好饮食习惯将使儿童受益终生。

3. 制作细软食物

食物性状是安排学前儿童膳食需要关注的重要方面。细软食物易于儿童消化吸收。婴儿6个月开始添加辅食后，食物性状从泥糊状过渡到固体，食物体积也从细末状逐渐过渡到丁块状、片状、块状。1～3岁的儿童可以吃家常食物，牙齿逐渐出齐，但咀嚼能力还在逐步完善中，因此给幼小儿童吃的食物应比成人食物稍软一点。

给儿童吃的蔬菜和其他食物，要切得比成人吃的食物体积小。这个年龄的儿童吃太长纤维的食物容易塞牙，这会降低儿童对这种食物的接受度。应该用剪刀把成人吃的、切得较大块的菜剪碎一点再给儿童吃，即把食物剪到儿童适宜吃的体积；剪碎肉类食品时，最好依据纤维走向垂直剪断。

4. 掌握餐次，保证营养需要

学前儿童的胃容量较小，肝脏中糖原储存量少，又活泼好动，容易饥饿，因此应适当增加餐次，以适应学前儿童的消化能力。学前儿童以“三餐两点”制为宜，各餐营养素和能量应适宜分配，既保证营养需要，又不过多增加胃肠道的负担。

1) 正餐

对于6个月内婴儿，提倡纯母乳喂养，一天的喂养次数应超过8次。自4个月起，逐渐减少夜间喂奶的次数至夜间不喂奶，但应根据婴儿具体情况而定，不可强求。6个月后开始添加辅食，每天除继续母乳喂养外，增加一两次铁强化米粉，每次两三勺(每勺10毫升)，这一时期婴儿的正餐为母乳或配方奶。7～8个月时，每日增加辅食3次，每次逐渐增加至半碗(每碗250毫升)，品种可为稠粥、馒头、菜泥、肉泥、蛋黄等。自8个月起，每天的餐次增加至3次辅食、3～4次乳类；食物品种逐渐多样化，可选择肉末、蛋羹、菜末、软饭、面条等。1岁左右，婴幼儿的正餐逐渐转变为家常食物，米粉、馒头、肉片、鱼、各类蔬菜等，餐次逐渐与成年人同步，一日三餐。婴儿进食餐次及进食量参考如表6-3所示。

表6-3 婴儿进食餐次和进食量参考

年龄	品种	餐次	进食量
6个月	开始添加辅食，稠粥、糊状的食物	每日2次，并经常喂母乳	两三勺
7～8个月	稠粥、泥糊状的食物	每日3次，并经常喂母乳	每餐逐渐增加到2/3碗
9～11个月	切得很碎或泥糊状的食物，以及儿童能用手抓的食物	每日3餐，再加1次零食，并继续喂母乳	每餐3/4碗
11～24个月	家常食物，必要时切碎或捣碎	每日3餐，2餐间加1次点心，共2次点心	每餐1碗

2) 加餐

1～6岁儿童的餐次一般为一日三次正餐，餐次与进餐的质量有关，若能量密度较低，儿童易于饥饿，所需的餐次应有所增加。

自婴儿9个月起，除正餐和奶类外，每天需要有一次加餐，加餐的品种可为手指状饼干、水果、面包等。11个月以后直至入小学前，每天应增加两次点心，品种可为水果、糕点、酸奶、饼干等。

6.3　健康饮食行为的培养

6.3.1　学前儿童饮食特点和影响因素

1. 学前儿童饮食特点

(1) 学前期是培养儿童良好饮食行为和习惯的重要及关键阶段。人们对食物的偏好、饮食习惯和对口味的喜好一般形成于3～8岁，如果没有特别干预，一般不会有太大的改变。

(2) 几乎所有的儿童天生喜欢甜味和咸味，除了糖、盐，对其他食物均需要逐渐适应。

(3) 学前期是儿童自主进食和自主选择食物的关键时期，这一时期的儿童不断学习和体验饥饿感与饱腹感，有明确的进食要求，并知道何时该停止进食。

(4) 这一阶段的儿童对食物奖励或食物惩罚非常敏感，乐于为获得喜爱的食物而取悦成人；会遵从家长、老师和其他成年人对其饮食的劝告，饮食偏好受家庭饮食环境的影响；喜欢看食品广告，喜欢边看电视边吃饭或看电视时吃零食；喜欢吃快餐，并开始受同伴饮食行为的影响。

(5) 不同儿童对不同食品的接受程度有所不同，有的儿童很容易接受新食物，有的儿童则需要反复试吃多次才能接受新食物。

2. 影响儿童饮食习惯形成的因素

1) 家庭饮食习惯

婴幼儿一般喜欢他们熟悉的食物，即在家庭环境中经常出现、父母或其他亲友经常吃的食物。父母给孩子提供的食物环境毫无疑问将左右孩子的口味和今后对食物的选择。

2) 家长的健康观

家长对儿童健康的观念、对肥胖的认识和态度，会影响儿童的饮食习惯。

(1) 不少家长判断该子是否肥胖不是用身高和体重的标准，而是凭自己的感觉。他们认为孩子胖是健康的象征，是喂养好的标志，说明家长对孩子尽心尽责。

(2) 有些家长认为孩子的生长、体型受家庭遗传因素控制，与后天摄入的食物品种和摄食量关系不大。这类家长不对孩子的饮食做任何控制，也不接受饮食行为矫正的建议。实际上，对孩子的喂养过度控制会导致营养不足，而对孩子的饮食完全不加控制同样会产生负面影响，直接后果便是导致孩子肥胖。

3) 家长的教育行为

(1) 以食物作为奖惩的手段。如果成年人赞扬或关心孩子时伴随某种食物的给予，孩子很容易对该食物产生偏好，而且这种偏好会持续很长时间。用甜食奖励儿童的现象在社会上较为普遍，这对儿童喜好甜食起了极大的促进作用。

(2) 误解孩子对于饥饿的感觉。调查显示，不少家长认为啼哭是婴儿饥饿的象征，孩子晚上哭闹，家长总认为是孩子白天没吃饱，这是促使不少母亲过早给孩子添加固体食物的重要原因。另有不少家长是根据自己的饱饿感来判断孩子是否需要进食及进食量的多少。他们认为自己饿了，孩子必定也饿了；自己想吃，孩子必定也想吃；自己认为美味的食品，孩子应该也喜欢吃。这种方式不利于培养孩子对于饥饿的感知与调节。

(3) 对喂养的过度控制。很多家长用武断和强迫性的手段促使孩子养成某种饮食习惯，导致孩子对饮食的先天调节能力可能因家长对喂养的过度控制而明显减弱。有专家提出，喂养过程中应区分家长和孩子的职责，父母负责用正面、积极的态度和方式提供安全、美味、营养的食物，孩子负责决定进食的品种和进食量。婴儿已明显具备根据能量需要调节进食的能力，也能根据食物的能量密度决定进食量(如根据奶的浓度调节摄入奶量的多少)。但是，家长的控制会削弱孩子对进食量的自我调节能力。如果孩子没有机会亲自经历、体验和感受自己的饱足感和饥饿感，则可能失去对进食量的自我控制能力。

4) 外部环境

外部环境，如昼夜变化、碗或盘中所剩食物的多少等，也会削弱人体对饥饿和饱足的内部调节能力。有研究表明，幼儿，尤其是肥胖儿，对饱饿的内部调节能力较差。通过让肥胖儿参加一些特殊设计的活动，用音像画面和游戏反复训练孩子对饥饿和饱足的内部感觉，并把这种内部感觉和进食量联系起来，随着训练时间的延长，孩子对饱饿的内部调节和控制能力会逐渐加强，肥胖不再是阻碍孩子控制进食量的因素。可见，通过家长或看护人对孩子内部饥饿和饱足感的反复提示、教育和训练，低龄儿童是有能力控制进食量的。

6.3.2 家庭饮食环境

1. 食物选择

儿童是从家庭中认识食物的品种、学习食物的用途、养成饮食习惯的，家长对食物的选择，无疑对儿童的食物喜好有极大的影响。例如，喜好肉食的家长，在购买食物时会较多地选择各类肉食，家庭饮食结构中，肉食所占比例也较多，在这样的饮食环境中成长的儿童，容易养成偏好肉食的饮食习惯；喜好过度进食的家长，购买食品时常常超过家庭食用量，家庭中积存的食物较多，这类家长往往容易对儿童进行过度喂养，也喜好劝导儿童进食，长期处于这种食物环境中，儿童在非饥饿状态下进食的概率增加，易于养成过度进食的行为和习惯；饮食习惯较为健康的家长，在选择食物时，会注重膳食均衡和品种多样化，注意让儿童品尝各类食物，创造机会让儿童多吃蔬菜和水果，这样的饮食环境会让儿童养成健康的饮食习惯，不容易偏食、挑食。

2. 烹调习惯

烹调通过加热的方法将烹饪原料制成菜肴，通过调制使菜肴味道可口、色泽诱人、形态美观，可使进食者增加食欲。广义的烹调也包括用非加热的方法将生菜调味后制作成菜肴。烹调习惯包括口味、调味品的使用、食物体积、食物搭配、食物量等多个方面，是家庭饮食环境的重要因素。在家庭烹调习惯中，健康的饮食模式至关重要，家长应从以下方面关注健康的烹调行为和习惯。

1) 肉制品的选择和烹调

(1) 尽量选择新鲜肉类。首选冷却肉，其次是热鲜肉和冷冻肉，不马上烹调但在数小时内要烹饪的生鲜肉要在4℃的温度下保存，并用保鲜膜包裹。如果购买量较大，需长期放置，应冷冻保藏，以确保肉的卫生质量。一旦发现肉及肉制品有味变质，要立即处理掉，以免被误食或污染其他食物。少选择火腿肠、罐头等已加工肉类食品，这类食品中所含的复合磷酸盐、防腐剂、着色剂、淀粉等添加剂一旦超标，会对儿童健康造成一定的危害。

(2) 注意肉类烹调的形状，切成小的肉丝和切成大块的红烧肉相比，后者容易进食较多，有可能导致儿童过度进食继而发生肥胖。

(3) 烹调肉食时，尽量少用明火烤肉，以降低食物烧焦的机会。以烤牛羊肉串、烤鱼和烤鸡翅等为主的烧烤食品，由于肉类在高温下直接燃烧，被分解的脂肪滴于炭上，再与肉类蛋白质结合，易产生强致癌物“苯并芘”，危害身体健康。微波炉烹调是健康的烹调方式，因为烹调时间短，可以减少营养物质的流失。

2) 蔬菜的烹调

蔬菜富含维生素，水溶性维生素在高温烹调时容易被破坏，因此蔬菜应尽量生吃，这样可以减少营养素的破坏，并减少油脂的摄入；也可以将蔬菜和其他食物一同烹调，增加蔬菜的进食量。不同的蔬菜，烹调时间和方式应有所不同。茎叶类蔬菜烹调时间应较短，以最大限度地减少营养素的流失；土豆、芋头等根块类蔬菜烹调时间相对较长；扁豆中含有皂甙，应彻底加热制熟，以免中毒。总之，应尽量选择既能保持味道及颜色又能保留营养的方式烹调蔬菜，如用蒸、焯、爆炒等方法烹调蔬菜，可避免长时间烹调及高温破坏蔬菜的营养价值。

3) 注意食品安全和卫生

家中所用的案板、刀具等一定要清洗干净，同时生熟食物要分开，以免交叉污染。不进行高温烹饪的凉菜，尤其要注意所用厨具的洁净。购买的食品，应保证安全。为幼小儿童准备的食物，应注意适宜的体积和形状，以免发生窒息。3岁以下儿童，应避免直接吃葡萄、果冻、花生等食物。

4) 清淡口味

烹调食物时，应尽量少盐、少味精、少糖，摄入过量的盐分和味精对身体绝无好处，可考虑用天然食物香料、调味醋、橘汁来取代盐，也可将大蒜和洋葱粉加进肉类和汤中，代替味精来调味。烹调食物时，应尽量少油，使儿童养成清淡的口味习惯；少用煎炸的烹调方式；油腻的汤可在冷却后去掉表面的油膜，以减少油脂的摄入。

5) 减少糖的摄入

烹调食物时，尽量少用糖来调味。家中的饮品最好是白开水，少喝各类含糖饮料，少吃冰激凌、奶油蛋糕等甜食，适当控制荔枝、桂圆、芒果、榴莲等高糖水果的摄入。

6) 粗细粮搭配

一般家庭摄入细粮较多，在此基础上，应适当增加粗粮的摄入，全麦面食、燕麦片、杂粮等，都是较好的粗粮。此外，薯类也是可以选择的食物，如白薯、紫薯、芋头等，可以增加膳食纤维的摄入，有利于强化肠道功能。

3. 饮食氛围

1) 进餐地点

适宜的就餐地点应该是家中的餐厅，儿童就餐地点应该相对固定，不宜追喂；不宜在进餐时开着电视，边看电视边吃饭；不宜频繁带儿童去餐馆就餐。不适当的就餐地点会分散儿童就餐的注意力，影响儿童的进餐量和肠胃消化功能。

2) 就餐氛围

就餐氛围是家长应该关注的因素。家长在给儿童喂饭时应该进行目光和言语交流，不要强迫儿童进食，以免儿童就餐时有紧张情绪；不要把餐桌当成训斥儿童的场所，每到吃饭就开始“教育”儿童。不良的就餐环境会影响儿童就餐的情绪、影响儿童的进餐量和消化功能，因此应该给儿童营造轻松愉快的氛围，积极喂养，鼓励儿童进餐，但不要强迫儿童进食。

3) 饮食行为监管

家庭成员围坐就餐，家长可以随时观察儿童的进食行为，可以建议儿童先吃能量密度较低的汤、水果、蔬菜等食物增加胃容量，缓解饥饿感；进餐过程中，可以方便地观察儿童的进食速度，不断提醒儿童细嚼慢咽；可以随时了解儿童的进食量，询问儿童是否还有饥饿的感觉。当家长认为儿童进食量较多时，可以告知儿童，不饿了就是吃饱了，可以停止进餐；当看到儿童不爱吃蔬菜时，要及时询问原因，进行相应的言语劝导；如果一次给儿童盛饭过多，儿童吃不完，家长可以及时告诉儿童根据情况进食，允许儿童剩饭。

想要控制和预防儿童肥胖的家长，不妨尽量多和儿童一起围坐就餐，既可以增进和儿童之间的感情交流，又可以达到促进儿童健康的目的。

4. 家长的榜样作用

父母的饮食习惯会明显地影响儿童对食物的选择，因此父母应用正面、积极的态度和方式提供安全、美味、营养的食物。就餐时，避免在儿童面前谈论自己不喜欢吃的食物；避免以威胁或贿赂的方式逼迫儿童进食及用食物来奖励或惩罚儿童；不要在进餐时训斥儿童；不给儿童过量喂食；家长不在吃饭时做其他事情。凡是要求儿童做到的，家长都应首先做到，并对儿童的良好饮食行为及时给予表扬和鼓励。

6.3.3 幼儿园饮食环境

1. 餐食安排

1) 能量分配

幼儿园安排的膳食应满足幼儿每日所需的热能及各种营养素。营养素的供应应保持稳定，不可忽高忽低。能量分配以总的供热中蛋白质占12%～15%、脂肪占30%～35%、碳水化合物占45%～55%为宜。

2) 食物品种多样化

根据市场供应和季节变换食谱。奶或奶制品不应少于350毫升/天，此外还应供给蛋类、豆制品、半肥瘦的肉、肝、动物血和海产品，蔬菜的量应充足，应与主食量相等，其中应有一半为黄绿色蔬菜。

3) 餐次

每日餐点搭配应合理，1～3岁学步儿为三餐二点，幼儿为三餐一点。

4) 食品加工

食物的烹调加工应符合婴幼儿消化系统的特点，应加工细致，注意色、香、味，以增进婴幼儿食欲。

2. 饮食氛围

1) 创造宽松的就餐环境

幼儿园就餐时，应允许幼儿自由选择座位，选择和自己的好朋友一起进餐，教师只在幼儿请求帮助时，采取必要的措施。教师应多给幼儿一些吃饭时间，不在就餐时处理有关纪律的问题，不应催促幼儿进食，不应强迫幼儿进食，不应强调保持桌面干净。让幼儿保持轻松愉快的就餐心情，可以促进消化腺的分泌，增进食欲，同时体验集体生活的快乐，有利于幼儿积极适应社会。

2) 营造就餐氛围和确保食品安全

为幼儿营造良好的就餐环境，以安静、清洁、美观为宜。应严格保证食品卫生，防止食物污染和食物中毒。

3) 鼓励幼儿自主进餐

幼儿在3岁左右便开始寻求全面的独立，希望摆脱成人的监护，有自我服务的欲望，愿意自己做事。因此，教师应为幼儿创造自我服务的机会，让幼儿在教师的帮助下学习如何进餐，学习收放餐具、自取食物，互相鼓励不浪费粮食、不挑食等，从而使幼儿养成自己的事情自己做、不依赖成人的好习惯。教师在无微不至照顾幼儿的同时，也应教育他们独立、自信。过多的保护将剥夺幼儿积极主动探索的权利，不利于独立性的发展。

3. 同伴影响

幼儿期是儿童开始建立同伴关系的时期，他们在饮食上的相互影响是不可忽视的，健康的饮食行为和不良的饮食习惯都会相互影响。在食物选择方面，应教育幼儿自主选择健康的食物，鼓励和表扬有良好饮食习惯的幼儿，引导幼儿学习榜样，及时纠正不良的饮食方式。在集体中，幼儿的食物喜好、进食形式、食物选择等，均受同伴影响。如有一位幼儿自带生日蛋糕去幼儿园过生日，则其他幼儿都可能效仿。西式快餐、甜饮料、膨化食品是许多幼儿喜爱的食物，幼儿间可能会因相互攀比选购这些不利于健康的食物。因此，在帮助幼儿建立良好的饮食习惯时，需要充分考虑幼儿同伴间的影响。

6.3.4 营养教育

1. 营养教育内容

1) 各类食物的营养价值

应在学前儿童中提倡选择自然食品、均衡膳食和膳食品种多样化。在幼儿园进行营养教育时，可让幼儿了解各类食物的营养价值，使他们主动做到膳食均衡。可按照蛋白质食物、碳水化合物食物、维生素和纤维素食物的分类，分别介绍肉、蛋、奶、豆制品等蛋白质类食物的营养价值，介绍各类主食等碳水化合物的营养成分，介绍蔬菜、水果等高纤维食物的重要性。幼儿对食物营养价值的了解，有助于他们主动选择健康食物。

2) 各类食物的进食频次

成人应教会幼儿根据不同的食物品种决定进食频次。例如，每天进食的食物为主食、蔬菜、水果、奶、肉类、蛋类等；一周吃几次即可的食物为坚果、高糖分水果；一个月吃几次即可的食物为冷饮、甜饮料、甜点心、膨化食品、红烧肉等；一年吃几次即可的食物为西式快餐、奶油蛋糕、油炸食品；等等。幼儿根据自身喜好、季节、食物价位等因素，在参考各类食物进食频率的基础上，自主选择不同种类的食物。

3) 适宜的饮食量

学前儿童的进食量，可参考中国营养学会推荐的《中国学龄前儿童膳食指南(2016)》。每个儿童的生长发育、遗传特性、胃肠道吸收功能、代谢水平、活动量等身体状态不同，同年龄、同性别的儿童，饮食量也各有差异。适宜饮食的衡量标准，是儿童良好的营养状态，即生长发育达到最佳的遗传潜能发挥水平。因此，应根据个体儿童营养评价结果对饮食量进行衡量并不断调整，以达到最适宜的状态。

4) 健康的饮食方式

(1) 选择健康饮食方式的重要性。进食是儿童必须掌握的技能，从小养成的饮食习惯将持续到成年，并直接关系到儿童的营养与健康。许多营养性疾病，如营养不良、肥胖、贫血、锌缺乏症等，都与儿童偏食、挑食或过度进食等不良饮食习惯密切相关。良好的饮食习惯是儿童营养均衡的基础，也是促使胃液按时分泌、维护消化道健康的前提。饮食行为还与儿童的心理发育有关，愉快而规律的进食能促进儿童心理的健康。

(2) 良好饮食习惯的内容。良好的饮食习惯包括定时、定量进食，不偏食、不挑食，不过量进食，不贪吃零食，进餐时专心致志，不在进餐时看电视、看书或边玩边吃，做好餐前准备，餐前洗手，餐后漱口、擦嘴，等等。

提倡儿童自己进食，定时定量进餐，一日三餐及加餐的时间和进食量应相对固定，固定进餐地点，在餐桌边进食，进餐时充分咀嚼，不狼吞虎咽。每次进餐时间控制在半小时左右。家长应教会儿童细嚼慢咽，不迁就儿童的偏食、挑食习惯，更不要以零食做补充。

(3) 良好饮食习惯的培养。培养儿童良好的饮食习惯需要家庭和幼儿园配合，关键在于成人的榜样作用。儿童善于模仿，父母及周围成人的一举一动都会对其有所影响，只有成人遵循儿童身心发育的特点，采取具体、形象的教育方法，坚持教育的一致性和一贯性，才能使儿童养成良好的饮食习惯。

2. 营养教育方式

1) 专题教育活动

专题教育的内容，可根据时令季节、当地常见营养性疾病情况、幼儿园课程安排等进行安排。根据季节的不同，可安排应季蔬菜、水果的营养价值等相应内容的学习；依据儿童常见的营养性疾病，可进行儿童肥胖、缺铁性贫血、生长迟缓等方面的专题教育；根据课程安排，可引导幼儿了解各类健康食物的文字、颜色、拼写、味道、功效等。专题教育的受众包括幼儿园保教人员、炊事人员、儿童、家长等。

2) 进餐时的随机教育

在进餐期间，结合进餐的食物对儿童进行营养教育，更有针对性，效果更好。进餐前，教师可介绍将要进食的食物，向儿童讲解均衡膳食的概念、各类食物的营养价值、对健康的影响等。进餐时，教育儿童体验和感受不同食物的口感、味道，同时鼓励儿童养成良好的进食习惯，如细嚼慢咽、不偏食、不挑食、自觉选择健康食物、文明进餐等。

3) 针对其他受众的宣传教育

家长和其他受众也是营养教育的重要对象，可采用定期或不定期的方式，以专题讲座、墙报、发放宣传资料等传统宣传教育方式，或手机短信、微信、互联网等新媒体形式，选择针对疾病、健康问题、营养知识、饮食行为等方面的内容，对受众加强宣传教育。

3. 效果评估

1) 知识和信念

健康教育的初级目标是提高受众健康知识水平，其次是改变信念。

幼儿园实施健康教育后，可针对健康教育的内容、目标人群的相关知识与信念、健康教育方式等进行相应评估。评估可采用问卷、小组访谈、电话询问等方式。

2) 行为

健康教育的最终目标是改变行为。幼儿园实施健康教育的对象包括教师、保健医生、炊事员、家长和儿童，评估健康教育效果时，应评估教师在营养教育、健康饮食行为、营养知识传授等方面的行为改变；评估保健医生在儿童食谱的制定、预防营养性疾病的宣教、对儿童体检的频次和内容等方面的行为改变；评估炊事员在食物采购、烹调方式、提供餐食的质量等方面的行为改变；评估幼儿园各类食物消耗量的变化；评估家长在带儿童去西式快餐厅的频次、选购不健康食品的频次和数量、烹调方式、家庭食物摆放方法、食物储存量、鼓励儿童进食健康食物等方面的行为改变；评估儿童进食方式、食物选择、食物喜好、偏食挑食、进食量等方面的行为改变。

3) 健康状况

儿童健康状况是健康教育的终极评价指标，任何健康教育都应以儿童良好的健康状况为最终目标。幼儿园用来评价营养健康教育的指标包括体重和身高生长速度、消瘦发生率、低体重发生率、超重和肥胖发生率、贫血患病率、血红蛋白平均水平、龋齿发生率等。

【思考与练习】

1. 简述营养素的概念。
2. 简述各类营养素的生理功能和来源及营养评价策略。
3. 简述如何从学前儿童身心特点出发，按照一定的要求合理安排膳食。
4. 简述学前儿童饮食特点及影响因素。
5. 简述如何从家庭、幼儿园多个环境入手，营造适宜的饮食环境。
6. 简述培养儿童健康饮食行为的技巧。
7. 简述幼儿园开展营养教育的内容和教育方式。

第7章 托幼机构的卫生保健

【学习目标】

了解托幼机构的卫生保健制度、托幼机构一日生活流程中的保健知识、托幼机构的环境卫生以及托幼机构安全防护措施和安全教育等；

认识和了解托幼机构的卫生保健知识和方法。

【问题情境】

在开展区域游戏活动的时候，小优老师发现洋洋的神情看起来非常紧张，小优老师的第一反应就是她要尿尿，于是赶紧问她："洋洋，你是不是要尿尿？"可洋洋一脸严肃地告诉小优老师："没有。"小优老师又仔细观察了一下，发现洋洋的双腿夹紧，便轻轻地对她说："没关系，老师陪着你，跟你一起上厕所好吗？"洋洋没有拒绝，和小优老师手拉手一起去了厕所。

请结合以上资料，思考如下问题：

1. 资料中老师的做法合理吗？

2. 如何让孩子养成良好的如厕习惯呢？

7.1 托幼机构的卫生保健制度

7.1.1 一日生活制度

(1) 托幼机构应根据各年龄段儿童的生理、心理特点，结合本地区的地理位置、季节变化和本托幼机构的实际情况，制定合理的生活制度。

(2) 卫生保健人员应参与安排儿童作息时间，参与制定儿童睡眠、进餐、大小便、活动、游戏等各个生活环节的保育要求。

(3) 合理安排各个生活环节的时间、顺序和次数，注意动静结合、组织集体活动与自由活动结合、室内活动与室外活动结合，并确保不同形式的活动交替进行。

(4) 每日要保证儿童有充足的户外活动时间，不少于2小时，寄宿制儿童不少于3小时，寒冷、炎热地区可酌情调整。儿童进餐时间为20～30分钟/餐，餐后安静活动或散步时间10～15分钟，午睡时间根据季节以2～2.5小时/日为宜。

(5) 卫生保健人员每日巡视时，应观察生活作息制度的执行情况，发现问题及时予以纠正，以保证儿童在托幼机构内生活的规律性和稳定性。

7.1.2 儿童膳食制度

1. 膳食管理制度

(1) 托幼机构食堂的建筑、设备与环境卫生要求按照教育部、卫生部颁布的《学校食堂与学生集体用餐卫生管理规定》执行。

(2) 托幼机构的食堂必须取得有效的"食品卫生许可证"，并根据《中华人民共和国食品安全法》等相关法律法规的规定制定各项食堂管理制度。

(3) 托幼机构应制定食堂管理人员、炊事人员的岗位工作职责，食堂工作人员上岗前应参加食品安全、儿童营养等专业知识培训。

(4) 儿童膳食应由专人负责，建立有家长代表参加的膳食委员会，实施民主管理。工作人员伙食和儿童伙食要严格分开，儿童伙食费专款专用，账目每月公布，每学期膳食收支盈亏不超过2%。

2. 膳食卫生制度

(1) 为儿童提供符合国家规定的生活饮用水，班级有符合卫生要求的饮用水设施，并保证儿童按需饮水。

(2) 儿童食堂和食品库房应定期清扫，保持卫生，采取措施消除苍蝇、老鼠、蟑螂和其他有害昆虫。

(3) 所有用具及食物必须生熟分开放置。餐具、熟食盛器等按要求统一在食堂消毒，消毒后的食具应专门存放，符合卫生标准。

(4) 儿童食品应在具有"营业执照"(经营范围包括食品)和"食品卫生许可证"的商店或超市采购。食品进货必须索证验收，保证食物新鲜，禁止加工变质、有毒、不洁、超过保质期的食物，禁止提供生冷拌菜。

(5) 存放时间超过2小时的熟食品，需再次利用的应充分加热，加热前应确认食品未变质，加热时中心温度应高于70℃，未经充分加热的食品不得食用。

(6) 留样食品应按品种分别盛放于清洗消毒后的密闭专用容器内，在冷藏条件下存放48小时以上，每个品种留样不少于100g。

接触食品的炊事人员和保教人员应做好个人卫生，接触食品前均应用肥皂、流动水洗净双手，穿戴清洁工作衣，不留长指甲、不涂指甲油、不戴戒指。炊事人员操作熟食时需戴口罩、帽子，禁止穿工作衣如厕，各项操作应符合要求。

进餐环境应卫生、整洁、舒适，餐前做好充分准备，按时进餐。保证儿童情绪愉快，培养儿童良好的饮食卫生和卫生习惯。

3. 膳食营养制度

(1) 根据儿童生理需求，参考《中国居民膳食营养素参考摄入量》(DRI)制订膳食计划。

(2) 根据膳食计划制定带量食谱，1～2周更换一次，食物品种要多样化且合理搭配。

(3) 在主副食的选料、洗涤、切配、烹调的过程中，方法应科学合理，减少营养素的损失，符合营养膳食的要求。烹调食物时，应注意色、香、味、形，符合儿童口味。

(4) 托幼机构至少每季度做一次膳食调查和营养评估。关于儿童热量和蛋白质平均摄入量，全日制托幼机构应达到“DRI”的80%～85%，寄宿制托幼机构应达到“DRI”的90%以上；维生素A、B_1、B_2、C及矿物质钙、铁、锌等应达到“DRI”的80%以上；三大营养素热量占总热量的百分比：蛋白质为12%～15%，脂肪为30%～35%，碳水化合物为50%～60%。全日热量分配：早餐20%～25%，午餐35%～40%，点心5%～10%，晚餐25%～30%。

有条件的托幼机构可为贫血、营养不良、食物过敏等儿童提供特殊膳食。不提供正餐的托幼机构，每天至少提供一次点心。

7.1.3　体格锻炼制度

(1) 卫生保健人员要参与体格锻炼计划的制订，指导保教人员利用日光、空气、水等自然因素，有计划地进行儿童体格锻炼。

(2) 托幼机构应根据儿童的年龄特点，每日有组织地开展多种形式的体格锻炼，保证儿童适宜的运动量和运动密度，提高儿童身体素质。

(3) 做好运动前的准备工作，加强运动保护，避免运动伤害。

(4) 注意观察儿童在运动中的面色、出汗量、精神状态、呼吸等，以及运动后的食欲、睡眠状况，进行体格锻炼效果评估。根据个体差异，对特殊儿童给予重点照顾。

(5) 有条件的托幼机构可进行3～6岁儿童体质测试，了解儿童的体质健康状况，以指导儿童体格锻炼。

7.1.4　健康检查制度

1. 儿童健康检查制度

1) 入园(所)健康检查

(1) 儿童入园(所)前应经县(区)级及以上卫生行政部门指定的医疗卫生机构进行健康检查。

(2) 儿童入园(所)时，托幼机构应查验“儿童入园(所)健康检查表”“儿童保健手册”“预防接种证”。对于未按规定接种的儿童要告知其监护人，督促监护人带儿童到规定的接种单位补种。

2) 定期健康检查

(1) 儿童定期健康检查项目包括以下几项：测量身高、体重；检查口腔、皮肤、心肺、肝脾、脊柱、四肢等；检测血红蛋白；检查视力、听力。

(2) 1～2岁儿童每半年体检一次；3岁以上儿童每年体检一次，但身高、体重、视力和口腔应每半年检查一次。所有儿童每年检查一次听力，检测一次血红蛋白。

(3) 体检后应及时向家长反馈健康检查结果，督促其治疗。

(4) 儿童离开园(所)3个月以上需重新按照入园体检项目进行健康检查。

(5) 转园儿童持原托幼机构提供的“儿童转园(所)健康证明”“儿童保健手册”或“儿童健康查体表”“生长发育监测图”可直接转园。“儿童转园健康证明”有效期为3个月。

3) 晨检及全日健康观察制度

(1) 托幼机构应做好每日晨间检查，晨检内容包括：询问儿童在家有无异常情况；观察儿童精神状况，确认有无发热和皮肤异常；检查有无携带不安全物品等，发现问题及时处理。

(2) 保教人员应对儿童进行全日健康观察，包括饮食、睡眠、大小便、精神状况、情绪行为等方面，并做好观察及处理记录。

(3) 卫生保健人员每日到班级巡视2次，发现患病儿童应及时与家长联系，尽快到医院诊治，并追访诊治结果。

(4) 患病儿童应在家休息治疗。受家长委托需要喂药时，托幼机构卫生保健人员或班级老师应与家长做好药品交接和登记，并请家长签字确认。

2. 工作人员健康检查制度

1) 上岗前健康检查制度

(1) 托幼机构工作人员上岗前必须经县(区)级及以上卫生行政部门指定的医疗卫生机构进行健康检查，检查合格者取得“托儿所幼儿园工作人员健康证明”方可上岗。

(2) 精神病患者或者有精神病史者不得在托幼机构工作。

2) 定期健康检查制度

(1) 托幼机构工作人员每年必须进行一次健康检查。

(2) 在岗工作人员患有精神病者，应立即调离托幼机构。

(3) 凡患有外阴阴道假丝酵母菌病(外阴阴道念珠菌病)者，应及时接受规范治疗。

(4) 凡患有下列症状或疾病者需离岗，持县级以上人民政府卫生行政部门指定的医疗卫生机构出具的诊断证明，并取得“托幼机构工作人员健康合格证”后，方可回园(所)工作：食堂人员和保教人员有发热、腹泻等症状；流感、活动性肺结核等呼吸道传染性疾病；痢疾、伤寒、甲型病毒性肝炎、戊型病毒性肝炎等消化道传染性疾病；淋病、梅毒、滴虫性阴道炎、化脓性或渗出性皮肤病等。

7.1.5 卫生与消毒制度

1. 环境卫生

(1) 建立室内外环境卫生清扫和检查制度，每周全面检查一次并做好记录，为儿童提供整洁、安全、舒适的环境。

(2) 室内有防蚊、蝇、鼠、虫及防暑和防寒设备。

(3) 保持室内空气清新、阳光充足。采取湿式清扫清洁地面。厕所应清洁通风、无异味，每日定时打扫，保持地面干燥。便器每次使用后应及时清洗干净。

(4) 卫生洁具各班专用专放并做好标记。抹布用后及时清洗干净、晾晒，干燥后存放；拖布清洗后应及时晾晒，晾干后存放。

(5) 枕席、凉席每日用温水擦拭，被褥每月曝晒1～2次，床上用品每月至少清洗一次。

(6) 保持玩具、图书表面的清洁卫生，每两周进行一次玩具清洗和图书翻晒。

2. 个人卫生

(1) 儿童日常生活用品要专人专用，保持清洁。要求每人一巾一杯、每人一床一被。

(2) 培养儿童良好的卫生习惯，饭前便后应用肥皂及流动水洗手，早晚洗脸、刷牙，饭后漱口，做到勤洗头、洗澡、换衣，勤剪指(趾)甲，保持服装整洁。

(3) 工作人员应保持仪表整洁，注意个人卫生。饭前便后和护理儿童前应用肥皂及流动水洗手，上班时不戴戒指，不在园内吸烟。

3. 预防性消毒

(1) 卫生保健人员定期接受有关消毒隔离技术知识的培训，负责检查指导托幼机构内的消毒隔离工作。

(2) 活动室、卧室应经常开窗通风，在寒冷、炎热季节应每日至少开窗通风2次，每次10～15分钟。在不适宜开窗通风时，每日应采取其他方法对室内空气消毒2次。

(3) 儿童餐具每餐使用后应在食堂集中清洗消毒。餐桌每餐使用前消毒。水杯每日清洗消毒，用水杯喝豆浆、牛奶等易附着于杯壁的饮品后，应及时清洗消毒。反复使用的餐巾每次用后消毒。擦手毛巾每日消毒1次。

(4) 床围栏、门把手、水龙头等物体表面每天消毒1次。抹布每次使用后消毒。坐便器每次用后及时冲洗，接触皮肤部位消毒。

(5) 使用符合国家标准或规定的消毒器械和消毒剂。环境和物品的消毒与灭菌方法应符合要求。

7.1.6 传染病预防与管理制度

(1) 督促家长配合疾病预防控制机构按免疫程序和要求，完成免疫接种工作。

(2) 托幼机构发现传染病疫情或疑似病例后，按照《中华人民共和国传染病防治法》规定的程序报告。

(3) 托幼机构内发现疑似传染病时，应及时设立临时隔离室，对患儿采取有效的隔离控制措施。临时隔离室内环境、物品应便于实施随时性消毒与终末消毒，控制传染病在园(所)内爆发和续发。

(4) 配合当地疾病预防控制机构对被传染病病原体污染物品(或可疑污物)和环境实施随时性消毒与终末消毒。

(5) 对发生传染病班级，按要求进行医学观察，医学观察期间该班不能有任何人员流动，不办理入托和转园手续。

(6) 发生传染病期间加强晨检和全日观察，并采取必要的预防措施，保护易感儿童，同时提醒家长在传染病流行期间不要带儿童到公共场所。

(7) 患传染病的儿童痊愈后凭医疗卫生机构证明方可返回托幼机构。来自疫区或有传染病接触史的儿童，检疫期过后方可入园(所)。

7.1.7 常见疾病预防与管理制度

(1) 通过健康教育普及卫生知识，培养儿童良好的卫生行为习惯。提供营养均衡膳食，加强体格锻炼，增强儿童体质，提高儿童对疾病的抵抗能力。

(2) 对营养不良、贫血等体弱儿童以及肥胖儿童进行专案管理，督促家长及时带患病儿童进行诊治。

(3) 定期开展儿童眼、耳、口腔保健，发现屈光不正、听力障碍、龋齿等问题进行登记，并督促家长及时带患病儿童矫治。

(4) 对患先心病、哮喘、癫痫等疾病的儿童进行登记，加强日常健康观察和保育护理工作。

(5) 开展儿童心理卫生保健工作，对有心理行为问题的儿童可辅助专业人员矫治。

7.1.8 儿童伤害事故的预防制度

(1) 托幼机构的各项活动应以儿童安全为前提，建立卫生安全及检查制度，落实预防儿童意外伤害的各项措施。

(2) 托幼机构的房屋、场地、家具、玩具、教具、生活设施等应符合国家相关安全标准和规定。

(3) 托幼机构应建立重大自然灾害、食物中毒、火灾、暴力等突发事件的应急预案，如发生重大伤害时应采取有效控制措施，并及时向上级有关部门报告。托幼机构应加强对保教人员、儿童及家长的安全教育和安全训练，普及安全知识。

(4) 托幼机构应加强对工作人员、儿童及家长的安全教育和突发事件应急处理能力的培训，普及安全知识。

(5) 保教人员应接受儿童伤害事故相关知识的培训，做好儿童安全工作，消除安全隐患，预防儿童软组织损伤、骨折、烧(烫)伤、中毒等伤害事故的发生。

7.1.9 健康教育制度

(1) 卫生保健人员应根据不同季节、疾病流行等情况制订全年健康教育工作计划，并组织实施。

(2) 健康教育的内容包括膳食营养、心理卫生、疾病预防、儿童安全以及良好行为习惯的培养等。健康教育的形式包括举办健康教育课堂、发放健康教育资料、开办宣传专栏、咨询指导、家长开放日等。

(3) 园内设有固定的健康教育专栏，1～2个月更换一次。每季度对保教人员开展一次健康教育讲座，每半年举办一次家长讲座。每班配有健康教育图书，并组织儿童开展健康教育活动。

(4) 做好健康教育记录，定期评估相关知识知晓率、良好生活卫生习惯养成、儿童健康状况等方面的健康教育效果。

7.1.10　卫生保健资料管理制度

(1) 托幼机构对卫生保健人员应对卫生保健工作进行常规记录，并建立健康档案。

(2) 儿童卫生保健工作记录包括出勤、膳食管理、晨检及全日健康观察、卫生消毒、常见病、传染病、伤害事故和健康教育等内容。

(3) 健康档案应包括工作人员健康检查证明、儿童入园(所)健康检查表、儿童保健手册、儿童转园(所)健康证明、疾病登记管理记录等。

(4) 工作记录和健康档案应真实、完整，字迹清晰。资料应及时归档，至少保存3年。

(5) 每年对儿童体格发育、膳食营养、常见病、传染病、伤害事故等进行统计分析，掌握儿童健康状况。每项建议实施完毕，实施部门应根据结果写出总结报告，实事求是地说明产生的经济效益或者其他积极效果，呈报上级主管部门。

7.2　托幼机构一日生活流程

关心和关注每个孩子的健康成长，是托幼机构的首要责任，托幼机构应始终以促进幼儿健康成长为工作目标。在托幼机构卫生保健工作方面，教师、保育员人人有责。首先，应根据幼儿的年龄特点，安排幼儿一日生活，做到既有限定又有弹性，保证幼儿身心在原有水平上都能得到发展；其次，培养教师在一日生活各环节中，形成良好的卫生保健常规。本节将以幼儿园为例，从一日生活的各个环节入手，详细阐释各环节的卫生保健工作要求和内容。

7.2.1　晨检环节

幼儿在幼儿园的一日生活以“晨检”这一独特的方式拉开序幕。“一日之计在于晨”，早晨意味着一天生活的开始，良好的开始对幼儿一天的生活有很大影响。在晨检过程中，保健老师应发挥帮助者、指导者和促进者的作用。

1. 晨检的意义

晨检就是对幼儿的身体健康进行检查，对幼儿能否参加该日活动进行检查，不仅为幼儿自身的健康提供保障，同时也为其他幼儿的健康做出保证。例如，在“手足口病”高发时期，晨检就是幼儿园每日最重要的事情，严格执行晨检能使幼儿的发病率得到有效控制。

常规的晨检是幼儿园预防疾病、消除安全隐患的重要手段，是幼儿防病防患的保护伞。晨检作为日常生活中常见的健康教育工作之一，在保护幼儿生命和促进幼儿健康中，具有不可代替的作用。在幼儿园的一日工作中，晨检是必须进行的一项严肃的保健工作。

幼儿园是孩子们的乐园，孩子们在幼儿园里开心地游戏和成长。幼儿园最重要的任务是保证他们的安全，晨检可以保证幼儿园里没有陌生人进入和停留，可以防止危险品被带入幼儿园。

2. 晨检要求

(1) 保教人员要比幼儿早入园，做好晨检的准备工作，晨检器具盘内放体温计、酒精、听诊器、压舌板、酒精棉球、记事本、笔等。

(2) 保健人员衣着大方整洁，态度和蔼、笑容可掬地迎接幼儿入园。

(3) 有条件的幼儿园可设立专门的晨检室，一般设在大门口。

(4) 遇到保健人员出差、请假等情况，应有替班老师负责晨检。

(5) 无论是保健人员、教师还是保育员，都应该以热情的态度，微笑对待每一位小朋友，让幼儿感受到老师的爱，快乐开始每一天。

3. 晨检内容

一摸：摸幼儿的额头、手心，了解有无发热现象，可疑者要测量体温。

二看：看幼儿的面色、皮肤、嘴唇和精神状态，看幼儿的咽喉、腮部有无异常，看身上有无出疹等。

三问：向家长了解昨晚幼儿在家的情况，有无不舒服、患病等异常情况。

四查：根据传染病流行季节，检查相应发病部位，查找有无传染病的早期表现及皮肤有无皮疹等症状；检查幼儿手指甲和双手是否卫生、衣着是否整洁；检查幼儿有否带危险品入园，如玻璃片、小刀、扣子、豆子等，发现后要及时处理；检查幼儿痊愈后可返园的有关资料。

4. 晨检中特殊情况的处理与记录

(1) 晨检后，保健医需将健康观察中发现的异常情况登记下来，并与当班教师一起关注当日幼儿情况。如有异常情况，保健医应做出临床诊断，决定幼儿是入园还是去医院诊治。

(2) 遇有可疑发热幼儿应安抚并测量体温，了解幼儿发热的原因、有无到医院就诊及有无医院证明。一般情况下，幼儿发热，要说服家长带幼儿到医院就诊和带回家中好好休息。

(3) 对带药来的家长，向其索要病历，问清楚是什么地方配的药，并检查药名、标签是否清楚，药物是否过期，及时做好“三核对工作”，即核对姓名，核对药名药剂，核对用药时间和方法，请家长填写“用药记录表”并签字。

(4) 幼儿携带的危险物品，如小珠子、玻璃片、带尖的玩具等，以及幼儿不宜食用的食品，如瓜子、口香糖、果冻等，应交由家长带回，或者暂时由老师保管，离园时由家长带回。如幼儿带有贵重物品，一定在两人见证情况下退给家长。

(5) 对班级全日观察幼儿和保健室全日观察幼儿，应给予妥善安置。

7.2.2 进餐环节

1. 对幼儿的要求

(1) 愉快、安静地进餐，逐步掌握独立进餐的技能。

(2) 进餐时不大声讲话，不随便说笑打闹。

(3) 正确使用餐具，一手拿勺子，一手扶住碗，喝汤时两手端着碗。

(4) 干点与稀饭应搭配着吃，不吃汤泡饭。

(5) 逐渐养成文明进餐的行为和习惯，具体包括：进餐时要细嚼慢咽，不慌不忙，不咂嘴；不挑食，不用手抓食物，不剩饭菜，不弄脏桌面、地面和衣服，不东张西望；残渣放在指定的地方，不要将自己不吃的饭菜挑在别人碗里；咽下最后一口饭再站起来，轻放椅子，离开饭桌，送回餐具；饭后漱口、擦嘴、洗手。

2. 对保教人员的要求

(1) 进餐前半小时安排幼儿安静地活动。

(2) 进餐前15分钟提醒幼儿收拾玩具，放好椅子，洗干净手，准备进餐。

(3) 保育员进行桌面消毒，指导值日生擦净餐桌、准备餐具。

(4) 组织洗干净手的幼儿进餐。向幼儿介绍饭菜的营养成分，创造愉快、安静的进餐气氛，不处理幼儿的问题，不引起幼儿哭泣，使幼儿情绪稳定，积极进餐。

(5) 幼儿进餐时，保教人员要精力集中，注意观察，精心照顾幼儿，轻声地、和蔼地指导和帮助幼儿掌握进餐技能，培养文明行为和习惯，引导幼儿独立吃完自己的饭菜。进餐时不拖地、不扫地。

(6) 及时送回碗筷，收拾餐桌，清扫地面，清洗并消毒擦嘴毛巾和漱口杯。

(7) 午餐后组织幼儿进行10～15分钟的自由散步。

3. 不同年龄阶段教师的进餐组织策略

1) 托儿所、小班幼儿进餐组织策略

(1) 进餐前。教师做好餐前准备，洗干净双手，营造宽松、温馨的进餐氛围，安抚幼儿情绪，为愉快进餐做好心理准备；餐前15分钟做好桌面消毒工作；帮助幼儿有序做好餐前如厕、洗手活动；指导幼儿参与摆放餐具的活动；用形象有趣的语言，向幼儿介绍饭菜营养，激发幼儿进餐欲望；注意夏季散热、冬季保温，保证幼儿食物温度适中；取来的饭菜放在餐桌安全处，避免发生烫伤。

(2) 进餐中。盛饭菜时动作要轻，根据幼儿的进食量盛饭，少盛勤添；帮助幼儿尝试自己取饭，提醒幼儿端平、慢走、轻拿轻放；鼓励幼儿吃各种食物，在教师的帮助下吃完属于自己的那份饭菜；指导幼儿学习使用小勺进餐，提醒幼儿喝汤时两手端平饭碗，避免洒汤；引导幼儿搭配食用面食和菜、干点与稀饭；关注个别不会咀嚼、吞咽有困难的幼儿，及时给予指导和帮助；帮助、指导幼儿学习吃带皮食物的方法；以亲切的口吻帮助吃饭慢、胃口不好、身体不适的幼儿吃饱、吃好；纠正个别幼儿吃汤泡饭的习惯；引导幼儿懂得不把饭菜放在别人碗里；关注生病、有食物过敏史的幼儿的进餐，适当调整食物搭配。

(3) 进餐后。帮助、指导幼儿学习并掌握饭后擦嘴、洗手、漱口的正确方法；指导幼儿将餐具分类放在固定的容器里；组织幼儿餐后进行安全的区域活动；等待幼儿进餐结束后进行湿性扫除；有计划地组织幼儿餐后散步、户外观察等安静活动；新生入园初期，要详细向家长反馈幼儿进餐情况，并提出有针对性的意见和建议。

2) 中、大班幼儿进餐组织策略

(1) 进餐前。教师做好餐前准备，洗干净双手；引导幼儿保持愉悦心情；餐前15分钟，教师带领值日生做好桌面清洁、消毒工作；指导幼儿自主有序地如厕和洗手；指导值日生分发餐具，做到摆放整齐、轻拿轻放；鼓励幼儿用喜欢的方式向同伴介绍饭菜营养，激发幼儿进餐欲望；注意夏季散热、冬季保温，保证食物温度适中；取来的饭菜要放在餐桌安全处，避免发生烫伤。

(2) 进餐中。盛饭菜动作要轻，根据幼儿的进食量盛适量饭菜；提醒幼儿有序端取饭菜，安静进餐，对挑食、偏食以及暴饮暴食的个别幼儿给予指导和帮助；鼓励幼儿身体不适时主动告诉教师，教师根据实际情况及时调整幼儿进餐量；指导幼儿学习吃鱼的正确方法；指导幼儿正确使用筷子；引导幼儿养成细嚼慢咽、吃饭时安静、不剩饭、不暴饮暴食等良好的进餐习惯；与家长协调一致，帮助肥胖幼儿适当控制进食量，调整食物结构。

(3) 进餐后。鼓励幼儿主动整理餐具，收拾食物残渣；提醒幼儿餐后自主选择安静的区域活动；引导幼儿饭后有序地进行擦嘴、洗手、漱口；指导值日生做好桌面、地面的卫生清理工作；组织幼儿餐后散步、户外观察和自由活动。

7.2.3 午睡环节

1. 对幼儿的要求

(1) 午餐后散步、如厕，保持情绪安静，不高声讲话或嬉笑喧闹，脚步放轻，进入寝室。

(2) 中、大班幼儿自己摆好枕头，拉开被(毯)子，按顺序脱去外衣裤，即先解开上衣扣子，再解开鞋带(小班幼儿由老师帮助)，脱鞋、脱袜子、脱裤子，最后脱上衣，并折叠整齐放在固定地方，将鞋放在床下。

(3) 不带小玩具上床，迅速盖好被(毯)子，不东张西望，闭上眼睛，安静入睡。

(4) 早醒幼儿可安静活动，要求不出声响，不影响别人。

2. 对保教人员的要求

(1) 幼儿就寝前半小时，开窗通气。在冬季，幼儿入室就寝时应关闭窗户。

(2) 小班幼儿由老师帮忙放好枕头、拉开被(毯)子、折叠衣服。

(3) 在夏季，老师应为幼儿洗脚，之后再上床午睡。

(4) 午饭后，组织幼儿安静地散步及如厕，努力避免新异刺激导致兴奋，影响入睡，禁止高声谈笑、喧闹，创造安静气氛。

(5) 及时、细致地为每一位幼儿盖好被(毯)子，纠正不良睡姿，培养幼儿右侧卧或仰卧、不蒙头睡觉的好习惯。夏天酷热时，用柔软毛巾为幼儿轻轻擦去汗水。老师应不间断巡视，如发现幼儿神色异常，应及时报告与处理。

(6) 值班人员利用幼儿睡眠时间，检查幼儿服装及鞋袜，处理脱落纽扣及破洞，做好值班记录，不能以任何借口离开寝室做私活、看书、睡觉等。

(7) 随时注意保持室内空气新鲜，天暖无风时可打开窗户、拉上窗帘，避免对流风吹在幼儿身上。

(8) 午睡后，指导与帮助幼儿起床、穿衣、整理床铺等。

7.2.4 盥洗环节

“习惯养得好，终身受其益。”要实现幼儿园盥洗环节的趣味性，让幼儿从小养成良好的生活习惯，教师必须首先明确幼儿园盥洗环节的内容，以及各个环节中幼儿应达到的目标，这样才能在盥洗活动中给予有效的帮助和指导。

幼儿在园的盥洗活动主要包括洗手、漱口、洗脸、梳头4个环节，各环节所占的时间各不相同。其中，洗手是最频繁的一项活动，如幼儿饭前饭后、便前便后、活动前后等都需要把手清洗干净；漱口在幼儿餐后进行，一般每天4次左右；洗脸和梳头一般在幼儿每天午睡起床后进行。

1. 对幼儿的要求

(1) 盥洗时不要拥挤。

(2) 学习掌握洗手、洗脸的顺序和方法。

(3) 自觉遵守盥洗规则、方法，动作迅速、认真，不玩水，不浸湿衣服和地板。

(4) 小班幼儿由教师提供帮助，逐步学会洗手、洗脸，中、大班幼儿应独立洗手、洗脸，大班幼儿应能迅速、正确地洗干净手、脸。

2. 对保教人员的要求

(1) 做好盥洗前的准备工作，准备好毛巾、肥皂、护肤霜。

(2) 引导幼儿分批盥洗。

(3) 教幼儿或提醒幼儿洗手、洗脸、擦护肤霜、梳头的顺序和方法。

(4) 提醒幼儿遵守盥洗规则，认真洗净手、脸。

(5) 逐一检查，确定每个幼儿洗净手、脸，擦好护肤霜，放下衣袖，梳好头，带幼儿离开盥洗室。

7.2.5 如厕环节

如厕是幼儿园一日生活中最重要的环节，能反映幼儿基本的生活自理能力和卫生习惯。《幼儿园教育指导纲要》中指出教师和家长要“培养幼儿良好的饮食、睡眠、盥洗、排泄等生活习惯和生活自理能力”。早期对幼儿进行如厕能力的培养，有益于增进幼儿的生活自理能力，对幼儿的智力、情感、独立性、克服困难的能力等方面的发展都有重要作用。从小培养幼儿的如厕能力，不仅是社会发展的需要，也是儿童自身发展的需要。由于生活教育具有不确定性、广泛性、低制约性等特点，在一日生活中，如厕是次数较多的生活环节之一。因此，幼教人员要善于抓住时机，注重随机教育，对幼儿进行观察和了解，用恰当的方法帮助幼儿养成良好的如厕习惯。

1. 注重良好环境的创设，让环境发挥隐性的教育功能

良好的环境既可以帮助幼儿理解养成良好如厕习惯的重要性，促使幼儿积极、主动、愉悦地参与到活动中，又可以起到隐性的教育作用，提醒幼儿如厕前、如厕时、如厕后应该怎样做。

1) 主题墙环境

主题墙的内容主要围绕身体健康和卫生保健两方面进行创设，通过相应的内容让幼儿了解合理饮食、按时锻炼、正常起居对排便的影响，鼓励幼儿不憋大小便，讲究便后卫生。例如，中班创设“我健康，我快乐”的主题墙，通过“好习惯培养——你会这样做吗”“健康食品”“非健康食品”“多运动，身体好”4个小主题，引导幼儿学会分辨健康的食物和有益的运动，帮助幼儿树立健康意识。

2) 盥洗室环境

盥洗室是幼儿如厕的直接场所，各班教师也布置了相应的图标、图示，让环境起到隐性的教育作用。例如，小班粘贴“别露出小肚皮”的温馨提示，提醒幼儿如厕后及时提上裤子；在便池上方粘贴不同的标志，提示幼儿按性别如厕，如粘贴男孩(小绅士)、女孩(小公主)标志，要求幼儿按相应的标准要求自己。

同时，各班均将洗手的方法、提衣裤的方法照成照片粘贴在盥洗室墙上，提醒幼儿整理好衣裤并按规定清洗双手。为使幼儿节约用水，教师可以自创洗手歌，用儿歌做出隐性提示。在节约用纸方面，教师也可将用纸量和折纸的方法拍成照片。

2. 开展如厕健康教育，让健康知识深入幼儿内心

幼儿了解一些基本的卫生保健知识是如厕课题更好开展的前提，为此，各班可围绕如厕主题开展形式多样的健康教育。例如，小班的“学习自己如厕”课程，引导幼儿学习自己如厕，尽可能不尿湿裤子，并能在厕所人多时做到不争抢；大班的“有趣的坐便器”课程，通过认识坐便器的外部结构特征、坐便器的发展和演变过程，让幼儿懂得爱惜物品、节约用水的道理。

教师不但要注重教学内容的丰富多彩，还应在教学形式上有所创新。例如，让幼儿学习童谣《六步洗手法》，使幼儿在自然愉快的气氛中，学会洗手心、手背、手指尖和手指缝的方法；还可利用一些教幼儿正确洗手的图片，给幼儿讲解正确洗手的方法及洗手时玩水的危害，活动后将图片粘贴在洗手池边上，让幼儿随时随地清楚看到正确洗手的全过程，从而将枯燥的洗手环节成为幼儿快乐学习的时光。

幼儿如厕时总喜欢奔跑，教师除了及时拖干净地面，也可把如厕安全设计成一个有趣的游戏活动。比如，通过游戏“猜猜小动物怎么走路”激发幼儿的兴趣，鼓励他们模仿小猫轻轻走路、模仿小乌龟慢慢走路等，培养幼儿安静如厕的习惯。

幼儿都喜欢听故事和儿歌，教师可抓住幼儿的这一兴趣创作一些短小的故事和儿歌，

利用提问、讨论、行为练习及角色扮演等形式，让幼儿意识到自己有能力独立如厕，为自己的行为感到高兴，同时教师要充分发挥幼儿的主动性，请幼儿设计如厕安全标识，以提高幼儿的想象力以及如厕的积极性。

3. 抓好随机教育，在一日生活中培养幼儿的如厕习惯

不同年龄段的幼儿在如厕常规习惯方面存在一定的差异，幼儿园教师应针对不同的问题，采取相应的方法和措施，具体如下所述。

1) 刚入园幼儿不愿意主动在园如厕

如厕是小班幼儿的一大难题，对于刚入园的幼儿来讲，由于幼儿园与家庭厕所的环境及如厕方式之间存在差异，幼儿对如厕存在不同程度的恐惧感，大多不喜欢在幼儿园上厕所。针对这一问题，幼儿园可开展问卷调查，仔细了解幼儿的生活习惯，细心观察每一位幼儿的如厕情况，耐心帮助幼儿建立如厕排便的习惯。对于尿裤子及尿床的幼儿则注意保护其自尊心，同时为幼儿营造良好的如厕环境，利用标记语言进行暗示，使幼儿消除恐惧，在幼儿园主动如厕。

2) 幼儿如厕拥挤，相互碰撞

小班幼儿年龄小，规则意识差，往往不会考虑其他幼儿的感受，比较以自我为中心，不懂得谦让，在如厕后、洗手时经常挤在一起。针对这一问题，幼儿园应做好引导工作，比如可在洗手池旁贴上“小脚印”，让幼儿明白要踩“小脚印”上才能如厕和洗手，否则要在旁边等一会儿。

3) 幼儿便后不能用正确方法主动洗手

幼儿便后经常会忘记洗手，有的幼儿虽然洗手了，但是方法不正确。为了使幼儿养成正确洗手如厕的生活常规，提高其积极性，教师可以运用讲故事、念儿歌的形式对幼儿进行卫生教育。

4) 幼儿不能便后独立整理衣裤

幼儿在家中，许多事情由家长一手包办，这导致幼儿生活自理能力较弱。针对幼儿便后不能独立整理衣裤的问题，教师要耐心教给幼儿正确的整理方法，提醒和帮助幼儿将衣裤整理好，平时加强练习，并与幼儿家长沟通，请家长为幼儿提供方便穿脱的衣裤，平时尽量给幼儿创造锻炼机会，逐步提高幼儿自我服务的能力。

当幼儿取得点滴进步时，教师应及时给予表扬，肯定幼儿的行为，增强幼儿自我服务的信心。

5) 便后幼儿不能用正确的方法擦拭，不能掌握正确的用纸量

教会幼儿从前向后的擦拭方法，鼓励幼儿尝试，并做好检查，确保幼儿的个人卫生。

正确、合理地使用便纸，是幼儿在幼儿园应该学会的主要生活技能之一。大部分幼儿不会使用便纸擦屁股，浪费便纸，脱裤子时容易把便纸掉落在地上。针对上述问题，可从以下几方面入手。

(1) 便纸摆放的位置、高低、远近要便于幼儿拿取。

(2) 将用纸量的照片贴在厕所墙壁上，便于幼儿参照对比。

(3) 制作测量纸图片贴在纸篓旁边。

虽然如厕中使用便纸只是一件小事，但只要能从细微处入手循循善诱，就能使幼儿懂得节约用纸。除此之外，教师还要提醒幼儿注意分男女如厕、便后主动冲水、如厕先敲门、节约用水等，让幼儿养成良好的如厕习惯。

4. 重视幼儿心理健康教育，培养幼儿良好的如厕心理

1) 对幼儿进行性别教育，尊重他人隐私

有的幼儿喜欢窥视异性的如厕方式，尤其以小班幼儿居多。针对这一问题，幼儿园应展开幼儿性别教育，使幼儿了解男孩儿和女孩儿不同的如厕方式，打消幼儿对异性如厕的神秘感。同时，还要教育幼儿按男女分别如厕，尊重他人隐私权。

2) 教育幼儿不歧视大小便失禁的幼儿

幼儿在园里和家中常有尿裤子和拉裤子的现象，如因此遭到嘲笑和训斥，就会使孩子变得自卑。出现这种情况时，教师首先应及时帮助幼儿更换衣裤，及时安抚幼儿，尊重幼儿的自尊，尤其不要当着其他幼儿的面更换衣服。同时和家长达成一致，请家长遇到此类情况时也不要在众人面前训斥孩子。如此类情况经常发生，教师应及时和家长沟通，请家长带孩子进行治疗。

5. 家园共育，培养幼儿良好的如厕行为习惯

家庭是孩子的第一所学校，家长是孩子的第一任老师，是孩子最熟悉、最亲密的人，所以家庭教育的作用是不可忽视的。有了家长的配合，教育才能取得事半功倍的效果。幼儿园要与家庭密切配合，针对幼儿如厕问题及时沟通，实现幼儿园与家庭同步教育，具体包括以下几个方面。

(1) 及时肯定幼儿的进步，对幼儿如厕方面提出要求，通过各种形式告知家长，请家长配合，并根据幼儿的具体情况分析原因，商量对策。

(2) 家园同步教育是教育取得成功的关键之一，家长在家里要让幼儿养成独立如厕的行为习惯，对幼儿提出幼儿园相应的要求，让他们学习正确如厕的方法，保证幼儿在园、在家生活规律的一致性，逐渐培养生活自理能力，具备独立如厕能力。

(3) 通过多种形式，如家长会、家园宣传栏、班级QQ群、家园联系栏、美园话题、家长约谈等，向家长宣传培养幼儿文明如厕行为习惯的重要性、方法及相关知识。

(4) 邀请保健老师为家长开设相关知识讲座，及时有效地让家长了解一些培养幼儿文明如厕的措施与方法，配合家长，使幼儿在家也能养成良好的如厕习惯。

习惯的养成是一项长期工作，教师及家长都不能忽视对幼儿的如厕教育，要树立生活即教育的大教育观，抓住幼儿如厕环节，利用多种教育方法，促使幼儿学会独立大小便，养成良好的个人卫生习惯，真正全面、健康地成长。幼儿园还应在相关经验的基础上探索研究新的教育方法，让好习惯陪伴幼儿一生。

7.2.6 教育教学活动

1. 做好开展教育活动的准备工作

确保室内空气新鲜、室外无干扰；注意经常交换幼儿座位，保护视力；活动前提醒幼

儿收拾玩具、如厕，做好身心准备；纠正幼儿的坐、立、行姿势和握笔姿势，保护幼儿的视力和嗓子；教具和学习材料应于前一天准备好。

2. 保证教育教学质量

(1) 教师要根据各年龄幼儿的特点安排活动时间和内容，制定合理的教育计划、教育内容、教育目的，并采用科学的教育方法。

(2) 集中教学活动应安排在幼儿精力最充沛、注意力最集中的时候。小班每天一次，每次10～15分钟；中班每天一到两次，每次20～25分钟；大班每天一到两次，每次30～35分钟，大班末期可以延长5分钟。教师要注意掌握时间，尽可能准时开始、按时结束。

7.2.7　游戏及户外活动

(1) 开展户外活动时，要为幼儿创设良好的环境，提供必要的场地、玩具、材料，保证游戏与活动的顺利开展。

(2) 保证幼儿每天有2小时的户外活动时间。在户外活动中，体育活动不得少于1小时，户外游戏与户外活动可以适当结合角色游戏、表演游戏，开展时间也在1小时左右。

7.2.8　离园环节

1. 对幼儿的要求

幼儿愉快地离园回家，带好回家用品，有礼貌地同老师、小朋友告别。

2. 对保教人员的要求

(1) 离园前，教师与幼儿进行简短谈话，与幼儿一起回顾一天的生活，表扬好人好事，进行安全教育和礼貌教育，提醒幼儿回家的注意事项。

(2) 离园前，教师检查幼儿仪表是否整洁，提醒幼儿带好回家物品。

(3) 家长接幼儿离园时，教师可与家长进行沟通，向家长介绍幼儿在园情况。对未被家长及时接走的幼儿，应组织适当的活动，等待家长来接。

(4) 离园时，防止幼儿走失或被不认识的人带走。

(5) 离园后，教师要做好活动室的清洁卫生，关好门窗。

7.3　托幼机构的环境卫生

7.3.1　消毒

1. 托幼机构的日常消毒工作

托幼机构内应环境整洁，有绿化防尘设施，有一定面积的绿化场地和室外活动场所，应做到无积水、无垃圾、无蚊蝇孳生地、无鼠害。

活动室、教室和寝室应有纱窗和纱门，防止苍蝇、蚊子等有害生物侵入和隐匿。幼儿被褥应单独叠放，不得混杂堆叠在一起。室内经常保持空气流通，定期消毒，尤其是传染病流行期间，每日消毒一次。托幼机构各环节消毒要求如下所述。

1) 手的消毒

教会孩子“七步洗手法”，如图7-1所示。

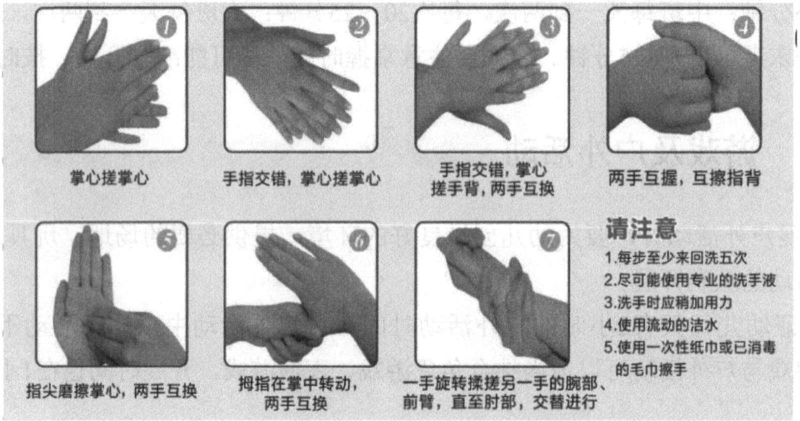

图7-1　七步洗手法

(1) 掌心相对，手指并拢，相互揉搓。

(2) 手心对手背沿指缝相互揉搓，交换进行。

(3) 掌心相对，双手交叉指缝，相互揉搓。

(4) 弯曲手指，使关节在另一手掌心旋转揉搓，交换进行。

(5) 指尖与掌心摩擦，两手交替进行。

(6) 拇指在掌心旋转揉搓，交换进行。

(7) 将五个手指尖并拢放在另一手掌心旋转揉搓，交换进行。

需注意，肥皂搓手时间应长于1分钟，瓶装洗手液、肥皂应定期更换。

2) 个人生活用品

牙刷定期更换(每3个月要换一次)；护肤品、牙膏防止交叉污染；梳子定期清洗，随时保洁；被褥个人专用，定期换洗。

3) 清洁用具、拖布、抹布等

清洁用具应专用、专放并有明显标记；抹布、笤帚等用后及时清洗干净，晾晒干燥后存放；拖布应清洗、晾晒后存放，消毒时将拖布全部浸没在消毒液中，用清水将残留的消毒剂冲净后控干或晾干存放，注意不要悬挂在水龙头上方。

4) 图书玩具

图书、玩具每日通风晾晒一次。适用范围：不能湿式擦拭、清洗的物品。

5) 餐饮器具

煮沸消毒：100℃，时间长于15分钟；蒸汽：100℃，时间长于20分钟。

红外消毒碗柜：125℃，时间长于15分钟(消毒后温度降至40℃以下再开箱)。

化学消毒剂浸泡：含氯消毒剂250mg/L，浸泡20～30分钟。

消毒处理后的餐具要求：清洁、干爽、无油腻、无污物，不得检出大肠菌群、致病菌。

6) 室内空气

(1) 定时开窗通风换气。每半天开窗通风一次，每次10～15分钟。在外界温度适宜、空气质量较好、能保证安全性的条件下，可持续开窗通风。

(2) 紫外线照射。室内无人情况下，每次照射时间长于30分钟，有病例的班级每天必须进行紫外线消毒。紫外线照射消毒适用范围：不具备开窗通风、空气消毒条件，发生传染病时按照每立方米需要1.5瓦计算紫外线杀菌灯管的距离，禁止用紫外线杀菌灯照射人。考虑到紫外线兼有表面消毒和空气消毒的双重作用，可将移动式紫外线灯车安装在桌面上1米处。每周对紫外线灯进行擦拭，有条件的可每半年对紫外线灯强度进行检测，确保紫外线灯的正常使用。

7) 物体表面

桌、椅、车、围栏、热食台、玩具、家具表面、楼梯扶手等，用符合《托儿所幼儿园卫生保健工作规范》的消毒剂100～250mg/L，擦拭或浸泡消毒10～30分钟。每天至少清洁、消毒一次。有病例的班级，应提高消毒浓度、延长作用时间和增加频次。

8) 衣服、被褥、毛巾类织物

阳光下暴晒6小时以上，煮沸消毒20分钟以上，或蒸气消毒15分钟以上。

9) 房屋地面(厕所)

使用符合《托儿所幼儿园卫生保健工作规范》的消毒剂400～700mg/L，表面擦拭消毒10～30分钟，每天至少消毒一次。有病例的班级，应提高消毒浓度、延长作用时间和增加频次。

厕所应定时通风、定时打扫，地面用清洁拖布擦拭。如出现污染情况，应随时擦拭清洁，保持地面干燥，使用后及时清洗，确保清洁、无异味，小班的蹲坑应每天消毒。

消毒情况与检查记录表见表7-1。

表7-1　消毒情况与检查记录表

班级	消毒日期	物品名称	消毒方法	消毒时间	执行者	检查者
		教室、卧室	开窗通风			
		桌子、门把手、地板	消毒水抹擦			
		毛巾、杯	高温蒸汽消毒			
		图书、玩具	通风晾晒			
		被褥	太阳暴晒			
		教室、卧室	开窗通风			
		桌子、门把手、地板	消毒水抹擦			
		毛巾、杯	高温蒸汽消毒			
		图书、玩具	通风晾晒			
		被褥	太阳暴晒			

(续表)

班级	消毒日期	物品名称	消毒方法	消毒时间	执行者	检查者
		教室、卧室	开窗通风			
		桌子、门把手、地板	消毒水抹擦			
		毛巾、杯	高温蒸汽消毒			
		图书、玩具	通风晾晒			
		被褥	太阳暴晒			
		教室、卧室	开窗通风			
		桌子、门把手、地板	消毒水抹擦			
		毛巾、杯	高温蒸汽消毒			
		图书、玩具	通风晾晒			
		被褥	太阳暴晒			
		教室、卧室	开窗通风			
		桌子、门把手、地板	消毒水抹擦			
		毛巾、杯	高温蒸汽消毒			
		图书、玩具	通风晾晒			
		被褥	太阳暴晒			

2. 托幼机构发生传染病的消毒

1) 疫源地消毒

疫源地消毒即对现在存在或曾经存在传染源的地方进行消毒，其目的是杀灭由传染源排出的病原体。根据实施消毒时间的不同，疫源地消毒可分为终末消毒和随时性消毒。

(1) 终末消毒。当病人或带菌者已离开，在疫源地进行最后一次彻底消毒，即为终未消毒。例如，托幼机构发生传染病后，应对发病班级进行终末消毒。

(2) 随时性消毒。传染源尚在疫源地，对其排泄物和所污染的物品以及场所及时进行消毒，即为随时性消毒，目的是迅速杀灭从机体排出的病原体。例如，对菌痢病人的大便应进行随时性消毒。

2) 发生传染病的应对

(1) 发生传染病后要做好发病登记，撰写传染病报告并按照情况上报，报告流程如图7-2所示。

(2) 立即隔离传染病(或疑似)患者，在发病班级做好终末消毒。

(3) 对同班儿童及保育员进行医学观察，如发病班和其他班共用盥洗室(包括厕所)、卧室、餐厅，凡与传染病患者密切接触的儿童及保育员均应作为医学观察对象，在观察期间不并班、升班和接受新生。

(4) 医学观察期间，环境及各种物品应严格按要求进行消毒。

(5) 发生肠道传染病班级的餐具应与其他班级分开消毒和存放，并做好保洁工作，餐具先消毒后清洗再消毒。

(6) 一般传染病可用紫外线消毒或酚类、含氯消毒剂。

(7) 发生病毒性肝炎的班级应常用煮沸消毒，将患者用过的餐具、玩具及耐热物品浸没在水中，加盖煮沸20～30分钟，即可杀灭肝炎病毒。

(8) 对于结核病，每天开窗通风是简单有效的空气消毒方法，一般早晚各通风1小时；还可以用化学消毒液过氧乙酸对房间进行喷雾消毒，消毒后半小时内不允许有人员在屋内；禁止肺结核病患者随地吐痰，应将痰吐在纸上，连同擦拭口鼻分泌物的纸张一起烧掉，其使用的餐具应煮沸10～15分钟。

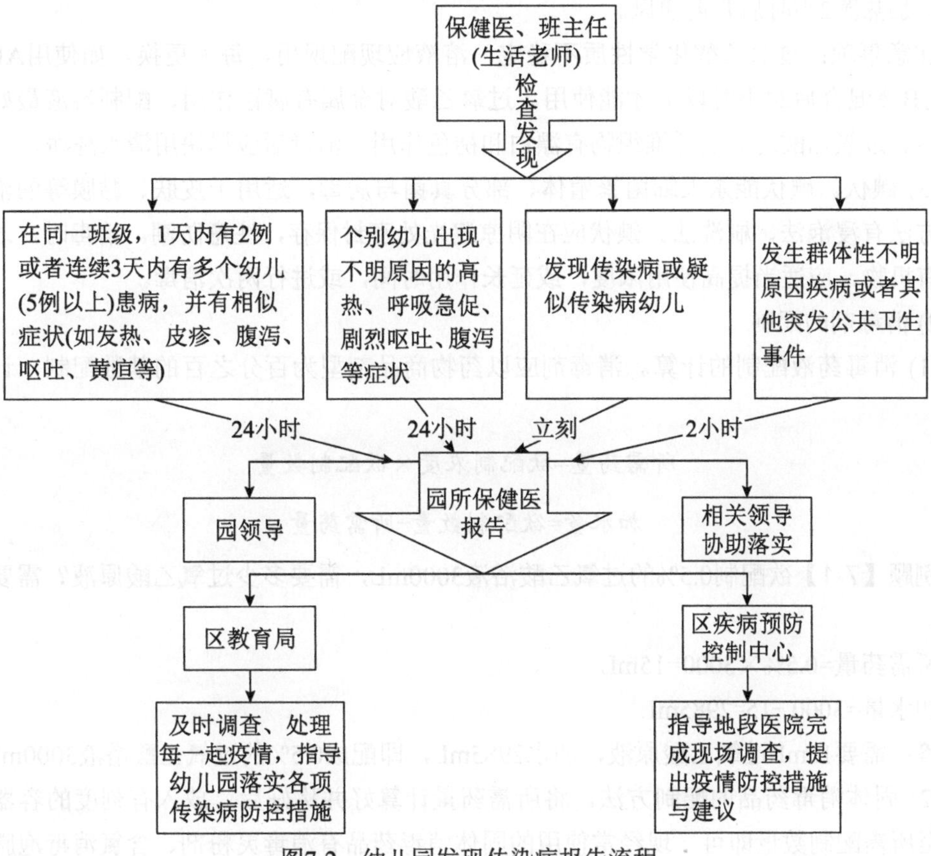

图7-2　幼儿园发现传染病报告流程

3. 托幼机构常用消毒药液的配制

1) 常用消毒剂介绍

(1) 含氯消毒剂。含氯消毒剂可以杀灭一切致病微生物，适用于环境、水、玩具、便器等的消毒，具体使用方法如下所述。

① 浸泡法。将待消毒物品完全浸没于含氯消毒液中。

② 抹擦法。对大件物品或其他不能用浸泡法消毒的物品，用浸有消毒液的湿布抹擦消毒。

③ 喷洒法。适用于墙面、地面及污染的物体表面的消毒。

④ 干粉消毒法。适用于对排泄物的消毒。

注意事项：粉剂及水剂均应在阴凉避光处密封保存，粉剂还应注意防潮。含氯消毒剂应在有效期内使用，使用溶液应现配现用，最长使用期不超过3天。溶液配制后应用测氯试纸检测药液浓度，当浓度低于规定使用浓度时应停止使用。因药液有腐蚀性，不宜用于金属器械、有色织物的消毒。消毒时若存在大量有机物，应适当提高使用浓度，或延长作用时间，或进行两次消毒。

(2) 过氧乙酸。过氧乙酸可以杀灭一切微生物，可用于体温表、压舌板、手、衣物、空气等的消毒。具体使用方法有浸泡法、抹擦法、喷雾法。此外，还可以用熏蒸法对室内空气和污染物体表面进行消毒，具体操作方法是将过氧乙酸水溶液倒入蒸发皿内，将门窗关闭，加热蒸2小时后开窗通风。

注意事项：过氧乙酸化学性质不稳定，溶液应现配现用，每天更换。如使用AB液，A液与B液混合后24小时以上才能使用。过氧乙酸对金属有腐蚀作用，配制溶液最好用塑料容器。过氧乙酸对天然纤维织物有漂白和褪色作用，消毒后应尽快用清水洗净。

(3) 碘伏。碘伏能杀灭细菌繁殖体、部分真菌与病毒，适用于皮肤、黏膜等的消毒。使用方法有浸泡法、刷洗法。碘伏应在阴凉避光处密封保存，注意防潮。消毒时，若存在大量有机物，应适当提高使用浓度，或延长作用时间，或进行两次消毒。

2) 消毒剂的配制

(1) 消毒药液配制的计算。消毒剂应以药物商品剂型为百分之百的基数配制，计算公式为

$$所需药量=欲配制浓度\times 欲配制数量$$

$$加水量=欲配制数量-所需药量$$

例题【7-1】欲配制0.5%的过氧乙酸浴液3000mL，需要多少过氧乙酸原液？需要加多少水？

所需药量=0.5%×3000=15mL

加水量=3000 −15=2985mL

答：需要15mL过氧乙酸原液，加水2985mL，即配成0.5%的过氧乙酸浴液3000mL。

(2) 固体消毒药品的配制方法。将所需药量计算好并称好后，放入有刻度的容器内，加水至所需配制数量即可。现经常使用的固体消毒药品有消毒灵粉剂、含氯消毒泡腾片、漂白粉等。

例题【7-2】欲配制3%的消毒灵溶液2000mL，需要多少消毒灵？需要加水多少？(消毒灵溶液按1g/mL计算)

所需药量=2000×3%=60mL

60×l=60g

加水量=2000−60=1940mL

答：需要60g消毒灵粉剂，加水1940mL，即可配成3%的消毒灵溶液2000mL。

例题【7-3】欲配制500mg/L有效氯消毒剂4000mL，需要含氯消毒泡腾片几片？需要加水多少？(含氯消毒泡腾片每片含有效氯500mg)

所需药量=500×4=2000mg

2000÷500=4(片)

答：需要4片含氯消毒泡腾片，加水至4000mL，即可配成500mg/L有效消毒剂4000mL。

(3) 消毒药液的配制方法。

① 准备消毒药物。在保健人员的指导下选用消毒药物，并计算出消毒药的所需用量。

② 准备配制消毒液所需的容器。配制消毒药液时，应使用有刻度的量杯及盛器、注射器等容器。如果限于条件，在急用时可临时用普通盛器代替量杯，各种盛器的容量为：一汤勺水约10mL；一个普通饭碗或一个普通玻璃杯约250mL；一个普通脸盆约5000mL，即5L或5kg水；一个普通提水桶约10000mL，即10L或10kg水。

③ 配制程序。在盛器内放入计算好的消毒药物和水，应先加水再加消毒药物，用玻璃棒搅拌药液，待药物彻底溶解于水后，将盛器加盖。

④ 配制消毒药液的注意事项。消毒药物必须有卫生行政部门批准的有效许可证，并在有效期内使用。

根据药物特性配制，配制后使用期限为：过氧乙酸当天配当天用；含氯制剂1～3天调换一次；碘伏每天调换并应注意观察消毒液的颜色，如颜色明显变浅应及时调换。

3) 使用消毒剂的安全要求

(1) 消毒剂应由专人妥善保管，放在阴凉避光的橱柜内并上锁。

(2) 配制好的消毒药液容器应加盖，放在幼儿碰不到的地方，不可以放在无标记的盛器内，也不可以随意放在幼儿活动场所内，以防幼儿误服或接触到药液。

(3) 在使用消毒药液的过程中，应注意保护皮肤，药液浓度较大时应戴手套，操作时幼儿不应在周围。

(4) 使用含氯消毒剂消毒幼儿的餐桌后，应用清洁的湿抹布擦去残留在桌面的药物。

7.3.2　幼儿园里的隔离

隔离即将传染病人或带菌者安排在特定的环境中，不与外界按触，使患者能得到及时的隔离治疗，以便于管理和消毒。隔离的目的是防止传染病向外扩散。

1. 隔离方式

1) 隔离室隔离

一些患传染病但症状轻微者，如水痘、腮腺炎患儿等，家中无人照顾而托幼机构设隔离室的，可在隔离室隔离。隔离室应符合以下消毒隔离要求。

(1) 隔离室不设在紧靠活动室或营养室的房间及其他幼儿易到达的场所。同一种病患儿可在同一间隔离室，但一室内不能同时隔离两个以上病种的患儿。

(2) 隔离室的一切物品、用具必须专用，并按要求消毒，使用后未经消毒的物品不可带到室外。

(3) 隔离室应有专人负责，做好患儿的观察护理及环境物品的消毒工作，并做好记录。

(4) 非隔离室工作人员不可进入隔离室，患儿离室后必须做好终末消毒。

2) 住院隔离

患法定传染病的患儿，应按病种要求送医院隔离治疗。

3) 家庭隔离

对某些患轻型传染病、病情不严重的患儿，如水痘、腮腺炎、手足口病患儿等，可采取在家庭内隔离的方式，由社区医务人员上门指导护理病儿和消毒的具体方法。应注意，患儿不可到邻居家串门，以免传染病扩散。

2. 幼儿园应具备的隔离条件

(1) 幼儿园应设有保健室及隔离观察室，应配备隔离衣、体温表、压舌板、手电筒、毛巾、肥皂、便器、清洁用具、消毒药械等物品。隔离观察室应有专人负责，做好观察护理及消毒工作，确保记录完整。

(2) 同一隔离室内不能同时隔离不同病种的患儿，当患儿离开隔离室后须进行终末消毒。当有隔离患儿时，进入隔离室的工作人员必须换上隔离衣，出室后必须脱下隔离衣，并做好手的清洁消毒。

(3) 隔离室内的污物和污水必须经严格消毒后方可处理。室内必须配有空气消毒设备，定期进行空气消毒。

3. 医学观察

接触过传染病的人称为接触者，对接触者应进行医学观察。医学观察期应从最后一例传染病人隔离起至该病最长潜伏期为止，如在医学观察期间出现新病例，则从最后一个病人隔离日起重新计算医学观察期。常见传染病的医学观察期及观察内容见表7-2。

表7-2　常见传染病的医学观察期及观察内容

病名	潜伏期	隔离期	临床表现	医学观察期
流行性感冒	1～7天	退热后2天	发热、头痛、乏力、流涕、鼻塞、咽痛和咳嗽等症状，还可能出现肠胃不适	大流行时，集体单位进行免疫，出现发热等症状者，早期隔离
水痘	10～21天	疱疹完全结痂，或不少于病后14天	发热、头痛，头部和躯干部出现水疱疹	21天
流行性腮腺炎	8～30天，平均18天	腮腺肿大完全消退，至少隔离10天	发热、头痛、颧骨弓或耳部疼痛，一侧或双侧腮腺肿大、疼痛、边缘不清，皮肤微热，有压痛	21天
手足口病	多为2～10天，平均3～5天	疹退或热退后7天	手、足、口腔等部位有疱疹	10天
麻疹	约10天	疹退或出疹后5天	发热、咳嗽、流涕，眼结膜充血，皮肤出现斑丘疹，口腔出现黏膜斑	21天
风疹	14～21天	出疹后5天	低热、皮疹，耳后淋巴结肿大	21天

7.3.3 幼儿园室内物品的保管

1. 物品管理的基本要求

物品管理是指对班级的玩具、教具、图书、餐具、家具、婴幼儿的被褥和衣物等的管理。托幼机构的相关老师要做好每件物品的登记入册，做好正常使用记录和保养维修，定期清点。

1) 做好登记入册

托幼机构中的所有物品都属于公共财物，每一件物品都应该分类登记造册，明确物品数量、采购期和使用人，以便定时清点管理。物品登记表示例见表7-3。

表7-3　物品登记表

序号	领用时间	物品名称	个数	园领导签字	领用人签字	备注

2) 定期核对实物与记录

托幼机构的物品繁多，对于班级内的公共设施、设备，如桌椅、橱柜、钢琴等都应该妥善管理，做到定期清点核对，如果出现不符应及时查找。此外，还要定期检查用品质量，如出现损坏，要做好损坏登记并及时上报、及时修理或更换，以保证各项工作的顺利进行。如有借出，应及时登记并索还，以免丢失。

在日常工作中，教师应该加强对教室内设备的爱护和保养，配合园所对这些设备进行常规维修；应细心观察教室内的墙面、地板、天花板、屋顶、门窗、供暖设备、上下水管道、家具(如桌椅)、电器(如电风扇、插座等)等设备的使用情况。如发现异常，要及时报修或更换，避免出现危险。

2. 物品管理制度

为了使托幼机构环境优美、干净，要培养幼儿良好的生活习惯，规范物品摆放，加强物品管理，具体的物品管理制度如下所述。

(1) 每班配一组班柜，由各班老师根据本班教学要求和幼儿身高、数量、年龄等，按照易识别、拿取方便、安排合理、摆放整齐、美观等原则摆放物品。

(2) 班柜设有带锁门一个，用于存放老师私人用品、幼儿贵重物品、老师领取的教学用品。

(3) 幼儿水杯、毛巾按本班幼儿数量领取或归还，放置在固定位置，做好标记，专人专用。

(4) 幼儿书包由各班老师安排固定位置存放，贴上标签做标记。老师(或家长)在幼儿书包上写上幼儿的姓名，以便幼儿和家长认领。

(5) 幼儿衣物由各班老师安排固定位置存放，贴上标签做标记，摆放时要求整齐、易拿取。幼儿拿取时要征得老师的同意，若家长或幼儿将衣物弄乱，老师要将其摆放好，让家长和幼儿感受到幼儿园干净整齐，爱惜老师的劳动成果。如幼儿的衣物相同，老师(或家长)可在衣物隐蔽处写上幼儿的姓名，以便于区别认领。

(6) 幼儿的书本等学习用品由各班老师安排固定位置存放，贴上标签做标记，并写上幼儿姓名，不要混淆(让家长写上幼儿姓名也可以)。

(7) 幼儿入园带来的贵重物品，如玩具、图书、零食等，老师一律收缴，放在固定位置保管，待其回家时归还，并交代家长和婴幼儿以后不能带以上物品入园。

(8) 玩具、教具、学习用品、幼儿日常生活用品等物品由各班老师安排固定位置存放，贴上标签做标记，以便于拿取和保管。

(9) 老师每天下班前对教室及班柜做好整理及清洁工作，确保教室其他位置不放置其他任何物品。

(10) 老师如需要教学用品和日常生活用品，可向幼儿园办公室书面提出。

(11) 幼儿离园时，需要登记归还非消耗品，遗失或损坏的物品按购买原价赔偿。老师应教育幼儿爱惜幼儿园物品。

(12) 消耗品必须以旧品替换新品，但纯消耗品(如直线纸、备课纸)不在此限。

(13) 老师领取用品时，需填写领用登记表，不可未经允许拿用幼儿园物品，借用须及时归还。

(14) 老师领用的物品根据需要放置保管，本着节约的原则领取、使用。

3. 玩具、教具和图书的管理

(1) 玩具应分类别摆放在固定位置，做好检查记录。

(2) 教具应分类编号，放在固定位置。分类柜应贴上编号和教具的名称，便于寻找和取放。

(3) 图书应分类登记，保持书架清洁、图书摆放整齐，便于幼儿自由取用。保育员应教会幼儿整理图书。

4. 幼儿个人物品管理

(1) 幼儿的床单、被褥应该做好标记，专人专用，床边写上幼儿的姓名或编号。

(2) 幼儿的外套应叠放整齐，存放在固定的衣橱中，便于取放。

(3) 幼儿的学具，如橡皮泥、水彩笔、书本等应做好个人标记，专人专用。

5. 危险物品管理

托幼机构中的危险物品是指有腐蚀性、有安全隐患、有毒的物品以及易燃易爆物品，常见的有消毒液、杀虫剂、灭火器、易碎物品以及用于装修的油漆和涂料。托幼机构对于危险品的保管需要做好以下几点。

1) 妥善保管危险物品

幼儿园老师要养成看说明书的习惯，对一些危险物品的使用和保管要严格按说明书操作，避免安全事故。例如，消毒液、清洁剂等物品，在托幼机构中的使用频率非常高，老师必须严格按说明书操作，否则容易给幼儿的身体造成伤害。

(1) 含氯消毒液的危害及保管要求。

危害：对人的皮肤、家具等腐蚀性大，有致癌、致畸、致基因突变的不良效应。

保管：应放置在保健室专用橱柜或者幼儿无法触及的储藏室橱柜中。

(2) 杀虫剂的危害及保管要求。

危害：当通风不良、使用过多、浓度过高时，会对人体造成损害，尤其对呼吸道可造成严重刺激，引起过敏性咳嗽及哮喘，可导致孕妇及儿童产生中毒反应。

保管：应妥善放置在隐蔽且幼儿够不着的地方，并注以明显标志，杜绝让幼儿任意玩耍。

(3) 灭火剂的危害及保管要求。

危害：灭火剂蒸汽或雾对眼睛、黏膜和上呼吸道有刺激作用，接触后有可能引起神经系统功能紊乱。

保管：应妥善放置在各活动室的角落处并注以明显标志，杜绝幼儿开启。

2) 及时检查危险物品

(1) 定期检查危险物品存放的位置，看危险物品是否被移动过。

(2) 定期检查危险物品存放的环境，看存放环境是否有变化。

(3) 定期检查危险物品的盖子是否旋紧，要避免松动、漏气等。

(4) 定期检查危险物品的使用期限，尽量在有效期内正确使用。

3) 及时发现并处理物品使用过程中的不安全因素

(1) 避免外用药品内服。将外用药与内服药严格分开放置，并在日常生活中教幼儿识别，杜绝出现药物错服或外用药内服的情况。

(2) 避免消毒灯误开。消毒灯工作时要在门口标注明显提示，防止消毒灯工作时人员误入；消毒灯开关与普通照明灯开关应严格区分，消毒灯开关要贴有明显标志，并教幼儿识别。

(3) 避免大风天气的危险。大风天气注意及时关闭门窗，以免对幼儿造成身体伤害；组织幼儿远离门窗，避免大风天气打碎玻璃。

(4) 避免热水瓶打翻。热水瓶要放置在幼儿不易接触到的储藏室，倒水时远离幼儿，避免不慎打翻热水瓶对幼儿造成烫伤。

此外，在具体工作中要注意：危险物品应放在远离幼儿的固定位置；向幼儿讲解说明此类物品的危害性，使之自觉远离。

7.3.4　室内外环境卫生

托幼机构应为幼儿提供良好的、符合卫生要求的室内外环境，这是保证幼儿正常生长发育和健康发展的物质基础，也是做好托幼园所保教工作的重要前提之一。

1. 室内环境卫生

室内环境主要包括活动室、卧室等环境，其卫生状况直接影响幼儿的健康。

1) 活动室环境及设施的卫生要求

(1) 活动室应通风良好，保持室内空气新鲜。通风形式有两种：一种是自然通风，即利用自然风力、气流的通风形式；另一种是人工通风，即利用排风扇、电风扇、空调进行通风的形式。活动室的通风应以自然通风为主，如把活动室的窗、门全部打开，10分钟左右就可以换一次气。保育员应根据不同的季节以及活动室窗户的具体情况，决定开窗通风的间隔时间和次数。

(2) 活动室应采光充分、照明良好。采光又分自然采光和人工采光两种。自然采光是指以日光为光源来获取视觉效果的方法。如果自然采光不足，就需要使用人工照明来调节室内光线。为了保证活动室内具有充分的采光与照明度，活动室的窗户应尽可能多些、大些，窗户的玻璃应尽可能擦得明亮些；活动室宜采用日光色光源的灯具，若使用荧光灯照明，应尽量减少忽闪效应的影响。

(3) 活动室应宽敞，室温应保持在16℃～18℃。活动室的地面应保暖、防滑，最好铺设木制地板。地板要有一定的弹性，这样幼儿活动时才比较安全。

(4) 活动室内应确保安全、无隐患，活动室的墙角、窗台、暖气罩、窗口竖边等棱角部位必须做成小圆角；活动室的电源插座的安装高度应在1.6m以上；活动室采用取暖设备时，一定要采取适当的防护措施及相应的通风与排烟措施，以防火灾以及有害气体等对幼儿机体的影响，同时防止幼儿被烫伤。

2) 卧室环境及设备的卫生要求

(1) 卧室环境。卧室内应保持整洁与安静，经常开窗通风，保持室内空气新鲜，即使在冬季，也应在幼儿进入卧室午睡前开窗换气。卧室内光线要柔和，温度要适宜。有条件的幼儿园可以在卧室内安装紫外线灭菌灯，以便经常进行室内消毒，但必须在室内无人的情况下进行。

(2) 卧室设备。幼儿床的长度应是幼儿的身高加15～25cm。被子、被褥、枕头、床单应经常清洗消毒，保持清洁，铺放整齐。

3) 活动室卫生工作要求

活动室的卫生要求：保持室内环境整洁、卫生，每日进行小扫除，定期进行大扫除。

(1) 活动室卫生工作的范围。

每日小扫除的范围：擦窗棂、窗台、门柜、玩具柜、游戏角设施、桌椅、地板等。

大扫除的范围：除上述范围，还要擦灯具、窗玻璃、门、图书架、电器用品(如风扇、空调等)、墙面等。

(2) 活动室卫生工作的操作要求。

清洁卫生用具准备：水桶、水盆、各类专用抹布、洗涤剂、消毒液等。

每月至少擦拭两次窗户、墙壁、室内用具、灯具、空调。每天至少擦拭一次窗台、玩具柜、游戏角设施等，时间应固定在早晨幼儿进班前。除每天一次对地面和桌面进行清扫外，应在进餐前后、教育活动前后清扫地面，还应在桌面游戏和学习活动前后擦拭桌面。

清洁地面的要求：由里向外清扫，扫地时一定要将扫帚压住，以免尘土飞扬。拖地时拖把应挤至半干，确保地面干净、无污物、无灰尘、无多余物品、无水迹。拖把应勤清洗，定期消毒或日晒。

清洁墙壁的要求：用掸子掸掉墙壁上的尘土，用湿抹布擦拭油漆墙面。

清洁窗户的要求：定期清洗纱窗，做到无尘、透光。定期擦窗，先用湿抹布擦去灰尘，再用干布擦亮玻璃，保持明亮无擦痕。擦拭窗棂、窗台，若暖气暴露在外，还要擦拭暖气管和暖气片。

擦拭室内用具的要求：擦拭桌椅、橱柜、图书架、玩具柜、鞋柜、花架等。擦拭顺序为从上到下，面、边棱、腿、各拐角等都要擦到，确保无灰尘、无污垢。幼儿的桌椅定期用消毒液消毒，方法是先用清水擦拭，再用消毒液擦拭，最后用清洁抹布擦去桌面上残留的消毒药液。

灯具的要求：灯的拉线、灯管、灯罩、灯架、开关等处都应擦净。

空调的清洁要求：空调的外壳、里面的网罩都要定期擦拭、消毒。

4) 卧室卫生工作要求

(1) 卧室内空气要流通，环境整洁、安静、舒适，被褥清洁、松软，床架、地面无积灰。

(2) 卧室擦拭的范围：门窗、灯、墙面、地面、床架、柜。

(3) 床的擦拭：按照从上到下的顺序进行，床板、床棱、床腿、床屉等都要擦到，保持无灰尘。床屉内无杂物，物品摆放整齐。

(4) 地面：先扫净，再用半干拖把拖净地面。

(5) 被褥：每月洗1～2次，每周晒1次。

(6) 门、窗、灯定期擦拭，确保无灰尘，无污垢。

(7) 卧室的窗帘：应定期清洗，保持整洁。窗帘的颜色不宜过深，否则会造成室内光线昏暗，影响保育员观察幼儿午睡时的精神、面色，不便及时发现异常情况。

5) 卫生工作注意事项

(1) 老师在做擦拭工作时应认真细致，尤其应注意擦除死角的灰尘。

(2) 擦拭地面时，应采用湿式扫除的方法，防止尘土飞扬；应使用半干的拖把，防止地面有积水。

(3) 用消毒液擦拭后应再用清水擦拭，防止消毒液残留。

(4) 卫生工作应贯穿全天，应做到随脏随擦，随时保持活动室和卧室的清洁。

(5) 卫生工作应由生活老师全面负责。

2. 室外绿化

1) 绿化的作用

(1) 绿色植物具有吸收二氧化碳、释放氧气的功能，能使空气变得清新，使空气含氧量增加。

(2) 许多绿色植物具有吸收有害气体以及明显的阻留、吸附尘土的作用和能力，有些绿色植物对声波还有一定的吸收和反射作用，故绿化能减少尘土、废气、噪声等有害物质对幼儿的危害。

(3) 适当的绿化有助于调节气温、湿度以及风速。

(4) 绿化能起到美化环境作用，有利于愉悦幼儿情绪，修身养性。

(5) 托幼机构可以利用绿化带种植一些树木、花草和常见的农作物，引导幼儿了解，丰富其知识，培养幼儿对大自然的兴趣以及热爱大自然的情感。

2) 卫生工作

绿化能改善托幼机构内部小环境的气候，对学前儿童及教职员工的生活、工作起着重要的调节作用。因此，老师要爱护绿化、养护绿化，平时做好保洁工作，定期拔去杂草，去除残枝枯叶，发现虫害要及时除虫，清除垃圾，保持草坪、花丛整洁。

3. 室外活动场地

托幼机构的室外活动场地主要供幼儿开展户外游戏和体育活动时使用。

1) 场地的选用

托幼机构常见的场地有水泥地、泥沙地、草地、橡胶板地。其中，水泥地平整，便于清扫，雨后容易干；泥沙地、橡胶板地弹性较好，具有一定的缓冲作用；草地美观而柔软，能吸引幼儿自由玩耍。保育员应根据不同的游戏内容，选择不同的场地，组织幼儿开展游戏活动。

2) 卫生工作

室外活动场地应每日清扫，确保无尘土飞扬、无积水，场地应保持平整、清洁。

3) 饲养角

饲养角应每日冲洗打扫，确保无异味，并定期消毒。

7.4 托幼机构安全防护措施与安全教育

7.4.1 托幼机构安全防护与管理

1. 托幼机构的环境安全

托幼机构的环境安全包括物质环境和心理环境两方面。安全的物质环境是托幼机构环境安全的基础保障，安全温馨的心理环境对幼儿健康成长有着重要影响。因此，我们要物质环境和心理环境一起抓。

1) 安全的物质环境

托幼机构在构建安全的物质环境时，需要考虑以下几个方面。

(1) 室外安全，具体包括以下几个方面。

① 选址和房屋安全。托幼机构要远离公路、铁路等交通设施。房屋的质量、设计要规范、科学，通风、采光等设施应安全，用电、用火设施等要符合国家标准。

② 场地和设施安全。户外有足够的场地和大型游戏器械，场地要平整、防滑，器械要结实、牢固，要每天检查和及时维修。

③ 应急和通道安全。托幼机构要配备一定数量的灭火器和急救器械，培训师及其他人员应学会使用。安全通道应通畅，标志应清楚，幼儿和老师应熟悉疏散路线。

④ 设施安全。随着托幼机构环境的不断改善，儿童户外活动逐渐增加，活动场所面积逐渐增大，并引进大量游戏设施。这些设施造型新颖、色彩鲜艳、玩法有趣，易使儿童活动时过于投入，因缺乏自我保护能力发生伤害。这就要求老师仔细观察游戏设施的结构特点，活动前，向儿童反复强调玩法和注意事项；活动中，做到放手不放眼、放眼不放心，动静结合、自由与组织结合，使儿童循序渐进、逐步适应。老师特别要关注儿童的疲劳程度，及时发现儿童的体态变化，提醒儿童休息或者缓和情绪，从而减少意外伤害的发生。

(2) 室内安全，具体包括以下几个方面。

① 地面、空间安全。室内地面要防滑、舒适，特别是盥洗室地面要时刻保持干燥，避免幼儿滑倒。活动室各活动区和睡眠室空间应布局合理，保证幼儿有足够的室内游戏、学习空间。同时应制定每个教室的使用规则，保证幼儿的活动有序、安全。

② 家具、玩具设施安全。桌、椅、柜、橱、床、盥洗用具应符合幼儿体型及做工要求，无尖利棱角，选材无毒、无害，符合国家验收标准。玩具、图书材料等应无毒、无害，确保健康安全。玩具架应适合幼儿自己取放，热水、热饭等应放置在幼儿接触不到的地方。

③ 洗涤消毒用品的保管和使用。药品、洗涤消毒用品等都要放置在专门的橱柜内，上锁并由专人保管。

2) 安全的心理环境

安全的心理环境主要依赖良好的师幼关系和同伴关系的建立。其中，师幼关系是幼儿安全心理环境的核心要素。

构建安全的心理环境要做到以下几点。

(1) 尽可能满足幼儿各种合理需求，体谅、包容幼儿的过失行为。幼儿的过失往往与其好奇心强、能力不足有关，我们应该允许幼儿从错误、失败的经验中学习，让幼儿敢于尝试，不恐惧失败。

(2) 尊重幼儿的想法、兴趣，民主、平等地对待幼儿，不宜压制、命令，以权威强制幼儿。幼儿有自我认识能力，有自己的人格尊严，我们应以尊重、接纳和关怀的态度指导幼儿的行为，巧妙地解决幼儿之间的纠纷。让幼儿信任老师，才能构建和谐温馨的心理情感。

(3) 积极支持、认同、接纳幼儿的行为，并以幼儿的身份积极投入幼儿的活动中。老师要和幼儿打成一片，需要老师站在幼儿的角度思考和行动。师生之间的良性互动是让幼儿感到心理安全的重要手段。

2. 托幼机构的安全管理制度

1) 设立安全管理制度的重要性

安全管理制度是托幼机构实施安全管理的重要手段，它将托幼机构的各项安全工作和对各类人员的要求条理化、系统化，并具体规定为教职员工必须遵守的条文，对托幼机构的日常管理具有指导作用。

2) 安全管理制度的内容

(1) 接送安全制度。每日的幼儿入园和离园环节是造成幼儿丢失的重要时间段，为防止陌生人和坏人把幼儿接走，也防止幼儿自行离园，必须制定人卡接送制度，保证幼儿的安全。

(2) 班级一日生活安全制度。幼儿在吃饭、喝水、盥洗、如厕、游戏等各个环节中都可能发生危险，为了提高老师对危险的预见性，应规范一日生活的安全管理和检查，使老师形成习惯性思维，以避免因工作疏漏造成的危险。

(3) 饮食安全制度。幼儿饮水、吃饭环节以及厨房制作饮食环节都存在较大的安全隐患，为了保证幼儿饮食安全，必须对采购、清洗、加工等密切监管，形成流程，避免危害。

(4) 水、火、电安全管理。水、火、电设施及使用存在较大的隐患，因此应密切关注，应制定和执行严格的检查规范制度，避免危险的发生。

(5) 用具安全检查维修制度。游戏材料、各种器械、场地、房屋、桌椅、玻璃、橱柜、设备等都会产生老化、变形、螺丝脱落等问题，因此安全检查和维修制度是重要保证，定期检查和及时维修有助于减少事故发生。

(6) 安生教育制度。安全教育可以普及安全知识，提高人员的安全意识，也可以提高幼儿的自我保护能力，因此，制定安全教育制度可作为减少危险的预备性工作。

(7) 健康安全制度。安全是保证幼儿健康发展的前提，身体、心理的健康需要健康安全制度来保证，因此，应规范老师及工作人员的言行举止，开展必要的健康安全教育。例如，在体育活动中让幼儿参与安全系数高的活动，科学地设计活动内容和安排活动量等。

(8) 安全预警机制和突发事件预案。针对突发事件，设计安全预案。例如，外出活动必须有详细的安全预案，大型演出活动有预防突发性事件的预案。

以上制度必须细化到每个环节，将责任落实到每一名员工，并制定一定的奖惩办法，园长带头、员工齐心协力就能很好地落实这些制度。

7.4.2 托幼机构的安全教育

安全是人类生存的基本需求，安全就是生命。幼儿好奇、好动、爱探索，缺乏生活经验，自我保护能力差，是社会成员中最脆弱、最容易受到伤害的弱势群体。幼儿是祖国的未来和希望，因此托幼机构的安全教育十分重要。

《幼儿园教育指导纲要》明确指出，幼儿园必须把保护幼儿的生命和促进幼儿的健康放在工作的首位。目前，上到国务院，下到地方政府教委和公安部门，都非常重视学校和幼儿园的安全工作。这就要求各学校及幼儿园牢固树立以人为本、安全第一、预防为主的理念，切实做好安全工作。大多数幼儿园都很重视幼儿的安全问题，但幼儿的安全教育实效一直差强人意。2006年的一项调查显示，76.6%的幼儿有过在游戏中摔伤或者碰伤的经历；66.8%的幼儿有过从床上摔下的经历；25.8%的幼儿有过从楼梯上摔落的经历。2010年，我国幼儿园连续发生恶性安全事件。安全事故频频发生、意外伤害已成为威胁幼儿生命安全和健康成长的第一杀手。因此，托幼机构应做好安全教育工作。

1. 托幼机构的安全教育原则

1) 提高老师和家长的安全意识、防范意识和应变能力

幼儿意外伤害多发生于家长、教师和其他监护人麻痹大意的情况下，因此幼儿的监护人应牢固树立“安全第一”的意识，加强有关知识的学习，重视对幼儿的保护，时刻把幼儿的安危放在心上。相关部门通过电视、报纸、专家讲座、亲子活动等渠道和方式，加强健康安全教育宣传。在社区健康教育中，应面向父母、专业人员及其他公众开展预防意外伤害的技术培训，传播急救知识，提高父母和公众的安全防范意识和伤害发生后的应变能力。

2) 广泛宣传，为幼儿创设安全、良好的生活环境

托幼机构的工作人员必须具有安全意识，把幼儿的安全工作提到重要日程上，幼儿应制定和执行健全的安全值班制度，凡是幼儿在园期间都要安排教师值班，要做到时时处处都有人想着、看着幼儿，对幼儿做到“放手不放眼，放眼不放心”。

3) 教育幼儿以提高其自我保护意识和能力

幼儿处于身心逐步发展的阶段，缺少生活经验和各种社会、自然方面的常识，自理能力较差，而成人对幼儿的保护毕竟是有限的，因此在关注幼儿、保护幼儿的同时，也应教给幼儿必要的安全知识，提高其自我保护能力。只有把安全的金钥匙交给幼儿才是比较可靠的。所以，托幼机构应通过健康教育活动，有意识、有计划、有目的地对幼儿进行安全教育。比如，交通安全、消防安全、食品安全、游戏安全、生活安全、自然灾害避险、求救方法等，可以组织专门的主题教育活动，也要抓住一日活动的各个有效环节随机强化。比如，家长应与托幼机构配合，利用家庭教育的特点，开展幼儿安全教育工作。

4) 培养、训练幼儿养成良好的生活习惯

良好的行为习惯能帮助幼儿躲避伤害。例如，幼儿养成吃饭前、喝水前摸一摸、吹一吹的习惯，从冰箱中拿出东西后闻一闻的习惯，可以避免烫嘴、烫手、误食；走路和跑步时靠右边行，可以大大降低与同伴碰撞或被来往车辆碰撞的概率；鞋带系得牢，可避免跌倒、摔伤；吃鱼时把刺挑干净，可免受咽刺之痛；吃饭时不嬉笑打闹，可避免气管进异物。这些都是日常生活中可能遇到的问题，家庭和托幼机构应相互配合，反复强调，持之以恒，使幼儿建立起良好的生活习惯，从而起到自我保护的作用。

5) 加强幼儿的体能训练，提高其自我保护能力

在实际生活中可以看到，平时很少跑动的幼儿相对来讲容易受伤，那些活泼好动的幼儿反应敏捷，相对来讲磕碰就少一些。我国儿童虽然在身高、体重方面较过去有一定的进步，但其心、肺等内脏的功能落后于身体的发育水平，这是由于缺乏锻炼造成的。由于身体长期缺乏锻炼，肌肉组织内储氧量降低，肌肉弹性张力下降，因此幼儿动作的平衡能

力、灵活性都达不到自我保护的要求。为此，托幼机构、家庭应给幼儿提供足够的时间和空间，合理组织有一定强度和密度的体育活动，以提高幼儿的身体发展水平，避免意外伤害事故的发生。

2. 幼儿园安全教育的实施

《幼儿园教育指导纲要》指出："要密切结合幼儿园的生活进行安全、营养和保健教育，提高幼儿的自我保护意识和能力。"结合幼儿的日常生活，让幼儿学习一些自我保护的方法和技能，变消极躲避为积极预防，才能将各种意外伤害发生的可能性降到最低。

1) 交通安全教育

据有关部门统计，因交通事故死亡的少年儿童占全年交通事故死亡人数的10%且呈逐年上升趋势。因此，对幼儿进行交通安全教育不容忽视。交通安全教育主要包括以下几个方面。

(1) 了解基本的交通规则，如红灯停、绿灯行，行人走人行道，上街走路靠右行，不要在马路上踢球、玩滑板车、奔跑、做游戏，不横穿马路等。

(2) 认识交通标记，如红绿灯、人行横道线等，并且知道这些交通标记的意义和作用。

(3) 教育幼儿要有交通安全意识，养成遵守交通规则的好习惯。在对幼儿进行交通安全教育时，可选用一些儿歌和故事来增加趣味性。

2) 食品卫生安全教育

(1) 教育幼儿不吃腐烂、有异味的食物。

(2) 教育幼儿不要捡拾和饮食不明物质。

(3) 幼儿药物大多外观漂亮、口感好，有的幼儿会把药品当零食，因此要教育幼儿不能随便吃药，需要服药时，一定要遵照医生的嘱咐或成人的指导。

(4) 教育幼儿培养良好的饮食习惯。例如，进食热汤和喝热水前先吹一吹，以免烫伤；吃鱼时，要把鱼刺挑干净，以免鱼刺卡在喉咙里；进食时，不嬉戏打闹，以免食物进入气管；等等。

3) 消防安全教育

(1) 教育幼儿懂得玩火的危险性，不要玩火柴或打火机，以免烧伤自己，甚至不慎引发火灾。

(2) 教育幼儿不要拿着点燃的蜡烛在床上、床下、衣柜内等狭小的地方找东西，以免引起火灾。另外，点燃的蜡烛应远离易燃易爆物品，更要注意蜡烛及烛台的平稳。

(3) 教育幼儿夏天使用蚊香时，一定要放在金属支架上或金属盘内，远离桌椅、床、蚊帐等可燃物品，切忌把蚊香直接放到木桌、纸箱上。

(4) 教育幼儿不要在家中、阳台、楼道里玩火、放烟花爆竹。

(5) 教育幼儿不要乱动厨房中的天然气和煤气罐，以免发生危险。

【思考与练习】

1. 简述托幼机构的一日生活制度要求。
2. 简述托幼机构的儿童膳食制度要求。
3. 简述托幼机构的卫生与消毒制度。
4. 简述托幼机构一日生活流程。
5. 简述托幼机构进餐环节对幼儿和保教人员的要求。
6. 简述不同年龄阶段教师组织进餐的策略。
7. 简述托幼机构离园环节对幼儿和保教人员的要求。
8. 简述托幼机构各环节的消毒要求。
9. 简述配制消毒药液的注意事项。
10. 简述幼儿园使用消毒药液的安全要求。
11. 简述幼儿常用的生活用品清洁及保管要求。
12. 简述卧室、活动室及户外环境设施的卫生要求。
13. 简述托幼机构物品管理的基本要求。
14. 简述托幼机构活动室环境及设施的卫生要求。
15. 简述托幼机构的安全教育原则和实施策略。
16. 案例分析

认真阅读以下材料，分别用所学知识及原理进行原理性分析，并结合自身实际谈谈感受。

【案例1】

浩浩不爱吃蔬菜，每次都要家长哄着才肯吃一点。幼儿园老师听浩浩奶奶提及此事后，决心想个办法，让吃蔬菜成为浩浩的主动行为。

某天午饭时，浩浩只吃饭、不肯吃菜，老师看到说："浩浩真棒，都大口吃菜了！"这时，旁边的涵涵说："我也能大口吃菜！"涵涵说完，其他小朋友纷纷举起饭碗说："我也能！老师你看！"

浩浩见状，赶紧吃起了青菜，但还是剩了小半盘。老师又对浩浩说："浩浩真棒，吃了这么多菜，比小兔子都棒，如果实在吃不完就别吃了！"浩浩受到了鼓励，最后吃光了所有的青菜。

【案例2】

一天，调皮的子健发现洗手间水池下面有个粒粒橙饮料瓶。他拿起来看了看，觉得很奇怪，瓶里装的不是自己最喜欢喝的饮料，而是透明的水。子健忍不住好奇喝了一小口，觉得味道怪怪的，就赶紧吐了出来，并用自来水漱口，竟然吐出了泡泡。子健高兴极了，他连忙把好朋友凡凡喊来，要给凡凡洗泡泡浴。凡凡很高兴，两个小家伙开心地玩起来，最后凡凡的头发和衣服都湿淋淋的。

第二天早上，凡凡的家长怒气冲冲地给园长打电话，说孩子昨天在幼儿园受凉发高烧、说胡话，现正在医院输液。子健的家长后来听说儿子喝了洗涤水也非常恼火，找园长反映并指责幼儿园管理不善，孩子放在这里没有安全感。此事引起了当地媒体的关注，幼儿园陷入尴尬的境地。

【案例3】

一天上午，大一班的张老师需要外出参加一场非常重要的教研活动。由于幼儿园人手有限，园长安排了保育员小王代班。小王是幼儿园保育队伍中的佼佼者，负责大一班的保育工作。她不仅保育工作做得好，很多时候还能协助班级教师组织教育教学活动，这也是园长安排她代班的主要原因。小王很珍惜园长对自己的信任，认真看了张老师的备课内容，准备开展今天的教学活动——认识圆柱体。

在开展活动的过程中，小王为了开阔幼儿视野、拓展幼儿思路，在最后环节，让幼儿在活动室、卧室和盥洗室的各个地方寻找生活中的“圆柱体”。活动室里顿时热闹起来，源源在粉笔盒里找到了粉笔，文文跑到盥洗室找到了拖把杆，而个子较高的丁丁发现了放在盥洗室窗台上的瓶装杀虫剂。为了能拿到那瓶像圆柱体的杀虫剂，丁丁搬来了小椅子，过来巡视的小王发现了他的意图，连忙跑过去帮他取下那瓶杀虫剂。

小王组织小朋友们围过来，问小朋友们：“丁丁很善于观察，找到的这个瓶子和圆柱体真像。可是，你们知道这个瓶子里装着什么吗？它是用来做什么的吗？小朋友能随便拿吗？”幼儿纷纷发表自己的见解：“是杀虫剂！我家里也有，我妈妈平时不让我动的！”“我爷爷说这个危险，有毒，等我长大后才能用！”“有一次我妈妈冲着蚊子喷，蚊子一会儿就死了！”“小孩子不能随便拿，等我们长大了再用。”

听完小朋友们的讨论，小王及时开展安全教育：“对呀！这瓶杀虫剂是危险品，你们的年龄还太小，不能操作，更不能拿它玩耍。老师把它放在你们够不着的地方，就是怕你们受伤害。你们在发现自己够不着的东西时，可以让老师帮忙，千万不要自己去拿，否则会有危险的。”

张老师回来后，小王及时把这件事向她做了汇报，还建议张老师最好把杀虫剂放在储藏室带锁的柜子里。张老师肯定了小王的做法，采纳了小王的建议，并在保育工作总结中表扬了小王。由于大一班安全工作到位，三位老师配合一致，一个年度下来，班级未出现任何意外伤害事故，年终被幼儿园评为“安全标兵先进班级”，小王也被评为“安全标兵先进个人”。

【案例4】

托幼机构的安全是底线，营养室(厨房)的防火工作尤为重要。某天上午，李老师在办公室使用的塑封机冒烟了，情急中的园长立刻叫男性营养员来检测，正在烧菜的营养员连忙关小煤气冲进办公室。另一个营养员以为菜烧好了，便盛出锅。等男性营养员回到营养室后，正逢开饭高峰，大家忙着分饭菜，忘记煤气没有关。之后，营养员清理灶台，清洗锅碗，也未想起煤气未关。一直到下午两点，营养员检查煤气开关时才发现煤气开着，此时灶上的大铁锅一直被干烧着。

此后，幼儿园作出规定，营养员在操作时，一律不得离岗。营养员忙碌时段，教师及园长一律不得差遣营养员做分外事，并在灶上张贴了“人离灶台，请关煤气”的安全标语。

【案例5】

大班幼儿午睡脱衣时，细心的老师发现，强强左手中似乎有东西，便悄悄走到他身边，看到强强攥着的是衣服上掉下的纽扣。老师让强强将纽扣放在桌上，强强犹豫之后还是将纽扣带入被窝。不一会儿，小朋友们渐渐入睡了，强强却哭了，因为他不小心把纽扣塞入鼻腔内……

【案例6】

幼儿园组织小朋友郊游，到达目的地后，小朋友陆续下车，教师只顾组织提醒幼儿及家长有序下车，未提醒大家注意安全。结果，一名小朋友下车后，不小心摔倒在车旁的水坑里，为快乐的游程带来遗憾。

【案例7】

一个阳光明媚的中午，幼儿园的孩子们正在吃午餐。班上的明明和扬扬吃饭速度一直很快，今天也不例外。两人吃完后，问老师可以去哪里玩。老师觉得他俩平时的表现很好，又会照顾自己，就放心地说：“拿好自己的玩具，去走廊晒太阳吧。”

两个孩子兴高采烈地抱着玩具走了，大约过了两分钟，老师想去了解一下他们的活动状况，结果就看见明明拿着眼镜，哭丧着脸向老师告状，说扬扬抢他的玩具，还把他推倒了，导致他的脚被眼镜划伤了。

老师看着明明正在流血的伤口，非常自责，后悔不该让两个孩子出去玩。

【案例8】

晚上，三岁的孩子一个人在客厅玩耍，父母都在厨房里忙着，孩子跑过来将一个空药瓶交给妈妈：“妈妈把它扔到垃圾桶里好吗？”妈妈吃惊地问：“宝宝里面的药呢？”孩子得意地笑了，指着嘴巴：“妈妈，我都吃下去了。”这下可不得了，惊慌失措的父母赶紧带着孩子去医院检查，医生为孩子洗了胃。

【补充资料卡1】

幼儿在晨检中受到的相关教育

1. 培养幼儿良好的个人卫生习惯

随着独生子女的增多和物质生活水平的提高，家长在抚养孩子的过程中呈现出“溺爱”“娇生惯养”的趋势。一方面，家长对孩子生活的各个方面大包大揽；另一方面，家长忽略了对孩子良好卫生习惯的培养。幼儿期是习惯养成的重要时期，在这一时期给予孩子良好的引导，将取得事半功倍的效果。

2. 培养幼儿的安全意识

好奇、爱玩是幼儿的天性，很容易触发生活中的安全隐患。幼儿园老师在帮助幼儿排除隐患的同时，还要培养幼儿的安全意识。比如，教育幼儿不要玩小豆子、小珠子、玻璃球等物品，以免吞咽或者塞入鼻孔、耳朵，造成危险，还要告诫家长对此多加注意。

3. 搭建家园沟通平台

晨检是每天都必须进行的，而且要求全园幼儿参与，因此它是家园沟通的重要时机。幼儿园老师与家长多沟通，有利于幼儿的健康发展。

总之，晨检是保障幼儿健康的重要途径，是幼儿园工作的重要项目，是值得利用的教育资源，幼儿园要充分利用这一环节，保证幼儿身心的健康发展。

【补充资料卡2】

晨检家长配合事项

1. 来园时必须带幼儿参加晨检。

2. 如怀疑幼儿有疾病和传染病迹象，家长应主动与保健医生联系，视病情进行全日观察、追踪、隔离。

3. 不要让幼儿带危险物品入园。

4. 每天给幼儿带手帕或餐巾纸，勤剪指甲、勤理发，让幼儿从小养成良好的卫生习惯。

【补充资料卡3】

幼儿园食堂从业人员晨检制度

1. 食堂从业人员每天早上来园后必须进行晨检，通过者方可上岗。

2. 食堂从业人员若有以下有碍于食品卫生的病症时，应及时退岗或隔离，待查明病因、排除病症或治愈后，方可重新上岗。

(1) 有腹泻、呕吐等症状。

(2) 感冒、咳嗽，体温高于38℃。

3. 食堂从业人员应有良好的个人卫生习惯，上岗前做到“三白”和“三不”。

(1) “三白”：穿白大褂，戴白口罩，戴白帽子(并把头发置于帽内)。

(2) “三不”：不留长指甲，不涂指甲油，不戴戒指。

4. 食堂从业人员工作前要用肥皂及流动清水洗手，接触直接入口食品之前必须洗手消毒，不得在食品加工场所内吸烟。

5. 凡患有痢疾、伤寒、病毒性肝炎等消化道疾病(包括病原携带者)，活动性肺结核，化脓性或者渗出性皮肤病以及其他有碍食品卫生的疾病的，不得从事此项工作。

【补充资料卡4】

引导幼儿如厕的三大妙招

1. 讲故事

教师可以选取一些以如厕为主题和内容的小故事，教育幼儿有便意要去洗手间，帮助幼儿学习擦屁股的方法等。

2. 玩游戏

教师可设计一些有趣的游戏让幼儿参与。比如，练习给布娃娃擦屁股，扮演不同的小动物轮流演示上厕所的动作等。

3. 环创布置

教师可以在厕所墙面和班级中适当张贴一些脱、穿裤子的流程图。

【补充资料卡5】

手足口病的应对

幼儿园内一旦发现有手足口病患儿，要立即对患儿所在班级中的所有物品进行彻底的终末性消毒。

当该病暴发流行时，应在当地疾病预防控制和监督机构的监督指导下，由有关单位及时进行消毒，或由当地疾病预防控制和监督机构负责对其进行消毒处理。

(1) 食、饮具。煮沸或用流通蒸汽消毒20分钟，或用250mg/L含氯消毒剂溶液浸泡30分钟后用清水洗净。

(2) 小毛巾、手绢、煮沸或用流通蒸汽消毒20分钟，或用500mg/L含氯消毒剂溶液浸泡30分钟后用清水洗净。

(3) 生活用具、玩具等。煮沸20分钟；或用500mg/L含氯消毒剂溶液擦拭消毒，作用时间30分钟；或用0.3%过氧乙酸擦拭消毒，作用60分钟后用清水擦拭；有条件的可用紫外线灯直接照射30分钟，或于阳光下暴晒。

(4) 门把手、楼梯把手、课桌椅、餐桌、婴儿床围栏、游乐设施等。可用500mg/L含氯消毒剂溶液擦拭消毒，作用时间30分钟。

(5) 衣、被单。煮沸20分钟，或用500mg/L含氯消毒剂浸泡30分钟后用清水洗净，亦可清洗后于阳光下暴晒。

(6) 盛放排泄物的容器。用500mg/L含氯消毒剂浸泡120分钟。

(7) 生活污水。用50mg/L含氯消毒剂作用120分钟。

(8) 垃圾。用1000mg/L含氯消毒剂溶液喷雾作用120分钟。

(9) 灭蝇。有苍蝇时，可用5%氯氰菊脂、2.5%溴氰菊酯或其他杀虫剂喷雾灭蝇，具体方法参照相应使用说明书。

此外，应加强对家长的宣传工作，告诫家长在传染病流行期间避免带儿童到公共场所，居室每天开窗通风，采用湿式打扫消毒。幼儿园应加强晨午检和全日观察，尽早发现传染病，采取必要的预防措施，及时设立临时隔离室，对患儿采取有效的隔离控制措施。

临时隔离室内的环境、物品应便于实施随时性消毒和终末消毒。

幼儿园内的毛绒玩具、活动区地毯等不便于消毒的物品应暂时收起。玩具以及幼儿经常接触的物品应每天消毒。儿童被褥每周洗晒。老师配餐服、毛巾、水杯每天清洗消毒。出现病例的班级公共活动区垫子、1米以下墙面每天消毒，与其他班级错开活动时间，减少集体活动。日常预防性消毒剂的浓度为250mg/L(1∶200)，发病班级及厕所消毒剂的浓度加大至500mg/L(1∶100)，并增加消毒频次。患儿痊愈后凭医院证明返园。

【补充资料卡6】

贯彻国家儿童家具标准，注意学校和幼儿园的校舍安全问题

长期以来，我国一直缺乏针对儿童的家具标准。尽管我国家具品牌很多，其中相当一部分是儿童家具品牌，但我国的父母们和学前教育机构相关人员却无法在市场上找到标有“儿童家具”的产品。

2012年8月，我国首部儿童家具国家强制性标准《儿童家具通用技术条件》正式推出，这一标准首次对儿童家具的结构安全和有害物质限量等项目作出细致而严格的规定，其中有关安全和警示的部分更属于强制性要求。

该标准规定：产品不得在使用过程中出现可能产生危害的、危险性的、可触及的边部或尖端，棱角及边缘部位应经倒圆或倒角处理；除了离地面高度或儿童站立面高度1600mm以上的区域，产品不应使用玻璃部件；管状部件外露管口端应封闭；产品中的抽屉、键盘托等推拉件应有防拉脱装置，防止儿童意外拉脱造成伤害。

为避免儿童藏匿在家具中时间过长而窒息，该标准要求儿童使用的柜体类封闭式家具应当具有一定的透气功能。

除了铅、汞、铬、镉4种有毒物质有检测限量，儿童家具增加要求检测可迁移元素锑、钡、硒、砷等。

为此，国家室内环境质量监督检验中心也发布警示：贯彻国家儿童家具标准，注意学校和幼儿园的校舍安全问题，着重检查以下5个方面问题。

(1) 检查校舍中幼儿学习和生活家具的结构安全。

(2) 检查校舍中新购买家具中的有害物质。

(3) 检查校舍装饰装修造成的室内环境污染问题。

(4) 检查校舍中布艺家具的阻燃性能。

(5) 检查校舍中学生学习和生活家具的警示标识。

【补充资料卡7】

幼儿人身安全措施

1. 各班老师一定要抓好各班的安全工作，上下课时老师要随时随地注意幼儿的活动，以免幼儿走失。

2. 早操或洗手之后，老师要马上将自班的幼儿安排在座位上，立即清点人数，以免有幼儿走失。

3. 老师对幼儿要有亲切感，不得有粗暴的行为，以免出现意外事故。

4. 建立各班安全记录，每月实行安全奖。如出现大事故一次，辞退当事老师；如出现小事故5次以上，扣当月安全奖。

5. 环境、房屋、用具、玩具、电器等应确保安全性。

6. 药品及消毒物品有保健人员专人管理，不得放在班内。

7. 不允许幼儿跑到厨房和大门口去，如到大操场上活动，必须关好大门，以免幼儿走失。

8. 如有幼儿摔倒，造成轻微伤，要及时处理。

9. 幼儿园要常备红花油、酒精、碘伏、红药水等外用药。

【补充资料卡8】

交通安全制度

1. 各班老师要做到不让幼儿独自回家，必须由幼儿家长亲自接送。

2. 老师必须熟悉每位家长，不能让不认识的人把幼儿接走。如家长有事，托别人来接，必须用电话与家长联系，确认情况属实，才可让他人接走。

3. 为了确保安全，各班老师要做到不让16周岁以下的小孩子将幼儿接走。

4. 如家长工作忙，安排车辆送幼儿上学，必须交代家长，一定要同车主讲好，把幼儿交到班主任手中。

5. 各班老师平时可通过故事、儿歌、游戏的形式，让幼儿了解基本的交通规则。

【补充资料卡9】

消防安全制度

1. 及时检查园内电器，更换老化电线，消除安全隐患。

2. 经常组织教职工学习消防知识，参加消防安全知识培训，增强消防安全意识。

3. 不定期向幼儿传授简单、基础的消防安全知识。

4. 及时更换破旧的消防器材。

5. 注意厨房用火的安全管理。

6. 节假日实行人员值班制度。

7. 实行专人专项管理制度。

第8章
学前儿童的伤害预防

【学习目标】

了解学前儿童伤害的概念、发生原因、特点和防控原则；
掌握营造托幼机构安全防护环境的方法；
掌握制定及实施安全管理制度的方法；
了解幼儿现场急救的原则以及常见的急救技术和伤害紧急处理方法。

【问题情境】

孩子们结束户外活动后，正在排队喝水。尧尧接了一杯水，走到旁边，从口袋里拿出一包蜜瓜味的感冒冲剂，撕开倒进水里，正准备喝，被老师发现，老师连忙阻止：“尧尧，这个不能喝！”

说完，老师走过来拿走杯子和感冒冲剂的包装，问：“尧尧，你知道这是什么吗？”

尧尧：“是甜甜的药。”

老师：“是妈妈给你的吗？”

尧尧：“是我自己拿的，这个很好吃，是甜的。”

老师摸了摸尧尧的额头，一点也不烫，再看看他的脸色和神情，都很正常，又问道：“尧尧，生病了才需要吃药，你生病了吗？”

尧尧摇摇头：“老师，我没有生病。”

老师马上拨通尧尧妈妈的电话，向她询问尧尧是否感冒、需不需要吃药，并讲了事情的经过。尧尧妈妈感到很意外，表示尧尧没有生病，不需要吃药，同时感谢老师能够及时发现并阻止。

请结合以上资料，思考如下问题：

1. 老师的做法合理吗？
2. 如何有效预防此类意外的发生呢？

8.1　学前儿童伤害概述

8.1.1　儿童伤害的概念

伤害是指任何由于物理、化学、生物因素甚至社会心理因素对人体造成的损伤，可以引起非致命伤残和死亡。

有关伤害的分类方法很多，目前尚无统一标准。按照造成伤害的意图分类，可以分成意外伤害(应称为非故意伤害)和故意伤害。意外伤害专指无目的的、无意造成的伤害；故意伤害是指有目的的自残或自杀，或者加害于他人所造成的伤害，也称暴力。按照伤害发生的地点，可以分成道路交通伤害、校园伤害、公共场所伤害、家庭内伤害等。按照伤害的性质分类，依据目前通用的国际疾病分类标准，可分为交通事故、窒息、溺水、触电、自杀、中毒、暴力等14大类。

自20世纪70年代末，在欧美等发达国家儿童总死亡排序中，意外死亡就一直盘踞首位。2008年，世界卫生组织(WHO)与联合国儿童基金会(UNICEF)的报告表明，世界范围内每天有2000多名儿童死于意外伤害，还有数千万儿童受伤住院，许多儿童因此留下终身残疾。

近年来，我国无论是在城市还是在农村，意外死亡均为0～14岁儿童的第一位死因。20世纪90年代，我国0～14儿童意外死亡专项调查表明，1～4岁、5～9岁、10～14岁儿童意外死亡已分别占同年龄儿童总死亡数的56%、65%、60%。也就是说，我国0～14岁儿童死亡中，意外死亡占总死亡的一半以上，而且这个数字还在快速增长。

除了直接导致死亡，很大一部分伤害事件可致儿童伤残。据估计，全世界每年大约6个儿童中就有1个儿童因伤害导致的身体损伤需要到医院进行治疗。美国和日本等政府每年用于儿童意外伤害的开支达数十亿美元。根据我国疾病监测和伤害流行病学调查的结果，全国每年大约有4000万中小学生遭受各种意外伤害，其中有1360万人需要门诊或急转治疗，355万人需要住院；正常功能受损的有120万人，致残达40万人；伤害造成的直接损失高达数十亿元人民币。

儿童的意外死亡会给父母甚至整个家庭带来巨大的精神打击，而儿童意外伤残对儿童本人和家庭造成的心灵创伤更是无法用经济损失来衡量，它不但毁掉了儿童一生的幸福，也毁掉了家庭的幸福和欢乐。

8.1.2　学前儿童伤害的发生特点

1. 种类多且存在年龄、性别差异

学前儿童伤害的种类很多，伤害的发生多与家庭生活活动有关。其中，意外窒息、烫伤、急性中毒或食物中毒、坠床、摔伤、气管异物及触电后的电击伤较为常见。此外，

用煤取暖的家庭，易发生一氧化碳中毒；养狗、养猫的家庭，易发生狗咬伤、猫抓伤。如今，城市高楼大厦林立，儿童坠楼伤害也有所增加。

在家庭外，由于范围广、场所种类多，意外伤害的发生也相应增多，较常见、较严重的是溺水和交通事故。此外，在野外活动中，易发生蛇咬伤、毒蝎及毒蜂蜇伤、意外跌落和误食野果造成中毒。

年龄小的幼儿遭受伤害是由看护不周造成的，随着儿童年龄增大，活动范围增大，个体因为好奇、顽皮引发的伤害事故开始增加。学前儿童意外损伤发生较多的类型是骨折，占总体数量的2/3左右。活泼好动、充满好奇心是学前儿童的特点，这样的性格特征更容易使他们在活动中忽视周围的环境因素，追逐奔跑、嬉笑玩闹时，稍不留意，极易摔倒、碰伤，导致骨折。因此，保教人员始终要有安全意识，对潜在的意外损伤有预见，提高警惕，发现危险苗头，及时加以处理。

从儿童意外伤害发生的性别构成看，男孩占绝大多数，女孩约占1/10。男孩明显较易发生意外伤害，原因在于男孩生性顽皮好动、探究欲更强，且情感上更易冲动，因此要加强对男孩意外事故的预防工作。

2. 突然性

儿童意外伤害大多是由于家长疏忽大意、照顾不周，在未考虑到会发生意外的情况下发生的，也有一部分是由于突然发生的自然灾害或外界伤害造成的。

3. 季节性和时间性

有调查表明，儿童意外伤害较多发生在春季，明显高于夏季和冬季。这是因为，春季儿童活动量增大，易冲动暴躁，汗液的刺激会导致其自控性、动作准确性降低，托幼机构在预防意外事故时应该考虑季节特点。

还有调查表明，儿童意外伤害多发生在10：00—14：30，高于7：00—10：00和14：30—17：30。这是因为教师在组织儿童上课或游戏以后，思想状态由紧张转为放松，对儿童的安全监护也开始有所松懈，而儿童也从兴奋期进入疲劳期，体力和自控能力明显下降，因此10：00—14：30这一时间段是儿童意外伤害发生的高峰期，托幼机构应该加强防范意识并采取预防措施。

4. 场所的多样性

意外伤害可能发生在任何场所。例如，家庭、学校、托幼机构、商场、剧院、各种娱乐场所；火车、汽车、拖拉机、轮船、木船、飞机等其他交通工具上；江、河、湖、海、沟渠、游泳池、运动场、公园、动物园、公路、各种旅游景点等。其中，家庭内和室外大型游乐场是学前儿童伤害的高发场所。

8.1.3 常见的儿童伤害类型

随着学前儿童活动能力的逐渐增强，活动范围逐渐增大。他们求知欲强，又受好奇心的驱使，想要探索未知世界，因此会攀高、窗外观望、随便吃药物及食品、触摸电器、玩火等，极容易造成各种外伤、急性中毒、触电、坠落伤及烧伤等。常见的儿童伤害有以下几种类型。

1. 溺水

溺水是指当人体被淹没/沉浸在水中时，人体经历呼吸系统损害的过程。溺水后果包括死亡、病态和非病态，受溺水时间长短和抢救及时性的影响。

淹溺仅指意外溺水和沉船事故，一般发生在游泳池、浴盆和自然水域等，不包括由于洪水等自然灾害、水上及其他交通事故、受人袭击以及自杀造成的溺水。

2. 道路交通伤害

2004年，世界卫生组织在《世界道路安全报告》中把道路交通伤害定义为由于道路交通碰撞导致的致死性和非致死性伤害。随着社会的发展，人口与货物的运输和流动量增加，道路交通事故日渐频发，儿童成为道路交通伤害的主要受害群体之一。

按照道路交通伤害发生原因分类，可将其分成以下两类。

(1) 冲击性交通伤害，包括机动车与行人碰撞、机动车与骑自行车者碰撞、机动车和非机动车碰撞、非机动车之间碰撞、非机动车与行人碰撞。

(2) 碰撞性交通事故，特指机动车之间的碰撞，或者机动车翻车、坠落等自身事故造成的车内人员伤害。

3. 意外窒息

意外窒息是指呼吸道内部或外部障碍引起的血液缺氧状态，不包括新生儿出生时由于缺血缺氧引起的新生儿出生窒息。

根据导致儿童窒息的外部原因，可将其分为以下几种。

(1) 在床上意外窒息，包括由于被子、枕头和家长的身体等引起的窒息。

(2) 其他原因悬吊。

(3) 由于塌方、坠落土块和其他物质引起的对呼吸的威胁，不包括自然伤害。

(4) 胃内容物反流进入气道。

(5) 吸入食物或咽下食物不当引起的呼吸道梗阻。

(6) 吸入或咽下其他食物引起的呼吸道梗阻。

4. 中毒

儿童中毒是指儿童由于意想不到的原因吸入或摄入毒物，导致暂时性或永久性损害甚至危及生命的过程。有关毒物的定义，国内外不同时期都不尽相同，目前已知的自然和化学合成毒物有900多万种，绝大部分中毒是由其中不到3000多种物质引起的。

从病程上看，中毒可以分为急性、亚急性以及重复多次小剂量使用造成的慢性中毒。中毒的严重程度常与接触剂量有关，呈剂量—效应关系。短时间内吸收大量毒物可以引起急性中毒，表现为发病急剧、症状严重、变化迅速，不及时治疗会危及生命。长时间接受小剂量的毒物会引起慢性中毒，表现为起病缓慢、病程较长、缺乏中毒的特异性诊断指标，易被误诊和漏诊。慢性中毒一般不属于儿童伤害的范畴。

5. 跌落伤

在意外伤害中，跌落和坠落都属于跌落一类，特指人体由于重力的作用突然跌倒或坠落，撞击在同一或较低的水平面而导致的伤害。

6. 挤压/碰撞伤

挤压伤多见于建筑物倒塌、人群挤压、交通事故车辆碾压等意外事故。其实，人体任何一个部位受到挤压，使组织机构的连续性受到破坏均可理解为挤压伤。碰撞伤是由于物体对人体的暴力撞击所导致的损伤。挤压/碰撞伤的类型复杂多样，严重程度不等。

7. 动物致伤、叮咬伤

动物致伤是指人被狗、猫、老鼠等动物咬伤后，病毒通过伤口进入人体内，引起相应的一系列症状的疾病。叮咬伤是指人被蚊虫、螯刺等昆虫类叮咬造成的中毒和感染。此外，也包括牛、马等动物的撕咬、踩踏、顶撞所导致的人体各种躯体损伤。

8. 烧烫伤

烧烫伤是学前儿童经常遭遇的伤害。在日常生活中，以被热液(沸水、热粥、热油、热蒸气等)烫伤较为多见，火焰烧伤其次，少数为化学烧伤(如酸、碱等)或电灼伤。儿童皮肤烫伤屡见不鲜，如热水瓶爆破或被打翻，冲开水时彼此相撞，孩子在厨房里玩耍导致沸水烫伤，孩子在洗澡时误入未降温的热水浴盆，高压锅煮米粥或绿豆汤时因气阀失灵而造成的严重蒸汽烫伤，等等。

烧烫伤按深度一般分为三度。

(1) 一度烧烫伤。只伤及表皮层，受伤的皮肤发红、肿胀，受伤者觉得灼痛，但无水泡出现。

(2) 二度烧烫伤。伤及真皮层，局部红肿、发热，疼痛难忍，有明显水泡。

(3) 三度烧烫伤。全层皮肤包括皮肤下面的脂肪、骨和肌肉都受到伤害，皮肤焦黑、坏死，这时反而疼痛不剧烈，因为许多神经也一起被损坏了。

烧伤分度如图8-1所示。

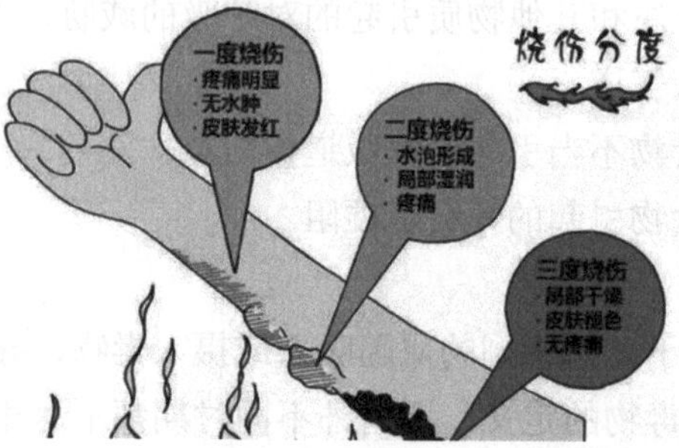

图8-1　烧伤分度

9. 割、刺伤

割、刺伤是指儿童玩刀、剪、针等利器时的损伤，或相互之间打闹时被利器误伤。一般可伤及表皮、真皮甚至大血管，伤口整齐、干净，伤及大血管时出血较多。

10. 虐待与忽视

根据世界卫生组织1999年给出的定义，儿童虐待是指对儿童有义务抚养、监管及有操纵权的人，做出的足以对儿童的健康、生存、生长发育及尊严造成实际或潜在伤害的行为，包括各种形式的躯体或情感虐待、性虐待、忽视以及对其进行经济剥削。在我国，虐待未成年人是指有抚养义务的人以打骂、禁闭、不给治疗或强迫过度劳动等各种不正当的手段，从肉体上、精神上迫害、折磨和摧残未成年人。

1) 身体虐待

身体虐待是指对儿童施以体罚，使儿童身体受伤，甚至使用棍棒等殴打儿童，或者使用毒物、药品等使儿童致残或死亡。这是我国较为常见的虐待形式。身体的损伤是最有力的见证，但是监护人往往不愿提供儿童受伤的病史，且受伤部位常见于身体隐蔽之处，各个外伤的愈合阶段明显不一致(新伤加旧疤)，监护人的描述与外伤的严重程度不符，或者孩子受伤后延迟就诊，这些都会对儿童的健康造成危害。有时候，体罚虽无外伤，但对儿童也是一种十分危险的行为，不仅有身体的虐待，更包含情感虐待。

2) 情感虐待

情感虐待是指对儿童的自尊造成损害的行为，比如长期、持续、反复地对儿童以辱骂、贬低、孤立、隔离、恐吓等方式表示拒绝和漠不关心等。由于儿童的情感比较敏感，遭受情感虐待的儿童容易造成较严重的精神损害，这是一个不易为人们察觉的问题。例如，在我国很多地方，重男轻女的封建思想盛行，很多家长在对待孩子态度、满足孩子各种吃穿要求与愿望方面，男孩优于女孩，无形中造成了对女孩的情感伤害与虐待。幼儿保育员或老师，甚至家长，常常喜欢乖巧的小孩，对于那些调皮的孩子，除了采用罚站、面壁等躯体方面的不正确对待外，还会通过不予理睬和忽视的方式进行精神虐待，有的老师还和家长联合起来“整”孩子。

3) 性虐待

性虐待是指强迫或唆使发育未成熟的儿童参与他们不完全理解、无法表示同意的性行为，或者参与违法、犯法和违背社会公德的性活动。

4) 忽视

忽视是指父母或者监护人在具备完全能力的情况下，在儿童的健康、教育、心理发育、营养、庇护和安全生活条件等方面未能提供应有的帮助，具体可以分为以下几种。

(1) 身体忽视。具备物质条件，但不为儿童正常生长提供必要的衣食、住处和安全环境。

(2) 情感忽视。父母或其他监护人故意不提供有利于儿童健康成长所必需的言语和行为活动，较为常见的是家长经常不与孩子交流和游戏，缺乏亲子依恋。

(3) 医疗和教育忽视。对那些有生命危险或其他严重疾病的儿童不提供及时、必要的治疗，剥夺儿童受教育的机会。

8.2　学前儿童伤害发生的常见原因和防控原则

8.2.1　学前儿童伤害发生的原因分析

造成儿童伤害事故的原因有很多，既有客观方面的，也有主观方面的。通过大量调查和研究，一般可以将其归纳为以下4个方面。

1. 社会经济发展的负面效应

近年来，社会经济的发展为儿童成长提供了很多条件。但同时也应看到，人们生活方式的改变、家用电器的普及、城市建筑的高层化、汽车的大量增加、社会心理问题的加剧，又增加了儿童发生意外事故的各种危险因素，威胁着儿童的生命安全。

2. 监护人缺乏必要的安全防范意识和知识

儿童伤害的发生有很多是因为家长、教师和其他监护人缺乏儿童意外伤害的防范意识和安全知识。比如，许多家长和年轻教师往往在一些事故发生后会说“自己根本想不到孩子会发生意外”。

3. 儿童本身的安全防范意识不强

在应试教育影响下，家长和老师往往只重视对儿童的“知识”教育，认为儿童只要学习好，其他方面的知识学不学都无所谓。其实不然，很多调查发现，在3～6岁儿童中，有近一半的儿童有一定的安全意识，有一成多的儿童安全意识极其薄弱，对生活中可能出现的危险缺少应有的防范知识，不知道如何躲避风险。还有些监护人能意识到外界存在一些对儿童发展不利的因素，但只是一味地给予儿童全方位的保护，认为“少活动、少出事”，导致许多本该由儿童做的事情被他们全部代劳，严格限制儿童的各种活动，剥夺了儿童通过实践锻炼提高自我保护能力的机会，结果儿童更加缺乏防范危险事物的基本能力，发生了许多不该发生的事故。

4. 儿童身心发育尚未成熟

为什么儿童易于发生意外伤害？儿童发生意外伤害的程度为什么常常比成年人严重？儿童本身的生理和心理发育尚未成熟是重要原因。

1) 身体活动度大，但动作协调和快速反应能力不够

儿童生性活泼好动，喜欢攀高、爬树、滑楼梯扶手、翻围墙、爬窗台、从高处向下跳等，这些都易导致摔伤或坠落伤。

另外，儿童运动能力不完善、动作不协调、平衡能力较差，发生意外事故时的逃避能力差。例如，迎面来了车辆，成人一般能够根据车辆的方向及时躲避，而儿童常不知所措或乱跑，易被车辆撞伤。又如，成人不小心碰倒热水瓶只需将脚闪开，就可避免烫伤，而儿童则常因躲闪不及被烫伤。

2) 行为学习欲望强烈，但危险意识差

俗语说：“初生牛犊不怕虎。”儿童由于年龄小，未经受意外伤害的经历和痛苦，不了解意外伤害的危险性和严重性，因此，什么都想试试，什么都想尝尝。例如，儿童看见大人吃药，也想去尝尝，尤其一些糖衣药片，吃到嘴里是甜的，他们吃了一片又一片，结果引起中毒。又如，儿童看见大人用打火机、划火柴，他们也学着玩，一不小心发生烧伤，严重时可引起火灾。

3) 身体各部分组织和器官幼嫩

儿童的皮肤嫩，皮层薄，体表面积小。例如，同样一杯开水引起的烫伤，成人受伤程度轻、受伤面积小，而儿童则受伤程度重、受伤面积大。又如，儿童的颅骨骨质比成人薄，成人从床上摔下去一般不会造成伤害，但儿童尤其是婴儿从床上摔下来就可能引起颅

骨骨折、颅脑损伤。

8.2.2 学前儿童伤害的防控原则

在很多时候，儿童伤害是突然发生的，以至于很长一段时间以来，人们习惯称其为“意外伤害”。但是，目前国际、国内的主流学术观点普遍认为儿童伤害是可防可控的，强调儿童所在家庭、机构和社会对儿童安全应当承担的责任。为此，成人应该提高自身的安全意识，并加强安全管理和监护，这是减少儿童伤害发生的不二法则，具体包括以下几个方面。

1. 加强看护的原则

儿童遭受意外伤害大多是由成人看护不周造成的，因此，细心的照料和看护是避免伤害事故发生的保证。例如，老师在教育儿童睡眠时衣被不盖过头部，不使用松软的枕头，消除儿童睡眠环境中潜在的危险；奔跑及讲话时禁止进食，严格保管零碎杂物，避免儿童因进食或误食造成气管内异物堵塞，可防止窒息的发生；加强看护，将儿童与室内及周围环境中的危险水源隔离，是减少儿童溺水的有力措施。

2. 消除隐患的原则

(1) 环境设施、用品安全的隐患常常是造成儿童伤害的直接原因，因此儿童的一切用具都要符合儿童安全规范。

(2) 正确贮藏家庭内有毒物质，加强饮食卫生管理等，可减少儿童中毒的发生。

(3) 加强防火意识，消除火灾隐患，加强厨房用具及电热用品的管理，以减少烧烫伤、切割伤的发生。

(4) 在儿童公共游戏场所应多铺设革质地面或橡胶地面。

(5) 建筑物应符合安全标准，家庭窗户要安装防护栏，楼梯的高度和坡度应适合儿童生长发育的特点，在洗手间铺设防滑瓷砖。

(6) 儿童应在老师或家长的指导下进行体育运动，并配备适当的防护用品。老师应教育儿童不要独自站在桌椅等高处，对具有事故倾向的儿童应给予特殊的医学和社会教育。

(7) 检查住房周围有无水沟、下水道等危险因素，采取有效防护措施，清除地上电线、绳索等障碍物。

3. 制度管理的原则

社会应制定相应的法律法规，规范儿童食品、服装、用具等的安全生产和使用。在公共场所加强对儿童安全的提醒，并制定相应规章。比如，在汽车上和餐厅中使用儿童座椅等可以在一定程度上避免危险的发生。幼儿园应制定并严格执行安全制度，把安全教育贯彻始终，把安全检查落在实处，做到预防为主、时刻防范，尽可能减少意外伤害事故的发生。

4. 教育先行的原则

在全社会进行儿童安全教育宣传，以提高大家的防范意识，提高儿童的自护意识，并引导成人掌握一定的安全急救措施，以减少儿童伤害的发生。比如，在幼儿园、托儿所、学校及家长中进行以“儿童居家安全、户外安全、交通安全、用药安全、常见意外伤害的紧急处理措施”等为主题的儿童安全知识教育和社会宣传，增强儿童的防范意识，从而预防和避免意外伤害事故。事实证明，加强儿童安全知识教育和社会宣传，在全社会建立一个自然保护体系，使全社会都来关注儿童安全，是防止意外伤害的有效方式。

8.3 学前儿童伤害的现场急救原则及处理

8.3.1 学前儿童伤害的现场急救原则

1. 救命第一

现场急救时，首先要注意受伤者的呼吸、心跳是否正常。如果伤者的心跳、呼吸不规律，快要停止或者刚刚停止，当务之急就是设法暂时用人为的力量来帮助伤者呼吸，以期恢复自主呼吸，支持心脏正常功能。在常温下，呼吸、心跳完全停止4分钟以上，生命就会岌岌可危；超过10分钟，一般很难复苏。因此，当病人的呼吸、心跳发生严重障碍时，如果不立即进行急救，只等送医院再救，往往会造成不可挽回的后果。

2. 减少痛苦

很多意外伤害事故如各种烧烫伤、骨折发生时，伤者疼痛感剧烈，甚至出现休克，因而在现场抢救中要尽量减少伤者的痛苦，以免加重病情。在处理和搬运时，动作要轻柔，位置要适当，语言要温和，必要时使用镇痛、镇静药物。

3. 预防并发症

在抢救过程中，要尽量减少后续损伤和预防并发症的出现。比如，儿童摔倒或坠落时可能发生脊柱骨折，当病儿脊背疼痛疑有脊柱骨折时，就应严禁让病儿坐起或直立走动，转运时一定用木板做担架运送；反之，如果让病儿走动，或用绳索等软担架运送，或抱、背着转送，都可能因抢救过程中脊椎的活动而损伤脊髓，造成截瘫。

8.3.2 托幼机构对于幼儿意外伤害的急救处理程序

一般情况下，托幼机构内若发生意外伤害，可采取图8-2所示的急救处理程序。

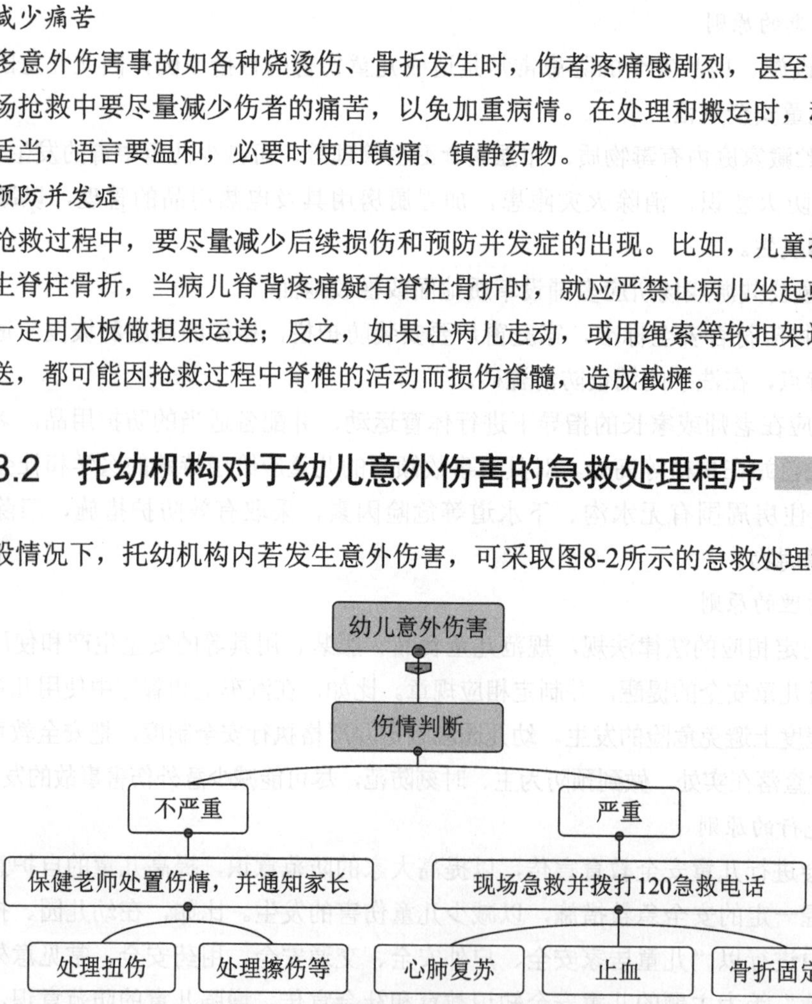

图8-2 幼儿意外伤害的急救处理程序

1. 伤情判断

当发生幼儿伤害事故时，保教人员一定要保持镇定，并对伤者的受伤严重程度进行初步判断。切忌惊慌失措，这样不但影响伤情判断，也可致伤者和其他幼儿情绪波动。

保教人员一般可以根据事故发生的原因、受伤部位、受伤幼儿的神情表现判断受伤严重程度。特别要注意的是，如果幼儿从高处摔下，或者受到较大外力冲击，可能没有出现皮肤破损，但其内脏器官有可能已经受伤，通常会表现出脸色苍白、出冷汗、表情痛苦等症状，因此一定要多加观察和注意，必要的话及时送医。如果考虑到伤者可能有颈椎、脊椎骨折，不要随意搬动，需要慎重处理。

2. 现场急救

当伤者出现大量出血、呼吸道异物堵塞、呼吸或心跳停止等紧急情况时，必须进行现场急救，争取时间抢救生命。

3. 启动紧急预案

意外伤害发生后，为了及时、有效地处置，控制事态进一步恶化，有必要启动托幼机构意外伤害紧急处理预案。如伤情严重，立即就地在现场、班级教室内对伤者进行急救，周围其他的儿童需马上被带离，并请周围其他教师帮助拨打急救电话、通知院方相关人员等。不管伤情严重与否，都要立即通知家长，客观地告知伤情和处置情况。

8.3.3 常用的现场急救技术

1. 心肺复苏

一般情况下，心脏骤停超过4～6分钟，易造成细胞永久性损伤，甚至导致死亡，因此急救必须要及时和迅速。心跳、呼吸骤停的急救，简称心肺复苏，通常采用人工胸外按压和口对口人工呼吸方法，具体的救护步骤如下所述。

1) 判断意识

先在病人耳边大声呼唤，再轻轻拍病人(伤者)的肩部，如病人对呼唤和轻拍没反应，可判断病人无意识。

2) 立即呼救

当判断病人无意识时，应该求助他人帮忙，并拨打“120”急救电话。

3) 救护体位

对于意识不清者，应让其仰卧位(脸朝上)，平躺在坚硬的平面上，如水泥地面。

4) 打开气道

用最快的时间将病人衣领口、领带等解开，用手帕或毛巾等抠除病人口鼻内的污泥、土块、痰、呕吐物等异物，然后用一只手压病人的前额，另一只手托起病人的下巴，两手同时用力，使其头后仰，打开呼吸道，保持呼吸道畅通。

5) 人工呼吸

先检查病人呼吸，用耳听病人口鼻的呼吸声，用眼看胸部和上腹部呼吸起伏等。如果胸廓没有起伏，也没有气体呼出，即判断病人不存在呼吸，应立即给予人工呼吸。施救者一只手捏住病人鼻孔两侧，另一只手托起病人下巴，深吸一口气，用口对准病人的口呼入(口对口吹气法如图8-3所示)。吹气停止后放松鼻孔，让病人从鼻孔出气，一直反复进行。成人患者每分钟14～16次，每次吹气量为500～1000mL，同时要注意观察患者的胸部，如操作正确应能看到胸部有起伏，并感到有气流逸出。对儿童进行人工呼吸时，应根据儿童年龄控制吹气的力量，避免用力过大而损伤肺泡。

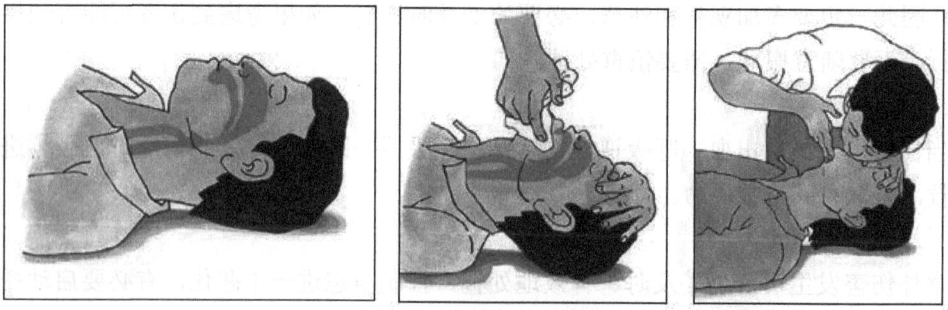

(a) 使病人仰卧、头后仰，将病人的衣领解开，腰带放松。

(b) 清除病人口鼻内的异物和污物，保持呼吸道通畅。

(c) 救护者一只手托起病人的下颌，另一只手捏紧病人的鼻孔，然后深吸一口气，对着病人的口部用力吹入

图8-3　口对口吹气法

6) 胸外心脏按压

施救者先吹两口气后观察病人心跳情况，如无心跳，应立即实施胸外心脏按压，如图8-4所示。施救者左手掌根放在病人的胸骨中下半部，右手掌叠放在左手背上。手臂伸直，利用身体部分重量垂直下压胸腔3～5cm，然后放松。放松时，掌根不要离开患者胸腔，挤压要平稳、有规则，也不能冲击猛压，频率为每分钟80～100次。

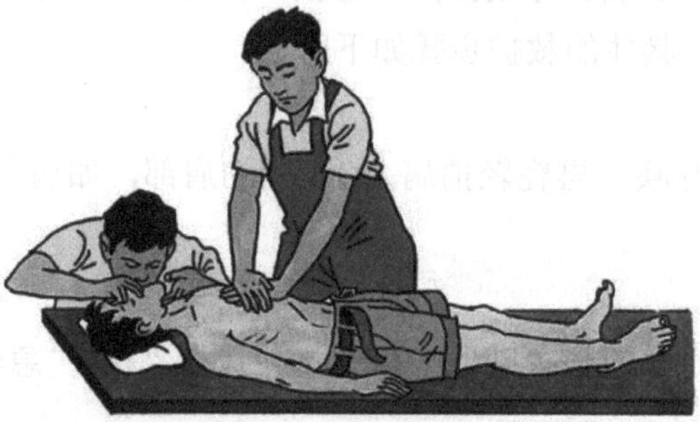

图8-4　人工呼吸和胸外按压

在实施胸外心脏按压的同时，交替进行人工呼吸。心脏按压与人工呼吸的比例：按国际急救新标准，无论是单人还是双人抢救，均为30∶2，即口对口先吹两口气后，再按压30下，再口对口吹两口气，再按压30下，依此类推。

2. 止血

儿童由于切割、碰撞等原因出血，如果出血很快，必须赶紧止血。

如果是浅表的划伤和擦伤，可用碘伏消毒，再贴上创可贴或扎上绷带，绷带的压力通常能促使血液在伤口处凝固。绷带止血法如图8-5所示。

如果出血较多或伤口较深，可用无菌绷带或干净的衣服牢牢地压迫伤口。如伤口在腿上和手上，要抬起受伤肢体，使伤口高于心脏。如果出血不止，应采取压迫供应出血区域组织的动脉来止血。一旦血止住，常规消毒、清洗伤口，以防感染，然后用无菌绷带包扎伤口。

包扎急救物品包括消毒纱垫、绷带和三角巾、医用胶布、创可贴、消毒棉球和棉签、抗生素软膏、剪子和镊子、碘伏和75%乙醇、2%红汞(红药水)等。

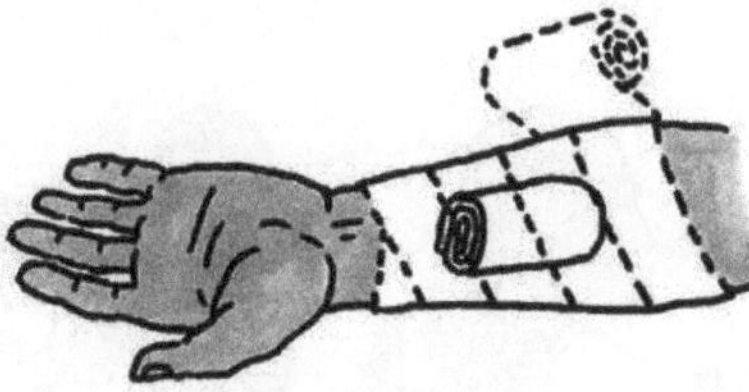

图8-5　绷带止血

3. 呼吸道异物清理

儿童活泼好动，拿到东西就往口送。平时若喂食不当，也极易造成异物堵塞呼吸道。常见的异物有果冻、糖果、纽扣、坚果、弹珠或其他物品。

如果儿童口含食物，玩耍或嬉笑时，突然出现呼吸道窘迫，伴咳嗽，不能发出声音和伴有高调嗓音的喉鸣，面色苍白或青紫，就应立即想到呼吸道有异物，目击者应立即进行急救。因完全性呼吸道堵塞导致呼吸困难的患儿在4分钟后即可窒息而亡，而一般大城市的急救反应时间(从呼救至救护车到达现场的时间)约为10分钟。

呼吸道异物的现场急救程序如下所述。

1) 初步确定患者病情

简单询问病史，初步确定异物的种类、大小以及发生呼吸道堵塞的时间等，同时通过观察患者是否有呼吸、咳嗽、说话以及气体交换是否充足等，来估计呼吸道是否完全堵塞。

2) 采取急救处理措施

(1) 如患者尚能发音、说话、呼吸和咳嗽，说明仅为呼吸道部分堵塞，气体交换尚充足。此时应尽量鼓励患者用力呼吸和自行咳嗽，部分患者可咳出异物，也可尝试拍背法和腹部推压法。

拍背法：将伤者背对救助者，上半身倾斜，头向下，救助者一只手托其胸前部，另一只手连续猛击伤者背部两肩胛骨3～4次，促使伤者咳嗽，将呼吸道异物排出，如图8-6所示。该方法适用于异物进入气管堵塞呼吸道者。

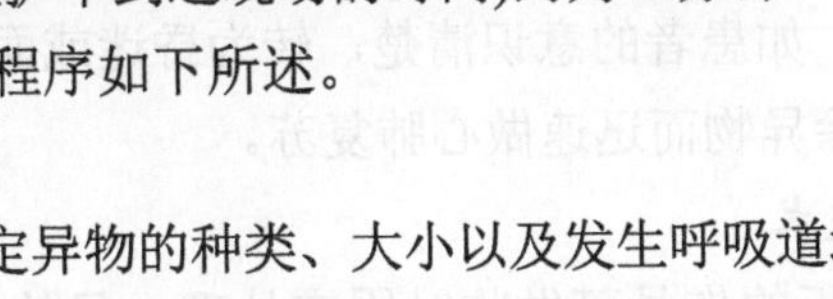

图8-6　拍背法

腹部推压法：腹部推压法又称海姆立克急救法。伤者取其站立位，救助者从背侧用双手臂环抱伤者上腹部，一手放在正中线脐上，另一只手紧握此手，救助者用力压伤者腹部6～10次，促使上呼吸道阻塞物排出，如图8-7所示。该方法适用于异物进入气管堵塞呼吸道者。如果是婴幼儿，可让患儿平卧，面向上。抢救者以两手的中指和食指，放在患儿胸廓下和脐上的腹部，快速向上重击压迫，但要注意力度，避免误伤，重复操作，直至异物排出。

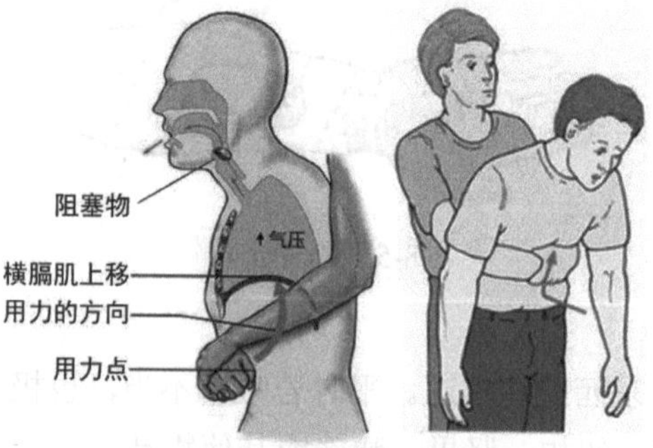

图8-7　海姆立克急救法

(2) 如果患者意识不清，应立即使患者仰卧，用仰头举颌法打开呼吸道，开始用手指清除异物。若清除异物成功，呼吸道顺畅，方可进行人工呼吸，待自主呼吸恢复后再转入医院；如清除异物失败，重复拍背、肺部推压，可用器械取异物。期间应密切注意患者的意识、面色、瞳孔的变化，如患者的意识清楚，转为昏迷或面色发绀、颈动脉搏动消失、心跳呼吸停止，应停止排除异物而迅速做心肺复苏。

4. 骨折后的临时固定技术

在现场急救中，对骨折的伤员可做临时固定处理，目的是防止因骨折断端活动而造成新的损伤，减轻疼痛，预防休克，这对骨折的治疗起到重要的作用。临时固定的范围应包括骨折处的上、下两关节，对开放性骨折(骨折断端穿出皮肤)必须先行止血、包扎，再固定骨折肢体。固定的材料可用绷带、棉垫、木夹板等，亦可采用树枝、竹竿、木棍、纸板、书卷、雨伞、衣服、腰带等替代。固定夹板与肢体之间要夹棉垫、衣物等衬垫，防止皮肤受压损伤；四肢固定要露出指、趾尖，便于观察血循环。固定完成后，如出现指、趾苍白、青紫、疼痛和麻木、肢体发凉，表明血循环不良，应立即检查原因，如是否敷扎过紧，或重新固定。

常见部位的固定方法如下所述。

1) 肱骨(上臂)骨折固定法

把长达肩峰至肘尖的衬垫、木板或硬纸板放在伤肢外侧，以绷带或布条缠绕固定，注意留出指尖，然后用三角巾把前臂悬吊胸前，如图8-8所示。对于上肢骨折，如无固定器材，可利用躯干固定，将上臂用皮带和布带固定在胸部，并将伤侧衣襟角向外上翻折，托起前臂后固定。

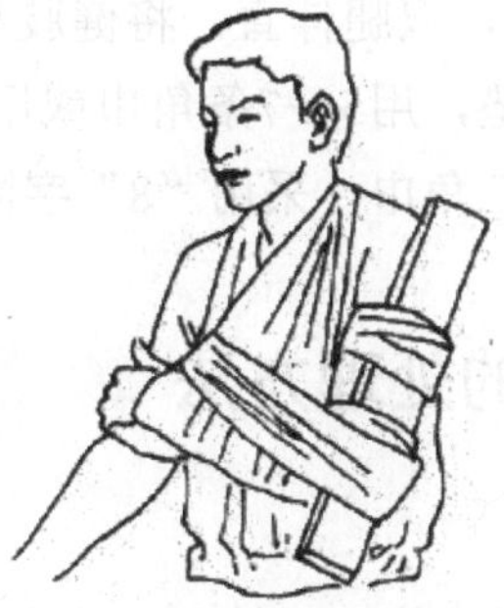

图8-8　肱骨骨折固定法

2) 尺、桡骨(前臂)骨折固定法

将一块从肘关节至手掌长度的木板或一本16开杂志放在伤肢外侧，以绷带、布条缠绕固定，注意留出指尖观察，然后用三角巾把前臂悬吊胸前，如图8-9所示。

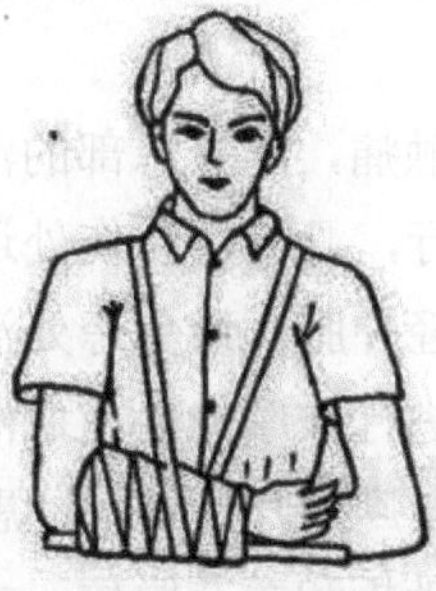

图8-9　尺、桡骨骨折固定法

3) 股骨(大腿)骨折固定法

伤员仰卧，伤腿伸直，将两块夹板(内侧夹板长度为上至大腿根部，下过足跟；外侧夹板长度为上至腋窝，下过足跟)分别放在伤腿内外两侧(如果只有一块夹板则放在伤腿外侧)，并将健肢靠近伤肢，使双下肢并列，两足对齐。关节处及空隙部位均放置衬垫，用5～7条角巾和布带先将骨折部位的上下两端固定，然后分别固定腋下、腰部、膝、踝等处。足部使用三角巾，采用“8”字固定法，使足部与小腿成直角。

4) 胫、腓骨(小腿)骨折固定法

(1) 夹板固定法。伤员仰卧，伤腿伸直，夹板长度超过膝关节上端固定至大腿，下端固定至踝关节及足底，并将健肢靠近伤肢，使双下肢并列，两足对齐。关节处及空隙部位均放置衬垫，用5～7条角巾和布带先将骨折部位的上下两端固定，然后分别固定腋下、腰部、膝、踝等处。足部使用三角巾，采用“8”字固定法，使足部与小腿成直角，如图8-10所示。

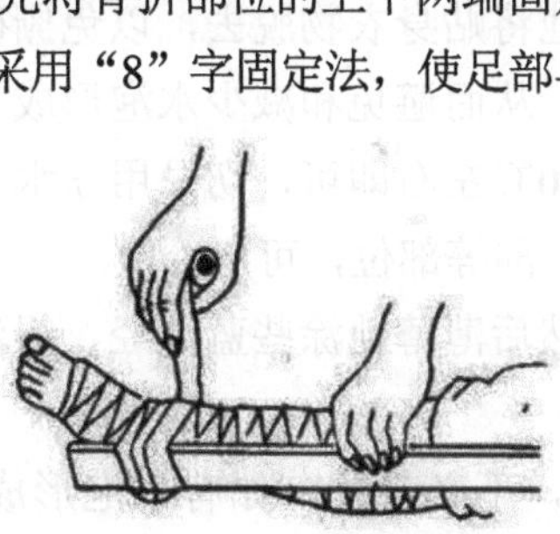

图8-10　胫、腓骨骨折夹板固定法

(2) 无夹板固定法。伤员仰卧，双腿伸直，将健肢靠近伤肢，使双下肢并列，两足对齐。关节处及空隙部位均放置衬垫，用5～7条角巾或用布条将两腿固定在一起(先固定骨折部位的上、下两端)，足部使用三角巾，采用“8”字固定法，使足部与小腿成直角。

8.3.4 幼儿常见损伤的处理方法

1. 皮肤擦伤

很浅、面积较小的伤口可以用碘伏、酒精和红药水擦拭伤口周围的皮肤，用干净消毒纱布包扎好，如伤口肿痛感染，两天后可用酒精棉签蘸红药水，再涂抹一次。如果家里没有碘伏、酒精，可用干净的水清洗伤口，涂上抗生素软膏，再贴上创可贴。如果擦伤面积太大，伤口上有无法自行清洗的沙粒、脏物或受伤位置很重要(如脸)，建议带幼儿就医。对于大而深的伤口，父母应及时带幼儿去外科做局部清创处理，并注射破伤风针剂。

2. 扭伤

扭伤后一般出现明显的疼痛与触痛，随着患部的活动，受损关节的肿胀加剧，限制肌肉活动，如果波及腿部就会出现跛行，几天后，伤处还会出现青肿等症状。扭伤初期，应将患处垫高，采用冷敷施压，以减轻肿胀，避免患处活动。在伤后48小时内，不可对患部热敷，一般在1～2天后，可对患处进行按摩，促使血液循环，加速肿胀消退，有条件的还可以进行理疗。一般12天后，肿胀与疼痛开始减轻，患肢也可以做些轻微活动。

特别提醒，由于扭伤常常伴有骨折和关节脱位，尤其幼儿容易发生桡骨头半脱位，所以如患儿疼痛日渐加重，应去医院就诊。

3. 骨折

如果是开放性骨折，断骨刺穿了皮肤，伤口血流不止时，首先用消毒纱布或干净的布压迫伤口止血，并注意不要试图把变形和弯曲的肢体弄直，也不要将突出伤口外的断骨塞回伤口内，以免感染。如果是闭合性骨折，折骨没有刺穿皮肤，可在受损部的两侧固定肢体，以防进一步损伤，然后送往医院骨科就诊。一旦打上石膏回家休息，要注意将患肢抬高，减轻或避免患肢肿胀，定时帮助患者翻身。平时多摄入一些高钙食物，一般只要骨复位固定良好，患者能很快恢复。

4. 烫伤

烫伤发生后，首先不要惊慌，也不要急于脱掉贴身的汗衫、丝袜等，应迅速用冷水冲洗。待伤处冷却后，才可小心地将贴身衣物脱去，以免撕破烫伤后形成水泡。冷水冲洗的目的是止痛，减少渗出和肿胀，从而避免和减少水泡形成。冲洗时间半小时以上，以停止冲洗时不感到疼痛为止。水温20℃左右即可，切忌用冰水，以免冻伤。如果烫伤在手指，也可用冷水浸浴；如果烫伤在面部等部位，可用冷敷。

冷水处理后把创面拭干，然后薄薄地涂些蓝油烃、绿油膏等油脂类药物，再适当包扎1～2天，以防止起水泡。

如烫伤在面部，只能暴露，不必包扎。如有水泡形成，可用消毒针头抽吸或剪个小口，放出水液即可；如水泡已破，则用消毒棉球擦拭，以保持干燥，避免水液积聚。烫伤后，切记不能用紫药水或红汞涂擦，以免影响观察伤后创面的变化。民间所说烫伤后可浸泡在酱油里是错的，因酱油本身含有大量细菌，也不利于散热，容易引起伤口感染。烫伤后也不可涂抹牙膏。大面积和严重的烫伤经家庭一般紧急护理后应立即送医院。烫伤处理方法如图8-11所示。

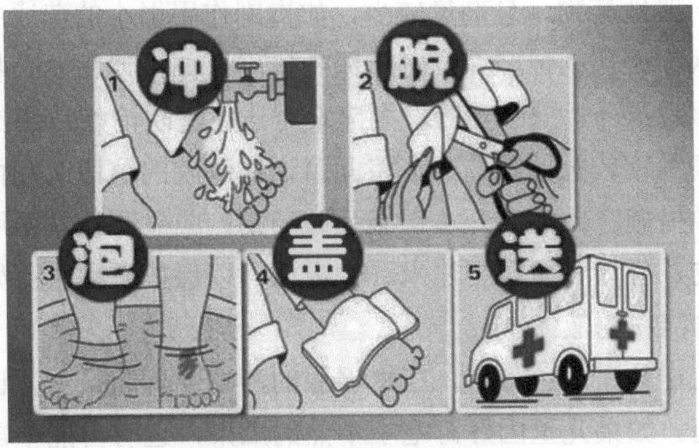

图8-11　烫伤处理方法

5. 宠物咬伤

儿童一旦被猫狗等宠物抓伤，家长就要紧急处理伤口，除止血止痛，最重要的是避免儿童感染狂犬病毒。

被宠物咬伤以后，应该及时清洗伤口，可使用大量的肥皂水反复冲洗伤口，如果伤口较深，要想办法深入内部进行灌洗(如用注射器注水冲洗)，尽量减少病毒的侵入。切记，越早清洗伤口效果越好。冲洗后不要包扎伤口，尽量让伤口暴露。初步处理之后，家长要立即带儿童去医院治疗，注射狂犬疫苗，万不可因为只是一个小伤而轻视。咬伤处理如图8-12所示。狂犬病的死亡率极高，一旦发病治愈率很低，并且狂犬病有较长的潜伏期，往往不是被咬之后立即发病，所以家长一定要给予足够的重视。

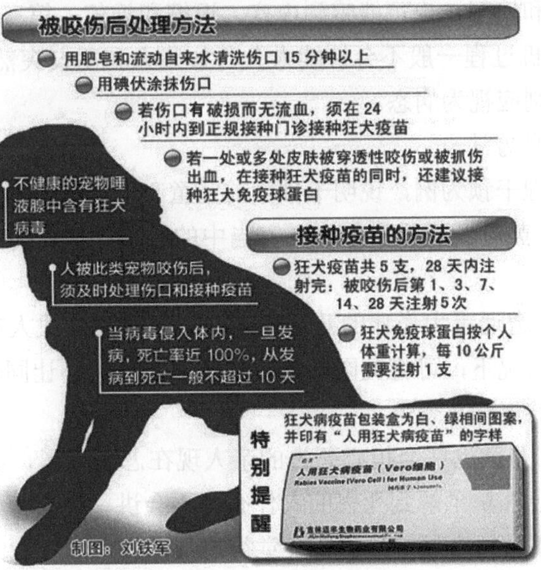

图8-12　宠物咬伤后处理方法

6. 中毒

一旦发现儿童误服药物，切忌惊慌失措或打骂儿童。应尽快弄清儿童误服了什么药物、服药时间大约有多久和误服的剂量有多少，及时掌握情况，为下一步制定治疗方案提供帮助。

如果误服的是一般性药物，且剂量较少，如毒副作用很小的普通中成药和维生素等，可让儿童多饮凉开水，使药物稀释并及时从尿中排出。如果误服的药物剂量大，且有毒性和副作用大，如误服避孕药、安眠药等，则应及时送往医院治疗，切勿延误时间。

如果误服的是腐蚀性较强的药物，在将儿童送往医院的这段时间内，要由有医疗常识的人采取相应的急救措施。比如，儿童误服强碱药物，应立即让其服用食醋、柠檬汁、橘汁等；误服强酸药物，应让其服用肥皂水、生蛋清，以保护胃黏膜；如误服碘酒等，则应饮用米汤、面汤等含淀粉的液体。

需注意的是，在送往医院急救时，应将误服的药物或药瓶带上，让医生了解情况，以便及时采取解毒措施。如果儿童因好奇吃了不熟的瓜果，也有可能中毒，一般应先催吐再及时送往医院。

7. 心理危机及干预方法

1) 心理危机

心理危机是指由于突然遭受严重灾难、重大生活事件和精神压力，使生活状况发生明显变化，尤其是出现了用现有的生活条件和经验难以克服的困难，致使当事人陷于痛苦、不安状态，常伴有绝望、麻木、焦虑以及自主神经症状和行为障碍。心理危机干预的目的是对处于心理危机状态的个人及时给予适当的心理援助，使之尽快摆脱困难。

学前儿童失去亲人或看到恐怖的灾难性场面时，都可能导致心理危机。每个人对严重事件都会有所反应，不同的人对同一性质事件的反应强度及持续时间不同。一般人的心理应对过程可分为三个阶段：第一阶段，当事者表现麻木、否认或不相信；第二阶段，感到激动、焦虑、痛苦和愤怒，也可能感到内疚、退缩和抑郁；第三阶段，接受事实并为将来做好计划。心理危机过程一般不会持续太久，如亲人和朋友突然死亡的沮丧反应一般在6个月左右消失，否则应视为病态。

2) 心理危机干预方法

下面以震后心理干预为例，说明干预学前儿童心理危机的基本方法。

(1) 说出感觉。鼓励儿童说出他在灾害当中的经历、他目前的感觉以及他想对过世者表达的心意。

(2) 分享表达。遭遇重大伤痛的儿童也许会对新认识的成人有防御心，不愿意表达自己的感受。在这种情况下，可将灾区同龄的儿童聚在一起，让同伴之间透过绘画、捏黏土等活动，分享彼此的焦虑及恐惧。

(3) 放松训练。儿童也许会担心死去的亲人现在怎么样了，心理辅导者可以通过简单的肌肉放松训练，让儿童了解到死去的人什么都不会讲、什么都感觉不到，心脏停止跳动以后，他们的躯体不会再有烦恼，也不会觉得痛苦。

(4) 美好回忆。告诉儿童每个人的生命有长有短，不会因为早死就让生命变得没有价值。他(她)爱过你，也被你爱过，你们一起分享过的美好回忆，就是他(她)的生命价值。

3) 心理危机干预注意事项

(1) 尽量不要对儿童说去世的亲人只是“睡着了”。想想看，如果儿童真的相信这个说法，说不定他晚上会害怕，害怕自己也“睡着了”。咨询者应把自己的信仰放在一边，尊重儿童家族中的轮回、灵魂、天堂等说法，有助于让儿童镇定地接受死亡。

(2) 照顾丧亲儿童的基本生活需求固然重要，但切不可立即将他从现场带走，送到其他城市，强迫他开始完全未知的新生活。人们往往需要通过多种丧礼仪式，或是与亲朋共同悼念，来面对逝者已去的事实。如果儿童还没有在心中处理完伤痛就直接被抛进新生活中，恐怕对他的生存控制感更是雪上加霜，之后若再继续心理辅导会错过最好的时机。

(3) 不要期望儿童尽快恢复，要让他有勇气面对死亡的现实，了解自己的伤恸，感觉到周围人及社会的支持，学会爱惜自己的生命，能够期待未来的人生。

【思考与练习】

1. 幼儿常见的意外伤害有哪些？请简述其定义和特点。

2. 上网搜索各类幼儿伤害的案例报道，分别从幼儿家庭、托幼机构以及社会三个角度来分析其发生原因，并给出预防和控制建议。

3. 幼儿园的李老师组织孩子们滑滑梯，孩子们玩得很高兴。突然小佳佳从滑梯上站起来，不小心摔破了头。李老师想赶紧抱起小佳佳，可是小佳佳直喊疼，不让李老师抱，请问李老师这时应怎么做？

4. 某5岁幼儿一边和妈妈打闹，一边把果冻放入口中，不小心卡住了。妈妈急忙用手抠，但没有抠出来，看到幼儿小脸憋得通红，妈妈赶紧拨打120急救，请问还有哪些可行的方法可以清除异物？

5. 5岁的安安目睹妈妈受伤的场面，被妈妈身上的血吓得大哭起来。救护车将她送到医院，医生说妈妈要做手术，安安害怕极了，请问应如何对安安进行心理辅导干预？

6. 案例分析

认真阅读以下材料，分别用所学知识及原理进行原理性分析，并结合自身实际谈谈感受。

【案例1】

中班午饭时间，李老师忙着给孩子们打饭，刘老师忙着去食堂添菜。李老师说：“吃完米饭的小朋友，可以自己来端汤。”刚好，明敏小朋友吃完了米饭，就起身去端了一碗汤。结果，回座位时，旁边的晓思小朋友突然起身，碰翻了明敏的汤碗，热乎乎的菜汤全部淋到晓思的头上。虽然汤不热，但是晓思的脸部和脖子还是被烫红了，造成了轻度烫伤。

【案例2】

3岁的晨晨是个调皮的小男孩，可是今天有点蔫，妈妈怀疑他发热了，赶紧找来温度计给他测体温，结果显示体温正常。妈妈随手把温度计放在桌子上，就去厨房做饭了。晨晨觉得温度计上的小红球很好玩，玩着玩着就把温度计放进嘴里。突然，那个红球断了，晨晨不慎咽了下去，他当即吓得大哭，妈妈也吓坏了，赶紧抱起晨晨送往医院紧急处理。

【案例3】

小旭以前在农村生活，5岁时跟着父母来到城市，觉得到处都很好玩。晚上，叔叔请他们一家去饭店吃饭。小旭吃饱后，就和叔叔家的孩子在旋转玻璃门前玩耍。他俩一人推一扇门，追着门跑，门越转越快。突然，小旭跌倒了，脚被门缝挤住，他疼得大哭起来。大人们闻声赶来，可是无论如何都打不开门，只好报警，最后请专业抢险人员把门拆掉才拉出小旭的脚，幸好小旭只受了些皮外伤。

【案例4】

奶奶搬新家了，4岁的芳芳到奶奶新家去玩。楼很高，奶奶要带芳芳坐电梯出去玩。芳芳很高兴，抢先一步进了电梯，奶奶以为芳芳先下楼了，就按了另一部电梯。芳芳没有等到奶奶，又从电梯里出来，回到了奶奶家。她找不到奶奶，着急地四处看，最后在通道内发现了一扇小窗户，便爬上去想看看奶奶是否在楼下。结果，她爬得太急了，不小心掉了下去。

参考文献

[1] 陈欣欣. 学前儿童卫生与保育[M]. 北京：人民教育出版社，2017.
[2] 马洁，韩玙，姬静璐. 学前儿童卫生与保育[M]. 北京：北京师范大学出版社，2017.
[3] 王萍，吴明宇，姚丹. 学前儿童保育学[M]. 北京：清华大学出版社，2015.
[4] 张兰香. 学前儿童卫生与保健[M]. 北京：北京师范大学出版社，2015.
[5] 史慧静，张劲松，谭晖. 学前儿童卫生与保育[M]. 上海：复旦大学出版社，2013.
[6] 林宏. 学前儿童保育学[M]. 北京：高等教育出版社，2014.
[7] 代晓明，谭文，喻正莹. 学前儿童卫生学[M]. 上海：复旦大学出版社，2016.
[8] 朱家雄. 学前儿童卫生学[M]. 上海：华东师范大学出版社，2012.
[9] 周念丽. 学前儿童发展心理学[M]. 上海：华东师范大学出版社，2014.
[10] 刘迎接，贺永琴. 学前营养学[M]. 上海：复旦大学出版社，2010.
[11] 郦燕君. 学前儿童卫生保健[M]. 北京：高等教育出版社，2007.